這樣吃提升免疫力
就能抗病毒

台北榮民總醫院過敏免疫風濕科主任

林孝義 編著

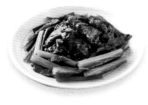
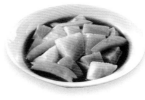

免疫力平衡，是健康的關鍵

台北榮民總醫院內科部過敏免疫風濕科主任 林孝義醫師

近年來，各類病毒猖獗，「免疫力」這個話題被大家廣泛討論，坊間紛紛出現各種「增強免疫力」的偏方、保健食品，不少幼童、患者的家屬更是緊張，唯恐這些免疫力較差的族群，會因病毒感染，引發各種疾病。

免疫力過強，也會導致疾病

免疫力並不是越強越好，免疫系統過強，把無害的異物當作敵人，容易引發過敏反應，當自身免疫系統產生識別上的障礙，就會攻擊自身細胞，引發紅斑性狼瘡、類風濕性關節炎等自體免疫疾病。由此可知，免疫系統的平衡比強化重要。

均衡飲食就能吃出免疫力

要維持免疫系統的健康，與其聽信偏方，服用一些來路不明的藥物，不如由飲食、生活習慣做起，替自己的身體打造不生病的免疫防線。

「均衡飲食」是提升免疫力的黃金法則，每種維生素、礦物質等營養成分，對身體都有獨特作用，攝取全面、均衡的營養素，絕對有益身體健康。

想調節免疫力，最簡單的方法就是從「吃」著手，不需要複雜難記的吃法，也不需要精緻的食物，更不用花大錢，只要記得「均衡飲食」4個字，就能輕鬆吃出免疫力。

當然，若覺得這樣還是不放心，也可以適量攝取提升免疫力功效較為顯著的天然食物，例如綠花椰菜、高麗菜、青江菜等十字花科和黃綠色蔬菜；海鮮、豆類等富含鋅、硒的食物；金針菇、香菇、黑木耳等菇蕈類。

紓解壓力，也是提升免疫力關鍵

有研究人員認為，朋友多的人不但不容易感冒，免疫力也比個性較內向的人好，所以紓解自身壓力、培養良好人際關係，對提升免疫力也很重要。

免疫系統，就如同國家的軍隊，守衛著人體的健康，將有害的細菌、病毒排除在外，本書針對強化免疫系統，提供最正確的知識，最安全的方法，並精心設計強化免疫力的食譜，增強免疫防線，就由本書開始。

調節免疫，別忽略生活小細節

生活習慣好與否，也是影響免疫力的關鍵。睡得足夠睡得好、居住環境少噪音和粉塵的污染、減少應酬喝酒的頻率、經常保持好心情等，都有助於免疫系統運作正常。別小看這些生活小細節，它們也是提升免疫力重要的一環。

運動有益身心，更有助免疫系統

運動可強健體格、修飾身體曲線，更可提升免疫力，預防各種疾病。

適度運動絕對可以讓你「活到老，身體不會老」。

所謂「運動」，並不是單指籃球、網球、羽球等這些競賽型項目，只要讓身體出汗、心跳加快、輕微喘氣的活動，就對健康有益。減少搭車通勤、提早一站下車走路到達目的地、以爬樓梯代替搭電梯、以快走的方式走路等，多種在生活中就可進行的「運動」，都是幫助免疫系統運作順暢正常的好方法。

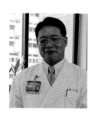

林孝義

現職
- 台北榮民總醫院內科部過敏免疫風濕科主任
- 國立陽明大學內科臨床教授
- 中華民國風濕病醫學會常務理事
- 財團法人台灣藥物經濟暨效果研究學會常務理事
- 衛生福利部爭議審議委員
- 國科會審查委員
- 國際風濕病期刊編輯委員

學歷
- 台北醫學院醫學士
- 美國密西根大學風濕免疫科／臨床醫學中心
- 美國匹茲堡器官移植中心進修

經歷
- 美國密西根大學研究員
- 台北榮民總醫院醫教奉獻獎
- 台北榮民總醫院內科總醫師
- 中華民國風濕病基金會執行長
- 台北市醫師公會第一屆杏林獎

代表著作&審訂：
《吃出免疫力特效食譜》、《過敏調理特效食譜》、
《痛風調養特效食譜》、《痛風與高尿酸血症》、《類風濕性關節炎》

如何使用本書

　　免疫力的強弱，和許多因素有關，例如飲食習慣、生活環境、遺傳和壓力等，但可以透過正確的飲食、攝取均衡的營養，有效調節免疫力，進而開啟人體的自癒力，讓病毒不入侵，輕鬆戰勝疾病。本書由醫師和營養師為您把關，介紹13類天然優質食材、186道提升免疫力食譜，讓您常保免疫功能平衡，輕鬆吃出健康。

❶ 提升免疫力特效食材介紹

包括食材圖片、英文名稱、別名、性味、提升免疫力有效成分、營養成分和食療功效。

❷ 為什麼能提升免疫力？

詳述該食材提升免疫力的有效成分和原理。

❸ 主要營養成分

簡述該食材的主要營養成分和功效。

❹ 食療效果

針對該食材的性味和營養價值，以及在飲食方面的各種保健療效加以說明。

❺ 食用方法

介紹該食材的挑選技巧、保存方式、料理方法，和料理方式具有的保健功效。

❻ 飲食宜忌

提醒讀者該食材的特性，必須如何處理，才不會食物中毒或產生不良反應。

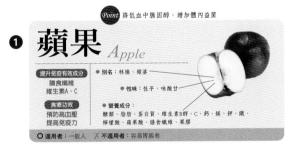

Point 降低血中膽固醇，增加體內益菌

❶ 蘋果 *Apple*

提升免疫有效成分	別名：林檎、頻婆
膳食纖維	
維生素A、C	性味：性平，味酸甘
食療功效	營養成分：
預防高血壓	醣類、脂肪、蛋白質、維生素B群、C、鈣、鎂、鉀、鐵、
提高免疫力	檸檬酸、蘋果酸、膳食纖維、果膠

〇 適用者：一般人　　✗ 不適用者：容易胃脹者

❷ 蘋果為什麼能提升免疫力？

1 蘋果所含的有機酸類物質，可以加速新陳代謝，使體內的毒素順暢排出，對於提升免疫力和維持健康，甚有幫助。

2 蘋果富含多酚類和黃酮類化合物，是天然的抗氧化劑，具防癌之效；蘋果中的胺基酸，可消除疲勞、提高抵抗力。

3 蘋果中所含的醣類，能增加體內的好菌，提高人體免疫力。

❸ 蘋果主要營養成分

1 蘋果含醣類、脂肪、蛋白質、維生素B₁、B₂、C、胡蘿蔔素、菸鹼酸、鈣、磷、鐵、鉀等營養成分。

2 蘋果另含多種有機酸，如蘋果酸、鞣酸、奎寧酸、檸檬酸、酒石酸、膳食纖維、果膠等營養素。

❹ 蘋果食療效果

1 蘋果含果膠成分，能吸收腸道內多餘的水分，有助於腸道蠕動，改善便祕。

2 蘋果含有大量的膳食纖維和鉀，能降低血液中的膽固醇，抑制血糖上升。對預防動脈硬化、糖尿病、大腸癌、高血壓等病症頗有成效。

3 蘋果中的鉀，可幫助排除體內多餘的水分和鹽分，有助於緩解高血壓和心血管疾病的症狀。

❺ 蘋果食用方法

1 蘋果削皮之後和空氣接觸一陣子就會變色，可泡在檸檬水或淡鹽水裡，以防止果肉氧化變色。

2 吃蘋果要連皮一起吃，因為蘋果中有將近一半的維生素C，是分布在緊貼果皮的部位。

❻ 蘋果飲食宜忌

1 胃潰瘍患者不宜生吃蘋果，因蘋果質地較硬，再加上粗纖維和有機酸的刺激，容易使潰瘍情況加重。

2 吃蘋果容易產生飽足感，又能幫助新陳代謝，且熱量很低，減重者可多吃。

❼ 營養分析小檔案

每一道食譜均提供熱量、醣類、蛋白質、脂肪、膳食纖維的營養分析。了解料理的營養成分，提升免疫力好簡單。

❽ 主要食療功效

簡明分析該料理所具的調節免疫功效。

❾ 提升免疫功效

詳細解析該料理的營養價值、抗病防病的效果。

枇杷銀耳鮮肉湯

❷ 人份

❽ 保護免疫細胞＋幫助消化

材料： ❼
瘦豬肉75克，乾白木耳5克，
枇杷6顆，蘋果1顆，
冷開水750c.c.

● 熱量 191.6大卡	
● 醣類 26.1克	
● 蛋白質 16.2克	
● 脂肪 2.5克	
● 膳食纖維 5.4克	

調味料：
鹽1/2小匙

作法：
❶ 枇杷去皮和核，蘋果去皮和芯，分別切塊。
❷ 乾白木耳用冷水泡開後，洗淨去蒂，並切片；瘦豬肉用滾水汆燙。
❸ 水煮滾，放入所有材料，大火煮1分鐘後轉小火，續煮15分鐘。
❹ 加鹽調味後，即可熄火。

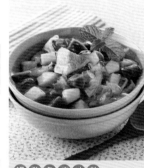

提 升 免 疫 功 效
❾ 蘋果所含的蘋果多酚，能抑制自由基對免疫細胞的傷害，增進人體的免疫能力。枇杷可促進食慾，幫助消化，提升營養吸收。

蘋果咖哩

❷ 人份

協助抗體形成＋抗氧化

材料：
蘋果300克，洋蔥20克，
馬鈴薯、紅蘿蔔各40克，
冷開水少許

● 熱量 624.2大卡	
● 醣類 75.7克	
● 蛋白質 5克	
● 脂肪 31.7克	
● 膳食纖維 9.8克	

調味料：
橄欖油1小匙，咖哩1/4小塊

作法：
❶ 材料洗淨；蘋果切塊；馬鈴薯、紅蘿蔔去皮切塊；洋蔥切片。
❷ 熱油鍋，爆香洋蔥片，加入蘋果塊、馬鈴薯塊、紅蘿蔔塊略炒。
❸ 最後加水和咖哩塊煮勻即可。

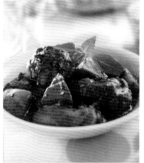

提 升 免 疫 功 效
蘋果含多酚類和黃酮類化合物，是天然的抗氧化劑，能防止免疫細胞氧化。咖哩中的薑黃素能協助形成抗體，加強防禦功能。

目 錄

引 言　一定要知道的提升免疫力Q&A

Chapter 1　如何有效提升免疫力？

Chapter 2 搶救免疫力大作戰

新鮮水果類

十字花科類

Chapter 3　免疫力創新高

提升免疫力特效食譜（分類索引）

一定要知道的提升免疫力Q&A

Q1 什麼是「免疫力」？
對傳染病具有抵抗力，稱之為「免疫」

免疫系統維持身體平衡

醫學上，人們將身體對外來有害物質具有的抵抗力，稱之為「免疫」。長久以來，大眾只是把「免疫」這個現象，當成是身體對外界入侵的病原微生物，進行抵抗和排除。

不過現代免疫學已經證實，人體內存在一組複雜的免疫系統，由器官、免疫細胞和免疫分子組成。它的功能主要在區別「自身」和「外來」的成分，並排除外來成分，以維持身體穩定平衡。

免疫系統會因功能失調，導致免疫性疾病。免疫力低則容易受感染，容易有腫瘤發生。一般所說的「愛滋病」，就是一種因病毒感染所引起的後天免疫力缺乏的致命疾病。

接觸各種病原也能強化免疫系統

正常情形下，免疫系統會隨著年紀的成長，和接觸各種病原而成熟。日常生活中，會接觸環境裡的各種病原，在接觸病原的過程中，不一定會有病徵出現，大多數情形下，人體在接觸到病原後，免疫系統會自動對這些病原體做出反應，進而對它產生免疫力，而完全沒有病徵出現。

這樣的過程，會使免疫系統慢慢變得經驗豐富，有能力去應付各種病原。

免疫系統是掌握人體健康的關鍵，但許多人對它的認識並不完全正確，盲目聽信坊間謠傳，食用宣稱可「增強免疫力」的中草藥，殊不知平衡的免疫力，才是維持身體健康的重點。

免疫系統主要功能

免疫系統功能	說明
防止感染	遇到入侵的細菌或病毒，就立即予以消滅
監控癌症	監視全身細胞活動，遇到不正常的癌細胞就立即予以毀滅
身體恆定	免疫系統、腦神經和內分泌系統合作，維持身體平衡和健康

Q₂ 免疫系統是由什麼組成的？

免疫組織和免疫細胞分工細密，各有肩負的防衛功能

免疫系統是由免疫組織、免疫細胞所組成的精密防衛網路。免疫系統共有兩道防線：「先天免疫」和「後天免疫」系統。

先天免疫系統—
皮膚黏膜防衛系統、炎症反應

皮膚黏膜防衛系統：皮膚和黏膜，包括皮膚、鼻毛、唾液、胃酸等，是保護身體的第一道防線，能夠排除外來的異物。

炎症反應：炎症反應是指組織受傷時所產生的反應。組織受傷時一般會產生紅、腫、熱、痛4種反應。顆粒性白血球、巨噬細胞接收到發炎訊號的刺激後，會立即前去滅菌。

輕微的細菌感染，出動顆粒性白血球、巨噬細胞即可；但對付較嚴重的細菌或病毒感染，須啓動後天免疫系統。

人體中的防癌監控機制

人體內的自然殺手細胞，會24小時不停巡邏，一旦發現「癌芽」細胞，就會立刻攻擊和消滅，這也是免疫系統的主要功用。

後天免疫系統—
抗原呈現細胞、T細胞、B細胞

「抗原呈現細胞」是先天免疫系統和後天免疫系統的橋梁，它會將體內的病毒分解，並將殘骸揭示於細胞表面，待輔助型T細胞察覺體內出現抗原後，便會釋放「介白素」，並且通知B細胞製造抗體，以活化殺手型T細胞和自然殺手細胞，啓動後天免疫力，增強殺敵功能。

免疫系統的成員

免疫系統	組成成員
免疫組織	骨髓、胸腺、脾臟、淋巴結、扁桃腺、腸道
免疫細胞	❶ **顆粒性白血球**：對付細菌，將細菌吞噬、分解、消滅 ❷ **單核球**：成長後變巨噬細胞，吞食、分解病毒或癌細胞 ❸ **淋巴球**：T細胞（細胞性免疫）、B細胞（體液性免疫）、自然殺手細胞 ● **殺手型T細胞**：把被病原體攻占的細胞和病原體一併殺死 ● **輔助型T細胞**：使巨噬細胞和殺手型T細胞活化，也可命令B細胞製造抗體 ● **抑制型T細胞**：抑制免疫系統過度活動，避免過敏、自體免疫疾病 ● **B細胞**：製造能捕捉抗原的抗體 ● **自然殺手細胞**：在體內24小時巡邏，可單獨殺死細菌和癌細胞

免疫力越強越好？

免疫力必須均衡，不當反易造成過敏反應和自體免疫疾病

免疫力過強或太差皆對身體不利

免疫反應不當的增強，易使免疫細胞攻擊自身細胞，進而導致「過敏」和「自體免疫疾病」；免疫力太弱，易遭到細菌、病毒感染，且罹癌機率較高。因此體內要有好的自我調節能力，讓免疫力維持在平衡狀態。

免疫系統正常運作才是健康保證

人體免疫系統除協助防禦外來異物，也會清除體內突變細胞，維持重要生理系統的健康。

「非特異性免疫細胞」只要辨識出非人體細胞或物質，就會將其吞噬。「抗原呈現細胞」例如巨噬細胞等，則會將殺死的病原體顯示給淋巴細胞，供淋巴細胞產生免疫記憶，以便同樣的病毒再次入侵後，迅速清除以保護身體的健康。

這些複雜的環節，只要一部分出問題，就會影響全體，只有維持免疫系統平衡，才有利人體健康。

正常免疫反應VS.過敏反應

正常免疫反應

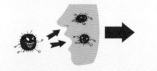

❶ 異物入侵　　　　❷ 人體產生抗體　　　　❸ 再遇到同樣抗原，就會產生抗體

過敏反應

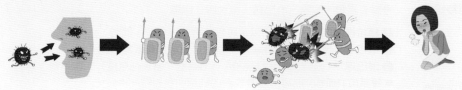

❶ 異物入侵　　❷ 人體產生抗體　　❸ 抗體把異物當成敵人，產生過度「抗原抗體免疫反應」　　❹ 人體產生不適

Q4 免疫力和遺傳有關嗎？

免疫力下降的2個主因—年齡增加、遺傳

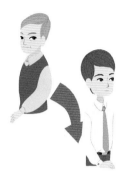

醫學界一致認為，「年齡增加」是讓免疫力下降的最大原因，但這是無可避免的。另一個對免疫力有巨大影響，且無法避免的因素是「遺傳」，若父母親罹患免疫系統相關疾病，如異位性皮膚炎，孩子發病機率也會相對增高。

免疫力、過敏體質皆源自「遺傳」。有些人的遺傳基因，使他接觸到某些東西時，會產生過度的發炎反應，當他在成長過程中一直接觸它，就會在體內產生持續的「發炎反應」，這種發炎反應不斷累積直至爆發，就會產生臨床所謂的「過敏」。

雖然免疫力和「遺傳」有關，但遺傳因素是不能改變的，我們所能做的，就是養成正確的飲食習慣和生活作息，以維持免疫系統健康。

Q5 壓力太大也會影響免疫力？

壓力大時身體會分泌「壓力荷爾蒙」，抑制免疫系統作用

根據研究資料顯示，長期處於工作或是心理壓力大的族群，會因壓力導致身體自動分泌的「壓力荷爾蒙」，明顯抑制了免疫系統的作用。如果不能適當補充營養素，便容易遭受如感冒這類病毒的感染，以致身體感到不適。

壓力大者、工作時間長者，不但要找出釋放壓力的妙方，也要注意均衡攝食營養，以維持身體免疫系統的完整性，讓微生物不易入侵，進而削弱身體的免疫力。

宣洩壓力的方式有很多種，有人選擇大啖美食、有人喜歡唱歌、看電影、有人從事戶外運動、有人選擇出國散心，還有相關研究建議：多交朋友，是強化免疫功能的好方法。良好的社交關係，有助於自己對抗壓力，減少壓力荷爾蒙影響免疫細胞功能。

但值得注意的是，和太多人往來，也可能會變成一種「社交壓力」。不管你選擇的方法是哪一種，不勉強自己、用心面對自己、讓自己開心最重要。

如何吃出免疫力？

只要逐步調整飲食習慣和內容，就可以提升免疫力

飲食習慣、內容和免疫力息息相關。吃得聰明正確，能讓身體的免疫大軍擁有充足戰力。

攝取優質的蛋白質

「蛋白質」是構成身體細胞主要的成分，免疫系統也需要它才能正常運作。每個人一天需吃3～5份蛋白質。

優質動物性蛋白質來源：瘦肉、雞肉、魚肉（特別是含有Omega-3脂肪酸的深海魚，如鮭魚、鮪魚等）、海鮮、低脂奶類、雞蛋等。

植物性蛋白質來源：豆類、豆腐和豆製品、堅果類等食材。

每天至少吃1碗五穀雜糧

粗糙、未精製的五穀雜糧，含維生素B群和各種礦物質。人體需要大量的維生素B群，供應細胞進行增殖、氧化和還原作用，尤其是B_2、B_5（又稱泛酸）、B_6和葉酸，和維持細胞黏膜健康、製造抗體等免疫功能有關。

適量攝取菇蕈類

蕈菇類含多醣體成分，研究證實其可調節、提升免疫功能，也被視為抗癌的明日之星；同時也能提高人體巨噬細胞吞噬細菌的戰鬥力，並增加自然殺手細胞的數量和活性。

吃各種顏色的蔬果

一天至少要吃3種蔬菜、2種水果，種類越多越好。

深綠色葉菜類蔬菜：含維生素B群、C、E和各種礦物質，是提供免疫系統正常運作的必要養分。

紅、橘或黃色蔬菜：如紅蘿蔔、彩椒、南瓜、番薯等，含大量β-胡蘿蔔素。β-胡蘿蔔素會在人體內，轉換成對提升免疫力很重要的維生素A。人體如果長期缺乏維生素A，易造成免疫功能失調、抗體反應變差，B細胞和T細胞也無法正常運作。

每天吃1種高維生素C水果

維生素C會刺激身體製造干擾素（一種與免疫功能有關的物質），以破壞病毒結構。另外，維生素C也能幫助膠原蛋白生成，讓細胞之間互相緊密聚在一起，減少細菌和病毒入侵的機會。番石榴、奇異果、木瓜、草莓、柑橘類水果等，皆含豐富的維生素C。

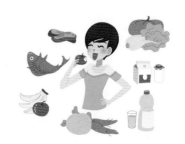

多吃大蒜、蔥、洋蔥

許多研究發現，大蒜中的硫化合物，可提高T細胞和巨噬細胞的活性，也會增加自然殺手細胞的數量。所以不論生吃或熟食，每天吃2～3顆大蒜，或半顆洋蔥、幾節蔥段，都能達到殺菌、預防感染和抗癌的效果。

脂肪攝取不過量

攝取太多脂肪，會抑制免疫系統功能，有些脂肪甚至會抑制淋巴球，減弱免疫系統的作用，如Omega-6脂肪酸含量比例較高的蔬菜油（如玉米油、黃豆油等），這類油脂易在高溫烹調時氧化，產生攻擊免疫細胞的自由基。

宜選用單元不飽和脂肪酸含量較多的油，如橄欖油、花生油較好。

甜食淺嚐即可

單醣類（如葡萄糖、果糖）和甜食，會影響人體製造白血球，也影響其活動力，降低身體抵抗疾病的能力。國外研究報告指出，當人們吃下18～20茶匙（約100公克）的糖，白血球抵抗疾病的能力，就會減少50%以上。

營養學家建議，吃甜食一定要節制，飲料以白開水最好，若一開始無法適應沒味道的白開水，還是盡量少喝含糖飲料，可喝不加糖的綠茶、花草茶、水果茶，一步一步慢慢調整。

視情況補充綜合維生素

經常外食者，容易飲食不均衡，必要時可補充綜合維生素，劑量不需太高，各種維生素、礦物質不超過每日建議攝取量的100～150%。

5大健康飲食標準

飲食標準	詳細說明
吃的「時間」	❶ 定時、定量—餓了就吃，而非時間到了才吃 ❷ 吃消夜，屬於在不該吃的時間進食
吃的「順序」	❶ 應先吃粗糙食物，如水果、蔬菜、五穀飯，再吃不易消化的魚、肉、蛋類 ❷ 吃錯順序，容易導致腸胃炎，或消化系統疾病
吃的「組合」	❶ 過去很少吃的食物，現在開始嘗試吃；過去常吃的食物，現在盡量少吃點 ❷ 最好1天攝取35種食物
吃的「速度」	❶ 細嚼可吃出食物香味，幫助食物在腸道消化 ❷ 吃太快容易導致肥胖、消化不良、腸胃炎、胃潰瘍、十二指腸炎、腸胃吸收困難，或只吸收脂肪和熱量
吃的「分量」	早餐吃得像國王，午餐吃得像富翁，晚餐吃得像乞丐

生活型態會影響免疫力嗎？

適當調整習慣和作息，就能調節免疫力，免疫系統自然好

隨著生活型態的改變，和生活飲食西化的結果，免疫功能出問題的人也越來越多，要維持免疫系統正常運作，「改善生活型態」也很重要。

「排」比「吃」重要

人體有4個「排出」管道，人體需要攝取充足的營養，排除不要的廢物，才能維持身體健康，因此宜養成固定的時間和習慣，使身體代謝順暢。

❶ 排汗：若要幫助排汗，最好在早上定時、定量運動，1週4次，快走30分鐘就夠。

❷ 排氣：氣有2組排出的管道：一是腸、胃，二是心、肺。勞動可幫助通氣，過勞則傷心、肺的氣。腸、胃內的氣，要靠飲食來控制。

❸ 排尿：排尿可幫助體內廢棄物代謝，所以要多喝水幫助排尿。另外可觀察尿液的味道、顏色、速度、量、血絲、泡沫，以了解目前身體狀況。

❹ 排便：糞便的儲存將形成腸毒、宿便、痔瘡，多喝水、吃高纖食物可助排便。

「早睡早起」是健康定律

現代人白天忙碌，晚上難得放鬆，作息經常不正常，進而易導致多種慢性病，免疫力也因此降低。

如果無法早睡，只要隔天早上提前1小時起床，晚上提早1小時睡覺，逐步調整起床、入睡的時間，就能養成早起習慣。

持續運動

運動有助提升免疫力。剛開始運動時，最好從5分鐘快走、放慢1分鐘，再5分鐘快走、放慢1分鐘，如此重複至30分鐘即可。

養成習慣後，就可以加長時間，10分鐘進行3次，就可達到30分鐘的運動需要量。

適度休閒

壓力容易引發許多精神官能症，許多壓力是無形中所累積出來的，現代人要有自我覺察的能力，適當紓壓，以維持身體健康。

快走的最佳速度？

理想的快走速度，是自己感覺有點喘、稍有流汗。

Q8 哪些食物可以提升免疫力？

均衡攝取各類食物，是提升免疫力的最佳途徑

天然食物是最好的醫生

有些食物因含有特殊成分，提升免疫力功效較顯著，常出現在提升免疫力明星食物排行榜中，如含「吲哚」的十字花科蔬菜、含「多醣體」的菇蕈類。

基本上五穀雜糧、蔬果、肉類、堅果類、豆類和豆製品、水產海鮮等，我們經常接觸的天然食物，對健康都有幫助，只要均衡攝取，就可提升免疫力。

垃圾食物會傷害免疫力

有些食物，只提供身體熱量，無其他的營養素；有些食物，提供超過人體需求，變成多餘成分，這些都是所謂的「垃圾食物」。

垃圾食物對身體健康無益，更是傷害免疫力的凶手，過量攝取會降低身體的抗病力，還會造成器官負擔，導致許多慢性病。

全球10大垃圾食物

垃圾食物	對身體的影響
油炸類食品	導致心血管疾病，含致癌物質；還會破壞維生素，使蛋白質變性
醃製類食品	❶ 造成高血壓，腎負擔過重 ❷ 導致鼻咽癌、影響黏膜系統，容易使身體潰瘍和發炎
加工肉類食品	含三大致癌物質之一的亞硝酸鹽，有大量防腐劑
餅乾類食品（不含低溫烘烤和全麥餅乾）	❶ 食用香精和色素過多，嚴重破壞維生素 ❷ 熱量過多、其他營養成分低
汽水、可樂類飲品	❶ 含磷酸、碳酸，磷過多會妨礙鈣的吸收，造成大量的鈣質流失 ❷ 含糖量過高，喝後有飽脹感，影響正餐
速食類食品（主要指泡麵和膨化食品）	❶ 鹽分過高，含防腐劑、香精 ❷ 只有熱量，無其他營養成分
罐頭類食品	破壞維生素，使蛋白質變性，熱量過多，其他營養成分低
蜜餞類食品（果脯）	含三大致癌物質之一的亞硝酸鹽；且鹽分過高，含防腐劑、香精
冰品	含大量奶油，極易引起肥胖；含糖量過高，恐影響正餐
燒烤類食品	❶ 含大量三苯四丙烯（三大致癌物質之首） ❷ 導致蛋白質碳化變性，加重腎臟、肝臟負擔

資料來源：世界衛生組織（WHO）

提升免疫力常見好食物一覽表

食物名稱	為什麼能提升免疫力？
蔓越莓	含濃縮鞣酸，可防止細菌黏附於人體細胞上
木瓜	含蛋白酶，對細菌有抑制作用
甘蔗	含多醣類物質，具免疫性，可抗病毒
枇杷	含多種纖維素、胡蘿蔔素，可調節人體免疫功能
梅子	能促進淋巴細胞轉化，增強抗病能力
大白菜	含大量維生素C，可提高白血球的吞噬功能，增強抵抗力
花椰菜	含有一種名叫「吲哚」的物質，它可降低致癌物的生長條件，多吃花椰菜有助抗癌
菠菜	根具有抗菌作用
韭菜	含蒜素和硫化物，有殺菌作用
番茄	含番茄鹼，有抑制細菌作用，並有消炎作用
刀豆	含多種球蛋白，可以活化淋巴細胞轉變為淋巴母細胞，進而增強免疫力
黃豆芽	含干擾素誘生劑，能抵抗病毒感染，保護肺部
黑木耳	含多醣體，可增加體內球蛋白組織，進而增加抗體
白木耳	可激發淋巴細胞轉化、B細胞轉化及T細胞的活性，進而增強人體免疫力，並可潤肺止咳
香菇	含干擾素誘導素，可以促進干擾素的產生，增強人體的抗病能力，而且菇類的多醣體，可藉由T淋巴細胞作用，來增強身體免疫功能
猴頭菇	提高T細胞的免疫力，進而增強身體免疫力
紅蘿蔔	富含胡蘿蔔素，在人體內可轉換為維生素A，保護上皮組織健康，增強人體抗病能力，並有助於上呼吸道的保健
白蘿蔔	含纖維木質素，強化巨噬細胞吞噬細菌的能力
番薯	含大量黏液蛋白，可增強免疫力，保持呼吸道的潤滑

食物名稱	為什麼能提升免疫力？
竹筍	具有抑制細胞突變的功能，並且含有多醣體，可以抵抗病毒，增強人體免疫力
蘆筍	能促進淋巴細胞轉化增殖，是人體免疫功能的生物調節劑
荸薺	含抗菌物質—荸薺英，可抑制多種細菌
百合	可提高淋巴腺細胞轉化率，增加免疫功能
苦瓜	含蛋白脂類物質，可刺激免疫細胞，殺死體內不正常細胞
洋蔥	含植物殺菌素，能殺滅致病細菌
蔥	所含的揮發性液體，有殺菌作用
薑	含薑辣素、薑烯酮等多種揮發性物質，可以排出病菌產生的毒素
大蒜	蒜素和大蒜辣素，具有很好的殺菌和抑制作用。大蒜中的揮發油等有效成分，可活化巨噬細胞，加強免疫力
茴香	含有茴香醚，有抗菌作用
糙薏仁	可增加人體免疫功能
糙米	具抗氧化劑功能，能加強免疫細胞的作用
杏果、杏仁	能增強白血球的吞噬能力，進而抑制病毒
章魚	具有抗病毒作用
豬腳	含膠原蛋白，可增強身體抵抗力
雞湯	含有特殊物質，可抑制細菌和病毒，防治呼吸道疾病
海帶、海藻	所含的多醣類物質，可增強人體免疫力
紫菜	有抑制細胞突變的功能，並幫助人體對抗病毒
乳酪	提高免疫力，達到預防疾病效果
羊奶	特殊的天然抗生素，可防治肺部及呼吸道疾病
茶葉	可加強呼吸道系統的新陳代謝

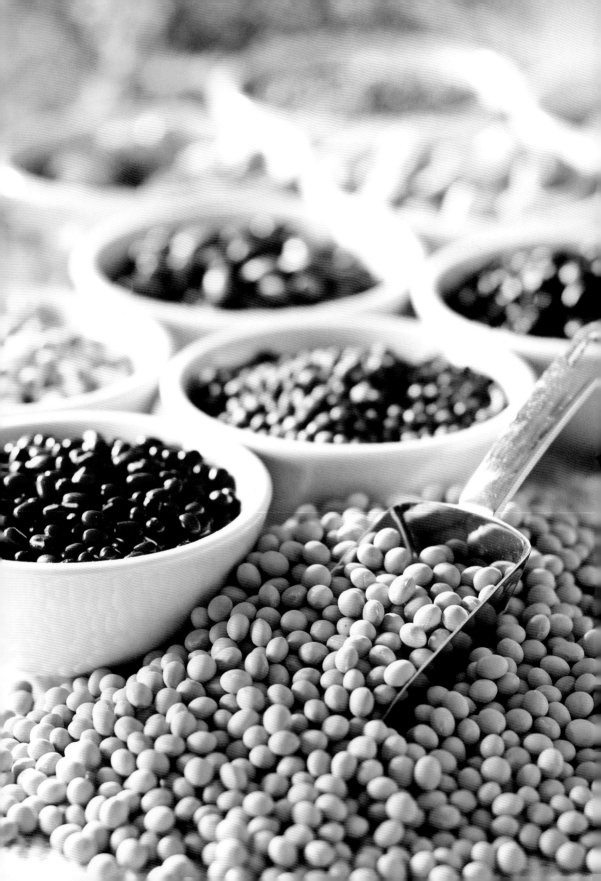

Chapter 1
如何有效提升免疫力？

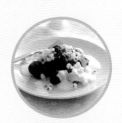

免疫系統，是精密而複雜的身體防衛機制，
若是功能低落，許多疾病會陸續上身，
但若功能過於活化，也會引發自體免疫疾病。
免疫力強，不是健康的保證，
只有針對個人體質、需求，調整飲食生活習慣，
方可健康無憂，樂活人生。

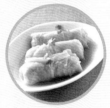

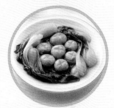

作者：林孝義 醫師

現職：台北榮民總醫院內科部過敏免疫風濕科主任
　　　　國立陽明大學內科臨床教授
　　　　中華民國風濕病醫學會常務理事
　　　　財團法人台灣藥物經濟暨效果研究學會常務理事
　　　　衛生福利部爭議審議委員
　　　　國科會審查委員
　　　　國際風濕病期刊編輯委員

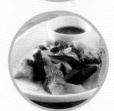

學歷：台北醫學院醫學士
　　　　美國密西根大學風濕免疫科／臨床醫學中心
　　　　美國匹茲堡器官移植中心進修

經歷：美國密西根大學研究員
　　　　台北榮民總醫院醫教奉獻獎、內科總醫師
　　　　中華民國風濕病基金會執行長
　　　　台北市醫師公會第一屆杏林獎

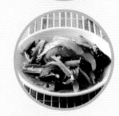

免疫系統正常，才是健康王道

免疫力太弱易生病；免疫力太強，會引發過敏、自體免疫疾病

免疫系統就像人體的武裝部隊，擔負著對抗細菌、病毒等入侵者的重責大任。若是部隊兵力太弱，身體也易受入侵者影響而生病；兵力太強，則可能使免疫系統不分青紅皂白地攻擊身體正常細胞。因此保持適當的免疫力，才能使身體常保安康。

💜 免疫力有沒有標準值？

免疫力由身體的免疫細胞構成，可藉由「抽血」檢測免疫細胞的數量和活性。一般健檢所檢測的白血球數量，反映人體部分的免疫力表現，但免疫力是由多種器官、免疫細胞和免疫分子共同形成的網絡，不能單就免疫細胞或白血球的數量，判斷免疫力的強弱。

一般人無須緊張兮兮地上醫院檢測免疫力，只要多留意自己的身體狀況，就能判斷自己的免疫力是否恰如其分。

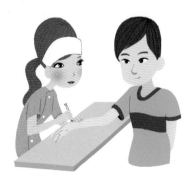

💜 白血球數和免疫力的關係

白血球數高，表示身體有發炎、感染的現象；白血球數低，表示防禦系統差，要小心身體被細菌、病毒攻擊。許多因素會影響白血球數值，如劇烈運動後、抽菸、懷孕等，單憑抽血檢查並不能判斷免疫力好壞。

看懂血液檢查數據

檢查項目	正常值
紅血球數（RBC）	男性450～590萬/ul 女性400～520萬/ul
白血球數（WBC）	4,000～10,800/ul
血小板數（PLT）	13,000～400,000/ul
血紅素（Hb）	男性13.5～17.5gm/dl 女性11.5～15.5gm/dl
血球容積比（Hct）	男性40.5～50.5% 女性35.0～45.0%
平均紅血球容積（MCV）	男性80～99fl 女性81～99fk
平均血球血色素（MCH）	27～34pg
平均血球血濃度（MCHC）	31～37g/dl

資料來源：衛生福利部桃園醫院

💔 免疫力低易患哪些疾病？

免疫力過低的人，就像身體缺少打仗的勇士，只要外敵入侵，身體就會兵敗如山倒，輕則感冒不斷，重則慢性病、癌症纏身。

❶ 感冒

感冒病毒經患者打噴嚏後，會在空氣中盤旋，伺機進入人體內，如果人體免疫力的保護傘夠強大，就能立刻消滅感冒病毒；若是免疫力薄弱，病毒就會趁虛而入，並迅速繁殖，導致咳嗽、流鼻水、發燒等症狀。

❷ 鵝口瘡

「鵝口瘡」也是免疫力降低時常發生的疾病，是由白色念珠球菌引起，會在口腔內形成白色的假膜。感染部位雖小，疼痛感卻往往令人難以忍受，且會嚴重影響食慾。

❸ 癌症

高居十大死因排行榜首位的癌症，和免疫力也息息相關。當人體免疫細胞功能長時間無法正常作用時，便無法發覺體內變異的癌細胞，讓癌細胞得以趁勢坐大，形成腫瘤。

癌症患者接受治療後，免疫力也會大幅降低，故接受癌症治療的患者，必須監控白血球數量，並減少出入公共場合的時間，或在接觸人群時做好保護措施，以免發生感染，增加病情的複雜性。

💔 免疫力太強會患哪些疾病？

強大的免疫力，固然可以保護身體不受外界病菌影響，但若免疫細胞反應過度、異常作用，對身體的傷害更大。

❶ 過度反應

免疫力異常時，免疫細胞易對外來的病毒過度反應，導致症狀加劇，例如感染B型肝炎的年輕人，可能因為免疫細胞較活躍，不只消滅B型肝炎病毒，也連帶破壞肝臟細胞，進而導致「猛爆性肝炎」；相較之下，兒童因為免疫力較弱，對B型肝炎病毒的反應較不強烈，有時甚至會忽略肝炎病毒，成為B型肝炎帶原者。

❷ 過敏

另一種免疫力異常導致的常見問題，就是「過敏」，有些人會對環境之中的特定物質，產生過強的免疫反應，使身體釋放出組織胺，引起皮膚發癢、流鼻水、打噴嚏、支氣管收縮等過敏的的反應。

❸ 自體免疫疾病

免疫系統產生異常時，免疫細胞容易敵我不分，傷害身體裡的好細胞，攻擊關節時，會引發類風濕性關節炎，攻擊腎臟就會引發自體免疫性腎病，其他還有僵直性脊椎炎、紅斑性狼瘡等，都是免疫系統紊亂導致的疾病。

由此可知，免疫力不是越強越好，免疫系統正常運作，才是真正的健康。

降低免疫力的危險因子

不當的生活習慣，會傷害免疫力；提升免疫力，就從生活中做起

♥ 從小處著手，調節免疫力

每天的食慾好不好，攝取的營養夠不夠，睡眠的時段對不對，有沒有運動，菸、酒、咖啡有沒有過量等，食、衣、住、行各方面的生活習慣，都是影響免疫力運作是否正常的關鍵。

別小看生活上的小細節，人體的免疫系統出了問題，最重要的是調節免疫力，而調節免疫力必須在生活中落實，培養正確的生活習慣，免疫力才會正常、不失控。

♥ 避免營養不均、應酬喝酒

除貧窮的國家外，已經很少出現因營養不良，導致免疫力不足的情形。但現代人生活步調繁忙，也常忽略均衡飲食的重要性。「外食」是造成飲食失調的主因之一，外食偏油、偏鹹，且以肉類為主，不僅對腸胃造成負擔，也會妨礙免疫細胞發揮功能。

此外，許多上班族免不了應酬，而台灣人的飲酒文化習慣豪飲，過量的酒精會影響肝臟和胰臟的功能，進而削弱免疫力。

♥ 別讓化學洗劑殘留衣物上

衣物沾染汗水、污漬後會滋生細菌，尤其是夏天的貼身衣物，更要注意清潔消毒。

特別提醒，免疫力較弱的患者或嬰幼兒，若接觸到殘留化學洗劑的衣物，身體可能產生不良反應，最好避免選擇含香精、色素、酒精等添加物的洗劑。

♥ 太舒適的生活易埋下病根

人體的正常溫度為攝氏36.5度，過高會感到不適，過低時新陳代謝會減緩，免疫力也會下降。因此不要一進室內就開冷氣，以免溫差造成「著涼」。

另外中醫認為，出汗過量會傷津液、傷元氣；不出汗則容易散熱不良，使體內形成火氣，進而導致中暑。長期待冷氣房，沒有機會排汗，對身體不好。冷氣不是不能吹，但要聰明吹。

冷氣容易吹出哪些問題？

1. 影響身體排汗功能
2. 加速身體水分流失
3. 降低身體的免疫力
4. 影響身體調節體溫的能力

💜 睡得不好，免疫力也不佳

睡眠品質不佳或時數不足，也會影響免疫細胞生成。身體感覺疲累就是一種警訊，此時讓身體有足夠時間休養生息，培養更多的免疫細胞。

💜 減少接觸環境中的污染源

環境中的污染源幾乎無所不在，粉塵、噪音、水污染、輻射等，都在不知不覺中蠶食每個人的健康，體內毒素累積越多，排毒器官的負擔越來越大，身體健康狀態也會越來越差。

空氣中的粉塵，對免疫力較差的人來說，更具有威脅性。免疫力差者接觸過多粉塵，易引起呼吸道疾病。

💜 壓力過大也會降低免疫力

經常處於壓力下的人，易缺乏適量的運動，睡眠品質也不佳，這些都是壓力扼殺免疫力的原因。

免疫細胞長期處在高壓狀態下，也會出現疲態，導致對病毒的攻擊力減低。壓力甚至還會抑制免疫細胞生成，導致免疫力降低。

💜 拒絕濫用抗生素

大部分的疾病，主要由兩種病菌所造成：病毒和細菌。病毒感染時，身體唯一的武器是由白血球製造抗體來對抗，在抗體尚未製造出來前，身體對病毒毫無招架能力，專門對抗細菌的抗生素也無法幫上忙。細菌感染時，身體會派出免疫系統中的白血球及白血球所製造的抗體來抵抗，若抵擋不住，可靠抗生素等藥物殺死或抑制細菌生長。

根據醫學研究發現，人體的免疫系統有時會選擇幫助對人體內有益的細菌菌種生長，來消滅其他對人體較有害的細菌。使用抗生素，雖可大範圍地圍剿病菌，但也消滅了體內的有益菌，長此以往，身體的防禦功能將越來越差。

另外，經常使用抗生素，更會讓病菌發展出對抗抗生素的方法，即所謂「抗藥性」，最終陷入藥量越用越多，身體卻越來越差的惡性循環中。

不濫用抗生素，適當地讓身體自行對抗細菌，使免疫力獲得鍛鍊和提高，才是正確的態度和觀念。

8個提升免疫力小祕訣

1. 均衡飲食
2. 減少待在冷氣房裡
3. 適量且規律的運動
4. 保持輕鬆愉快的心情
5. 注意保暖
6. 遠離污染源
7. 睡眠充足
8. 合理正確使用抗生素

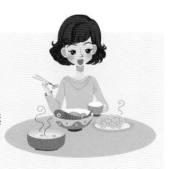

營養素和免疫力的親密關係

吃對營養，均衡飲食，免疫力倍增

「均衡飲食」就能輕鬆吃出免疫力。如果還是不安心，可參考下列說明，檢視自己飲食中是否缺乏能增強免疫力的營養素，並且盡速調整飲食習慣，讓自己擁有強壯的免疫力。

♥ 蛋白質—細胞的主要成分

「蛋白質」是所有細胞的主要成分，白血球和淋巴細胞當然也不例外，缺乏蛋白質會影響免疫細胞生成，造成免疫功能下降。現代人蛋白質攝取來源豐富，可多選擇雞肉、牛奶、蛋等人體吸收率較佳的優質蛋白質。

♥ 維生素B群有助減壓

維生素B群能促進其他營養素吸收，加速人體新陳代謝，其中的B_1可使人情緒平穩，幫助紓解緊張和焦躁；B_2能維持神經細胞穩定，有助身體減壓；維生素B_6能使情緒安穩，紓解由壓力引起的緊張狀態；泛酸能促使人體分泌對抗壓力的荷爾蒙，也有助於舒緩緊張的情緒、消除精神疲勞；B_{12}對健全神經組織代謝有幫助，可消除煩躁不安的情緒。只要缺乏任何一種維生素B群成員，都會影響人體正常的生化作用，長期缺乏，則將導致慢性病的發生。

食物和營養素對照表

營養素	主要攝取食物來源
蛋白質	黃豆、魚、肉類、蛋、牛奶
維生素B群	小麥、堅果類、杏仁、玉米、豆類、香蕉、肉類、芝士
維生素C	柑橘、檸檬、草莓、番茄、奇異果、高麗菜、芹菜
維生素E	堅果類、豆類、番茄、南瓜、蘆筍、雞蛋
胡蘿蔔素	紅蘿蔔、南瓜、番薯、菠菜、芒果、木瓜
硒	全麥製品、洋蔥、番茄、雞肉、動物肝臟、牛奶、蛋黃
鋅	全麥製品、核桃、蘑菇、芝麻、海鮮、牛奶、雞蛋
蒜素	大蒜

♥ 維生素C──破壞入侵病毒

維生素C是最有名的抗氧化營養素，和預防感冒最有效的營養素。能消滅體內自由基，剷除受病毒感染的細胞，增強免疫力，免受病毒侵害。

♥ 維生素E──清除病毒細菌

維生素E可阻止自由基破壞人體，並進一步促進身體排毒、解毒，使身體保持活力，增強身體免疫力。

♥ 胡蘿蔔素──掃除自由基

α-胡蘿蔔素、β-胡蘿蔔素、γ-胡蘿蔔素是抗氧化重要成員，能中和自由基，保護細胞，且不像脂溶性維生素，易因攝取過量產生不良反應。

♥ 硒──助維生素E清自由基

硒是著名的抗氧化劑，和維生素E相互配合，可減緩因氧化造成的細胞老化，且能調節免疫力，減少生病機率。

♥ 鋅──促進胸腺功能

鋅可維持胸腺功能運作正常，分泌足夠的免疫細胞，適量補充鋅，就能調節身體免疫力；鋅也能促進人體內部、外部傷口癒合，降低傷口感染的機率。

♥ 蒜素──強力殺菌營養素

蒜素是大蒜臭味的來源，具有極佳的殺菌能力，且能增加體內免疫細胞的數量，不僅能有效預防感冒，也有助於遠離癌症的威脅。

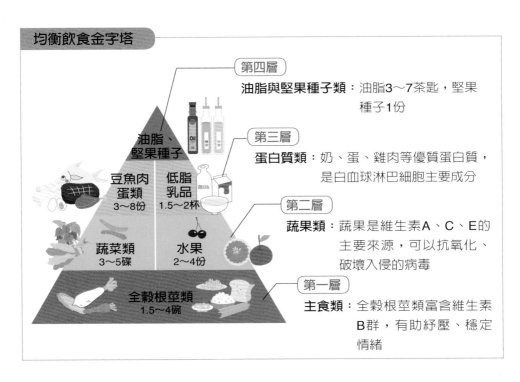

均衡飲食金字塔

第四層
油脂與堅果種子類：油脂3～7茶匙，堅果種子1份

第三層
蛋白質類：奶、蛋、雞肉等優質蛋白質，是白血球淋巴細胞主要成分

第二層
蔬果類：蔬果是維生素A、C、E的主要來源，可以抗氧化、破壞入侵的病毒

第一層
主食類：全穀根莖類富含維生素B群，有助紓壓、穩定情緒

油脂、堅果種子

豆魚肉蛋類 3～8份

低脂乳品 1.5～2杯

蔬菜類 3～5碟

水果 2～4份

全穀根莖類 1.5～4碗

上班族免疫力增強法

放輕鬆、多運動、多吃蔬果

青壯年和中年，是上班族人口的大宗。基本上來說，這兩大族群的身體狀態應不會太差，但事實上卻是有些上班族經常小病不斷，有些上班族總覺得疲累不堪，大部分的上班族認為自己的免疫力須再加強！

在了解「如何提升免疫力」之前，先讓我們看看上班族面臨了哪些危機，使得身體的免疫力越來越差：

危機❶ 密閉空間

除特定的工作內容，多數上班族工作的環境，都屬於密閉的冷氣辦公室，如果抵抗力過低，只要空氣中存在病毒或細菌，很容易就會感冒。撐著病體上班時，感冒引發的鼻水、噴嚏、咳嗽，不僅會大大影響工作效率，也會成為傳染源，將感冒傳染給同事。

危機❷ 缺乏運動

上班族的活動範圍，多局限在家庭和辦公室之間，在辦公室裡也局限在狹小的辦公範圍內，運動量較學生時期減少許多，新陳代謝也因而變得緩慢。長久累積下來，身體代謝廢物、毒素的效率變差，免疫力也容易隨之下降。

危機❸ 營養不均的外食習慣

經常外食的上班族，容易吃得過多、過油、過鹹，外食的餐點中，又多以肉類為主，蔬菜水果的攝取量往往不足；再加上吃飯時間緊湊，常常狼吞虎嚥地解決一餐，或是無法定時用餐，腸胃消化功能因不良飲食習慣大受影響，無形中容易導致營養不均衡的情況。

危機❹ 沉重的工作壓力

上班族沉重的工作壓力，也是使免疫力降低的因素之一，人只要持續處於緊張的情緒下，就容易造成血液循環不佳；且為了對抗壓力，人體會分泌腎上腺素，使血壓上升、肌肉收縮，但也會抑制抗體形成，進而削弱免疫力。

危機❺ 接觸傳染病機率高

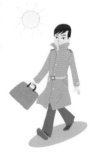

如果是必須往返國內外的上班族階級，對免疫力的傷害更是雪上加霜，這類族群不僅壓力高於其他上班族，頻繁與外界接觸，更增加罹患傳染病的機率。

「如何提升免疫力」是工作繁忙的上班族，關心且常問的健康問題。提升免疫力真的一點都不難，從小地方開始做些改變，一段時間後，就會有明顯的效果！

增強免疫力祕訣❶ 多運動

現今有些上班族流行騎腳踏車上班，到公司後只要簡單梳洗、換一套衣服，就可以神清氣爽地開始工作，既能夠省下交通費，還可以達到強身健體的功效。

通勤的上班族，也不妨在上班時提早一站下車，再快步走到辦公室，讓新的一天有個活力十足的開場。回家時也可提早一站下車，緩步走回家，沉澱一天忙碌的思緒，好好放鬆自己。走路的過程中，可以加大手部的動作，趁機舒展筋骨。

上班時，可以趁著到茶水間或洗手間的空檔，簡單地伸展一下身體，不管是甩手、抬腳還是轉脖子，都能讓淤塞的血液循環得到紓解。

愛上運動你要這樣做

培養運動習慣之初，一定要把握「適合自己」和「自己喜歡」2大原則。不要因為某種運動正流行而刻意選擇，也不要因為某種運動效果似乎特別好而勉強選擇。帶著好心情運動，運動效果會更好，運動習慣也才能一直持續。

增強免疫力祕訣❷ 聰明吃

選擇外食的餐廳時，盡量選擇菜色較多變，烹調方式較簡單、較不油膩者；每天記得要多吃水果，若真的不方便去菜市場購買水果，也可到便利商店買小包裝的水果。

增強免疫力祕訣❸ 多喝水

吃進肚子裡的營養需靠水協助，才能運送至全身；代謝後的物質和廢物，也得靠水才能順利排出，且上班族壓力較大，每天又要面對電腦等高輻射的科技產品，一定要飲用足夠的水分，才能將體內毒素排出。

增強免疫力祕訣❹ 放輕鬆

「壓力」是損害免疫力的最大殺手，再忙碌的人，也應盡量避免將工作帶回家，讓自己在睡前有一段放空的時間，以卸下白天的壓力，在夜晚徹底放鬆休息，隔天才能精神飽滿地面對更多挑戰。

另外，適時利用假期慰勞自己，無論是在國內或到國外遊玩，或只是待在家裡，都要避免打開電腦處理公事。休假時仍處於緊繃的狀態，即使假期再長，紓壓的效果也有限。

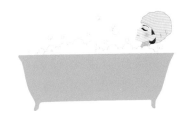

女性免疫力增強法

不同階段的女性，提升免疫力的方法也不一樣

女性的身體，一生中隨著荷爾蒙的變化，會有各種不同的生理需求，大致上可分為青春期、懷孕哺乳期和更年期3階段。

 青春期

女性的青春期約從11歲開始，此時身高和體重會急劇增加，生理開始出現第二性徵，同時也變得更加注意自己的外貌。

由於身體正快速發育，很多母親會燉補品，希望幫助女兒能發育良好、生理期順暢。但注意，若一味地進補，忽略體質的調節，可能影響免疫系統的正常運作，反而補出一身問題。

另一方面，愛美的女孩子為了減肥而節食，不僅容易影響發育，也容易造成免疫力低下。

除了均衡飲食，青春期少女特別注意2種營養素的補充，就能有效增強抵抗力。生理期來潮的因素，使得青春期少女容易流失鐵質，造成易疲倦、無法集中精神等問題，因此含鐵質的食物要多吃。鈣質的補充也不能馬虎，攝取充足的鈣，有助骨骼發育成長，也能幫助卵巢功能發育健全。

另外特別提醒，有些青春期少女經常熬夜看書，或者上網聊天，讓身體無法獲得充足的休息，無形中也使得免疫力下降。如果睡眠充足，不僅能防止免疫力降低，也能減少臉上長出青春痘的危機！

> **青春期增強抵抗力祕訣——**
> **補充鐵、鈣，睡眠充足**

 懷孕哺乳期

懷孕哺乳期的女性身體，會直接影響胎兒的健康，如果不慎感冒，治療時也須較一般人小心用藥，才不會對胎兒造成傷害，或藉由乳汁將藥力傳遞給嬰幼兒。

因此孕婦的免疫力就更加重要，如果能調養好母體，讓母親健康度過此時期，嬰幼兒相對來說也較健康。

懷孕哺乳期的婦女，是「一人吃兩人補」，任何一種營養素都不能缺乏，否則就可能影響胎兒發育。有些婦女擔憂懷孕會破壞身材，其實只要遵守少油、少鹽、少量多餐的原則，就能兼顧胎兒的健康和母親的身材。

再者，哺餵母乳是消耗熱量的最佳方式，適當控制飲食，再加上哺餵母乳，就能回復窈窕的身材，切勿一味為了減肥，而犧牲母體和幼兒的抵抗力。

有些母親在產前、產後，會因為身材走樣，或照顧新生兒而心情低落，鬱悶的情緒也會影響免疫細胞的活力，此時產婦的家人應多給予支持與鼓勵，增加產婦自信，讓產婦有喘息的機會。

> 孕哺期增強抵抗力祕訣——
> 營養均衡，心情放輕鬆

💗 更年期

更年期階段，女性體內的荷爾蒙因雌激素減少而逐漸失調，並引發熱潮紅、月經紊亂、失眠、陰道乾澀等不適症狀。

在年紀和荷爾蒙改變的雙重影響下，更年期女性的免疫力很容易急速下滑，經常引發泌尿道發炎、陰道發炎等不適現象。中年女性想要安然地度過更年期這一道關卡，適當調節免疫力一定不可少。

更年期婦女的生理，在各方面已逐漸走下坡，更需注意攝取均衡的營養；多食用高纖維質食物，同時減少油脂、鹽分和糖分的攝取，並養成多喝水的好習慣，以避免便祕，也能維護免疫系統的健全。

在生活方面，更年期婦女可多做簡易輕鬆的運動，例如走路或爬樓梯，藉此增加肺活量；也要找出自己的生活重心，以避免空巢期帶來的憂鬱失落感。

> 更年期增強抵抗力祕訣——
> 高纖飲食、多做運動

各階段女性增強免疫力的方法

時期	生理變化	增強免疫力的方法
青春期	❶ 開始出現第二性徵 ❷ 第一次月經來潮 ❸ 身高、體重急劇增加	❶ 補充鈣、鐵 ❷ 睡眠充足
懷孕哺乳期	❶ 荷爾蒙變化 ❷ 母體必須供給胎兒營養	❶ 營養均衡 ❷ 家人支持 ❸ 保持愉快的情緒
更年期	❶ 荷爾蒙變化引發的更年期症狀 ❷ 骨質快速流失 ❸ 身體功能開始衰退	❶ 除了均衡的營養，還要多攝取纖維質 ❷ 多從事戶外運動 ❸ 找出自己的生活重心

兒童免疫力增強法

多樣、均衡的營養最重要

兒童時期是一生中發育最快速的階段，5～12歲入學之後，每天要消耗的體力和腦力更是驚人，因此對於營養的需求非常多且高。

此階段不僅要補充足夠的熱量，更需均衡攝取各類營養素，以幫助兒童健康成長，健全發展智力和體格。希望小孩免疫系統健康強壯，爸爸媽媽一定要好好把握這關鍵時刻！

❤ 抵抗力不足卻身處團體中

2～4歲學齡前兒童：身體的免疫系統、消化系統尚未發育成熟，此時的免疫力最脆弱，很容易受到感冒病毒的侵襲。

然而，現代父母工作忙碌，往往在此時將幼兒送進托兒所，幼兒既無充足的抵抗力，又不懂得保護自己，常見托兒所裡，只要有一名幼兒感冒，就會在班上造成大流行。

5～12歲學齡期兒童：正值快速成長的時期，每天在學校消耗大量體力和腦力，如果課後又到安親班或才藝班補習，體力透支加上課業壓力，很容易影響他們的免疫力。

❤ 營養均衡就能增強抵抗力

兒童發育時期，需要全面、均衡的營養素，下列營養素，對增強兒童免疫力更重要：

蛋白質：是構成細胞的重要元素，為兒童生長發育最不可或缺的營養素。缺乏蛋白質不僅會影響免疫力，嚴重者還會導致發育不良。

維生素A、C、E：這3種營養素所組成的抗氧化大軍，能消除自由基，保護並修復身體細胞，是提高兒童抵抗力的大功臣。

維生素B群：可促進抗體和紅血球生成，並維持體內正常的新陳代謝，能抵抗傳染病。

硒、鋅：能增加免疫細胞的活性，同時也能修復細胞。攝取充足的硒和鋅，還可以預防感冒。

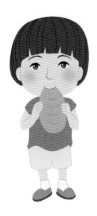

鐵：可以促進紅血球生成，避免貧血，增強兒童的活力。

善用巧思，補足所需營養

此階段的小孩容易偏食，有些母親擔心兒童因偏食而影響發育，特別為孩子購買保健食品補充營養。

專家特別提醒，不同年齡層的兒童有不同的需要，如果未正確使用保健食品，反而容易造成兒童提前發育、性早熟等問題。

根據報導，有位小女孩的母親擔心她長不高，每天給她吃5、6顆兒童鈣片（每顆300毫克），小女孩一天攝取的鈣質高達1800毫克，已是該年紀孩童建議量的3倍之多。幸好半年後因故就醫，主治醫師發現此狀況，並強烈告誡媽媽別再讓小女孩吃鈣片，若再晚點發現，小女孩的生長和智能發育將受到不良影響。

其實只要花一點心思，就可以在日常飲食中，找出讓飲食均衡的方法，以最天然的食物，為小孩的健康加分。

兒童提升免疫力關鍵

1. 要補充營養，但不依賴保健食品
2. 要有充足的睡眠，但不日夜顛倒
3. 要參加戶外活動，但不要流汗後吹風
4. 要運動，但不要激烈運動

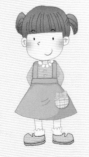

方法❶ 找出替代食材：例如孩子討厭紅蘿蔔特殊的腥味，但紅蘿蔔富含 β-胡蘿蔔素，能促進胸腺的免疫細胞生長，可選擇木瓜、南瓜、番薯等食材代替。

方法❷ 烹調方式多變化：例如先打成果汁，再做成可愛的紅蘿蔔果凍；或在餅乾、麵包中加入紅蘿蔔調味，就能讓孩子輕鬆接受健康食材。

多睡多動，促進發育

充足的睡眠，是促進兒童身體發育的重要條件。睡眠不足，除了會造成兒童情緒波動，影響學習能力外，還會導致兒童發胖。睡眠也可以幫助兒童放鬆身心，讓體內細胞有機會喘息。

適度運動，強健體格

多參加戶外活動，也是增強兒童免疫力的方法之一。經常呼吸新鮮空氣，多晒太陽，能使身體合成維生素D，促進鈣質吸收，有助於兒童骨骼發育、增強體力。不過，戶外活動結束後，須盡快將汗水擦乾、更換衣服，以免吹風而著涼。

值得注意的是：應避免過早讓兒童從事太激烈的活動，如長跑、倒立等，以免兒童感到疲倦、注意力無法集中，甚至引發反應減慢、失眠、健忘等不良影響。

老年人免疫力增強法

老年人的生理，在各方面都會慢慢走下坡，免疫力也會隨年齡增長逐漸減弱，這是一種無法避免且正常的現象，我們只能延緩老化的速度，盡可能維持老年的生活品質。

💗 傷害免疫力的危險因子

「年齡」是老年人免疫力下降的最主要因素，但營養不良、活動力變差，也會嚴重削弱老年人的抵抗力。

❶ 營養不良、口味改變

老年人由於唾液分泌減少，咀嚼力和味覺敏銳度也逐漸降低，常偏好精製、重口味的食物；再加上腸道蠕動功能變差，吸收率減弱，所以容易營養不良。重口味的食物，也易提高罹患慢性疾病的機率。

❷ 活動力低下

老年人肢體靈活度變差，有些老年人害怕摔倒，於是足不出戶，久而久之，四肢肌肉無力的情況便越來越嚴重，全身也更容易覺得有氣無力。活動力低下的另一個問題就是「肥胖」，身體的重量越重，四肢支撐得就越吃力，形成惡性循環。

❸ 骨質疏鬆症

由於鈣質大量流失，老年人大多有骨質疏鬆症，很容易發生骨折，或骨頭變形等問題。只要骨骼一出現問題，就可能引發連鎖效應，例如行動不便、社會退縮（拒絕和他人互動）等，身體狀況也容易急轉直下。

❹ 心情鬱悶

未和子女同住的老年人，缺少含飴弄孫的樂趣，如果又沒有培養嗜好，久而久之，心情就會越來越鬱悶；同時因為很少與他人互動，神經系統也會逐漸退化，而容易引發老年痴呆症。

4大抗老祕訣

❶ 每週進行3次和緩運動，每次30分鐘～1小時。

❷ 培養良好生活習慣，不抽菸、不酗酒、不熬夜、不過度日晒。

❸ 藉由旅遊、按摩或泡澡紓解壓力、減輕焦躁感。

❹ 注意控制熱量的攝取，維持理想體重。

♥ 輕鬆增強老年人免疫力

老年人只要接受適當的照顧，即使不能像年輕時一樣健步如飛，但還是能享有一定的生活品質。

❶ 補充抗氧化的營養素

老年人可多食用堅果類食物，除了咀嚼動作能延緩腦部衰老，堅果類中富含的維生素E，也能增強體內的抗氧化力，降低罹患慢性病的機率。

蔬果、菇蕈類也相當適合老年人食用。蔬果中的維生素A、C，是優良的抗氧化劑，能消除體內的自由基，延緩細胞老化的速度。菇類中的多醣體，能活化體內的免疫細胞，但因普林含量較高，痛風患者應酌量食用。

❷ 保持心情愉悅

愉悅的心情，能促進免疫細胞生長，因此鼓勵老年人多出外遊玩，不僅有助於預防神經系統退化，振奮老年人的心情，也能提升免疫力。

❸ 適當攝取保健食品

如果想攝取保健食品，以加強抵抗力，軟骨素中的蛋白質，除能提升免疫力外，也能緩解關節疼痛，有助於維持骨骼的靈活度；乳酸菌則能改善腸胃消化的功能，促進營養吸收，間接幫助增強抵抗力。

❹ 選擇和緩的運動

老年人只要避免激烈的運動，也能享受運動的樂趣和好處，例如飯後固定散步30分鐘，同樣能維持心血管系統的功能、促進新陳代謝、增加肺活量、減緩老化速度。而且養成運動的習慣，也能穩定情緒、幫助睡眠，在各方面都對增強老年人的免疫力，有極大幫助。

❺ 注射流行性感冒疫苗

老年人由於抵抗力較弱，在感冒季節來臨時，也可至診所或醫院注射流行性感冒疫苗，以增加抵抗力，避免感染病毒。

提升老年人免疫力的特效藥

危害免疫力的因素	提升免疫力的特效藥
牙齒動搖、唾液分泌量減少、消化系統功能退化，導致營養失調	❶ 練習咀嚼堅果類食物 ❷ 不因咬不動，就只吃流質食物或偏食
身體功能下降，免疫力減弱	❶ 攝取含抗氧化營養素、多醣體的食材 ❷ 注射流感疫苗
四肢活動力變差，骨質流失	❶ 從事和緩的運動 ❷ 補充鈣質、軟骨素
心情鬱悶	多和友人一同出遊，家人多抽空陪伴

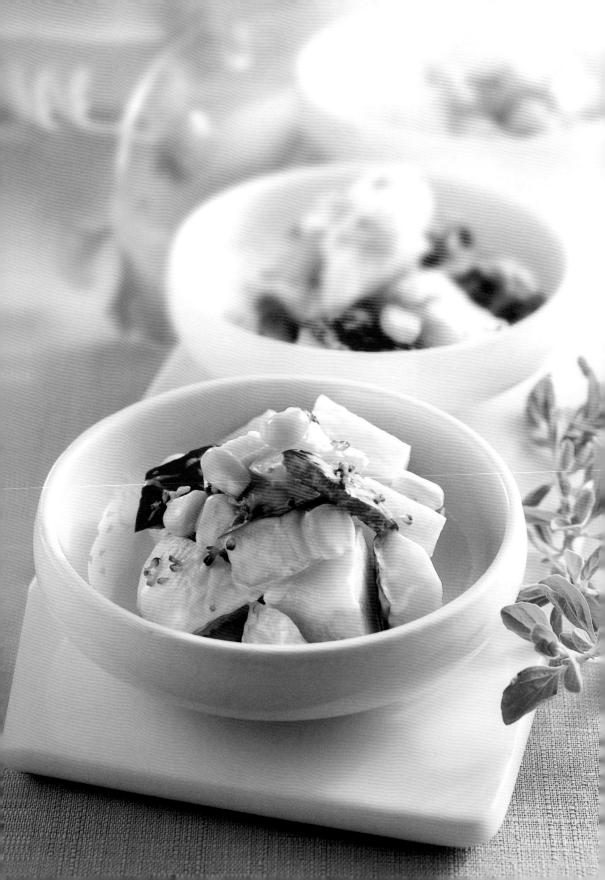

Chapter 2
搶救免疫力大作戰

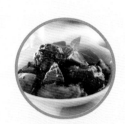

體力差、四肢無力、總是面有菜色，

別人感冒你也一定會被傳染，

小心！這些都是缺乏免疫力的徵兆，

長此以往將會百病叢生，

本篇推薦的食物，有助您提升免疫力！

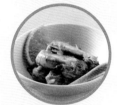

中醫審訂：陳世峰 中醫師

現職：明師中醫聯合診所主治醫師

學歷：中國醫藥大學學士後中醫系畢業
　　　　台灣大學植物研究所碩士

經歷：台灣中醫家庭醫學會理事
　　　　台灣中醫家庭醫學科專科醫師
　　　　中醫皮膚科臨床學術研討會講師
　　　　為恭紀念醫院中醫科主治醫師

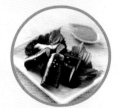

營養審訂&分析：陳彥甫 營養師

現職：聯合營養諮詢中心、老人長期照顧中心 營養師
　　　　威瑞生物科技股份有限公司 營養講師
　　　　立功補習班營養師證照班 營養講師

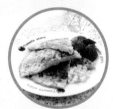

學歷&證照：輔仁大學食品科學碩士
　　　　　　保健食品初級工程師能力鑑定及格、素食廚師
　　　　　　專技高考營養師、美容師丙級執照

經歷：基督教醫院營養師
　　　　美商蓋曼群島商然健環球股份有限公司 產品顧問

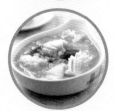

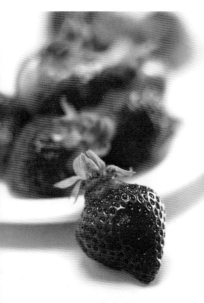
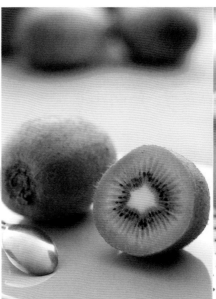
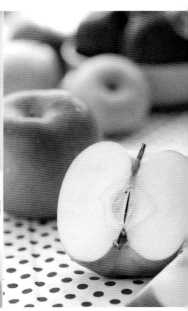

新鮮水果類

　　新鮮水果含大量水分和醣類，能生津止渴、提供身體能量，水果的纖維能刺激腸道蠕動，幫助排出身體廢物。水果的維生素、礦物質和抗氧化物質，能維持身體各器官的運作，增加抵抗力，降低生病機率。

　　要獲得水果最完整的營養，最好直接吃新鮮水果，因為水果打成汁後，養分很容易受到光、溫度、熱和酵素等的破壞，直接吃水果比喝果汁來得健康。本篇將介紹哪些水果對提升免疫力有幫助，讓您不再害怕疾病來襲！

Point 養顏美容，增強人體抗病能力

桃子 *Peach*

提升免疫有效成分
維生素B群、C
鉀、鋅

食療功效
疏經活血
止咳化痰

- 別名：蜜桃、桃
- 性味：性溫，味酸甘
- 營養成分：
維生素A、B_1、B_2、B_6、C、E、H、葉酸、菸鹼酸、膳食纖維、鈣、鐵、磷、鉀、銅、鎂、鋅、醣類、蛋白質、胡蘿蔔素

○ 適用者：一般人、缺鐵者　　**✗ 不適用者**：消化不良者

🍎 桃子為什麼能提升免疫力？

1 現代醫學證實，桃子可降膽固醇，提高人體免疫功能、促進食慾、幫助消化。

2 桃子能促進血液循環、抗氧化、增加人體對抗疾病能力，常吃能益胃生津、養顏美容、對抗衰老、預防牙齦出血和壞血病。

桃子主要營養成分

1 桃子含有蛋白質、纖維、維生素B群、C、鈣、磷、鐵、鉀、鈉、銅、鎂、鋅、硒、醣類、胡蘿蔔素等成分。

2 桃子中的蛋白質含量比梨多7倍，鐵含量比蘋果多3倍。

桃子食療效果

1 桃子鉀含量高，鉀可降低膽固醇和高血壓發生率，強化肌力和肌耐力。

2 桃子含豐富的鐵、維生素C，能增加人體血紅蛋白數量，具有補血功效，特別適合缺鐵性貧血患者食用。

3 桃子富含果膠和纖維，可幫助腸胃蠕動，清除腸壁有害物質，具有預防宿便、腸癌的作用。

4 桃子除果肉能養血美顏，果核中的桃仁還有活血化瘀、平喘止咳的作用。中醫的五仁湯便含有桃仁，可潤腸通便、活血通經，對於大便燥結、肝熱血瘀和閉經之人特別有幫助。

☀ 桃子食用方法

1 桃子不宜久放，稍微碰撞即容易腐爛。保存於室溫下即可，選購桃子時宜挑選較成熟者。

2 桃子除鮮食外，還可加工成桃子乾、桃子醬、桃子汁和桃子罐頭。

桃子飲食宜忌

1 桃子味甘性溫，過食容易上火，體質燥熱者不宜多吃。

2 桃子纖維含量高，腸胃功能不佳者、老人和小孩食用過量，非常容易易導致消化不良。

3 桃子含糖量高，每100克桃子中含糖分7克，糖尿病患者如果食用過量，會引起血糖和尿糖迅速上升，加重病情。

草莓 *Strawberry*

提升免疫有效成分
膳食纖維
維生素A、C

食療功效
消炎止痛
延緩衰老

● **別名**：洋莓、紅莓

● **性味**：性涼，味甘

● **營養成分**：
蛋白質、脂肪、醣類、膳食纖維、維生素A、B_1、B_2、B_6、C、葉酸、泛酸、菸鹼酸、鈣、鐵、磷、鉀、檸檬酸、蘋果酸

○ **適用者**：一般人、腰痠背痛者　✗ **不適用者**：體質寒涼者

草莓為什麼能提升免疫力？

1 草莓裡頭含有一種天然植化素—鞣花酸（Ellagic Acid）的物質，可保護人體組織和細胞，不受致癌物質傷害，有提高人體抗癌的作用。

2 草莓含天冬胺酸（Aspartic Acid），可以強化人體免疫系統、提高體力和耐力，並能幫助消除對人體有害的物質。

草莓主要營養成分

1 草莓主要含膳食纖維、脂肪、醣類、蛋白質、泛酸、菸鹼酸、鈣、鐵、磷、鉀等營養成分。

2 草莓還含維生素A、B_1、B_2、B_6、C、葉酸、檸檬酸、蘋果酸等營養成分。

3 草莓中的維生素C含量極高，約為柳橙的2～3倍。

草莓食療效果

1 草莓富含鉀，適量攝取鉀，可維持心臟、腎臟、神經系統，和腸胃系統的正常運作，且能幫助體液平衡，消除多餘水分。

2 草莓含豐富的維生素C，經常食用可防治壞血病，對預防牙齦出血亦有幫助。

3 草莓含多酚類成分，具抗發炎和抗氧化功效，可緩解風濕性關節炎、坐骨神經痛、腰痠背痛等症狀。

4 草莓還含豐富的鐵，女性多吃草莓，可以防止缺鐵性貧血，並使臉色紅潤。

草莓食用方法

1 草莓除鮮食外，也常被作成果醬、果汁、冰淇淋、西點、餅乾等。

2 新鮮草莓含水量高容易腐壞，為了保鮮，宜以紙箱或有洞的保鮮盒裝好，直接放進冰箱冷藏，可放置3～5天。

3 草莓皮薄且表面多籽，農藥較易殘留，食用前務必仔細地放在流水下清洗，或可選購網室栽培不噴灑農藥的草莓，以確保食用安全。

草莓飲食宜忌

1 草莓性質寒涼，女性生理期間，和腸胃虛寒、腹瀉者不宜多食。

2 草莓含草酸鈣，尿道結石或腎結石患者不宜多吃。

草莓薏仁乳酪

強化免疫力＋抑制致癌物

材料：
草莓10顆，薏仁20克，
低脂原味乳酪1杯，
冷開水240c.c.

● 熱量 297.5大卡
● 醣類 57.7克
● 蛋白質 8.7克
● 脂肪 3.6克
● 膳食纖維 2.2克

作法：
1. 薏仁洗淨，浸泡於水中約3小時。
2. 電鍋內放入薏仁和水，外鍋加1杯水，煮至開關跳起。（可前一晚先煮好，放於冰箱冷藏備用）
3. 將草莓洗淨放入碗中。
4. 最後在草莓上加入乳酪和薏仁，拌勻後即可食用。

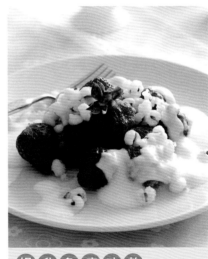

提升免疫功效

乳酪富含乳酸菌，可幫助腸道將致癌物排出體外；醫學實驗也發現，乳酸菌可激發人體內的免疫細胞活性，有助於預防癌症。

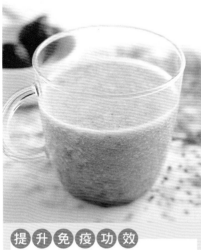

提升免疫功效

草莓和檸檬中的維生素C，有助於恢復體力，並加速排除血中乳酸；同時也能增強人體抵抗力，有助於消化，使排便更順暢。

莓果檸檬蜜

排除血中乳酸＋幫助消化

材料：
草莓300克，檸檬汁30c.c.，
冷開水120c.c.

● 熱量 301.4大卡
● 醣類 75.2克
● 蛋白質 3.4克
● 脂肪 0.7克
● 膳食纖維 5.6克

調味料：
蜂蜜3大匙

作法：
1. 將草莓洗乾淨、去蒂，放入果汁機中，加入冷開水打成汁。
2. 在草莓汁中加入檸檬汁混勻。
3. 將蜂蜜加入作法②中，調勻即可飲用。

蔓越莓 *Cranberry*

提升免疫有效成分
維生素B群、C
花青素、多酚類

食療功效
預防尿道炎
降低膽固醇

● **別名**：小紅莓、越橘

● **性味**：性平，味酸甘

● **營養成分**：
蛋白質、醣類、膳食纖維、維生素B群、C、E、葉酸、菸鹼酸、
槲皮素、花青素、多酚類、綠原酸、沒食子酸、兒茶素、鞣花酸

○ **適用者**：一般人皆可、女性　✗ **不適用者**：消化不良者

蔓越莓為什麼能提升免疫力？

1 蔓越莓含有豐富的抗氧化成分，可延緩人體老化，幫助恢復隨年長而減弱的協調力和記憶力。

2 蔓越莓富含抗氧化劑和植物營養成分，可對抗心臟病、癌症和其他多種疾病，具提升免疫力的功效。

蔓越莓主要營養成分

蔓越莓主要營養成分有維生素B群、C、膳食纖維、醣類、蛋白質、槲皮素、花青素、多酚類、綠原酸、沒食子酸、兒茶素、鞣花酸等營養成分。

蔓越莓食療效果

1 美國醫學會研究報告中指出，經常飲用蔓越莓汁，有助保護人體免於遭受某些產生抗藥性細菌，所導致之泌尿道感染症狀。

2 蔓越莓中含一種濃縮鞣酸成分，可防止病菌黏著或依附在腸道、尿道組織上，除對預防婦女尿道感染十分有效，還可避免大腸桿菌在腸道停留。

3 蔓越莓中的花青素、生育三烯醇等成分，具極佳抗氧化作用，可避免低密度膽固醇氧化，進而降低動脈硬化對人體所造成的傷害。蔓越莓不單可防泌尿道感染，還具有預防心血管疾病的功能。

4 美國牙科協會研究報告指出，蔓越莓含有一種高分子的物質叫NDM，可防止造成牙菌斑和牙周病的細菌產生。

蔓越莓食用方法

1 除了食用蔓越莓乾，市面上的蔓越莓果汁，或錠狀製劑的營養補充品，亦具預防泌尿道感染的功效。

2 蔓越莓的果乾除可當零食吃之外，還能製作西點麵包、餅乾或甜點。

蔓越莓飲食宜忌

1 每天規律飲用蔓越莓汁，可明顯降低尿道中細菌生長，也可減少使用治療泌尿道感染的抗生素。

2 蔓越莓會干擾肝臟代謝凝血劑的作用，服用抗凝血劑者，不宜食用蔓越莓相關食品。

橙香蔓越莓沙拉

1 人份

高C養顏＋抑制壞細胞

材料：
柳橙1顆，美生菜5片，
小番茄、蔓越莓各20克，
白芝麻適量

● 熱量 126.7大卡
● 醣類 12.4克
● 蛋白質 3.6克
● 脂肪 6.9克
● 膳食纖維 2.7克

調味料：
意式沙拉醬3大匙

作法：
❶ 柳橙去皮、去籽、切片；小番茄切半；美生菜撕成塊。
❷ 大碗內依序鋪上美生菜塊、柳橙片、小番茄和蔓越莓。
❸ 淋上意式沙拉醬，撒上白芝麻，即可食用。

提升免疫功效
柳橙含柚苷素，能抑制壞細胞生長。番茄和柳橙含維生素C，可清除多餘的過氧化物。蔓越莓含前青花素，能抑制細胞病變。

蔓越莓拌蓮藕

2 人份

抗氧化＋保護細胞

材料：
蓮藕175克，
蔓越莓果乾75克，
蔓越莓果汁1杯

● 熱量 356.3大卡
● 醣類 83.5克
● 蛋白質 3.4克
● 脂肪 1克
● 膳食纖維 5.2克

作法：
❶ 蓮藕洗淨，切薄片，用滾水汆燙後沖冷開水，再排盤。
❷ 蔓越莓果汁和果乾倒入鍋中，以小火煮10分鐘，做成蔓越莓醬汁。
❸ 把蔓越莓醬汁淋在蓮藕上，即可食用。

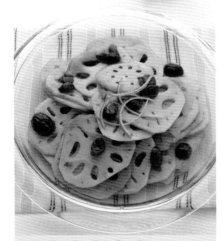

提升免疫功效
蔓越莓含花青素，具抗氧化作用，能避免細胞遭受自由基的攻擊，和蓮藕中的維生素C，都有增強人體免疫力的作用。

桑葚 *Mulberry*

提升免疫有效成分
花青素、維生素C
胡蘿蔔素

食療功效
改善失眠
幫助造血

- 別名：桑果、桑葚子
- 性味：性寒，味甘
- 營養成分：
蛋白質、脂肪、醣類、膳食纖維、鞣花酸、蘋果酸、花青素、胡蘿蔔素、鈣、鐵、磷、鉀、鈉、維生素A、B_1、B_2、C、D

⭕ **適用者**：一般人和貧血、易掉髮者　❌ **不適用者**：體質寒涼者

桑葚為什麼能提升免疫力？

1 桑葚含花青素，能提高細胞免疫力，激發淋巴細胞轉化的作用，可增加免疫球蛋白，強化吞噬細胞的活性，提升人體抗病力。

2 桑葚含多種胺基酸和微量元素，常吃能提高人體免疫功能和新陳代謝。

桑葚主要營養成分

桑葚含多種胺基酸、葡萄糖、果糖、鞣花酸、蘋果酸、花青素、胡蘿蔔素、膳食纖維、鈣、鐵、磷、鉀、鈉、維生素A、B_1、B_2、C、D等豐富的營養成分。

桑葚食療效果

1 桑葚富含維生素A，經常食用可以明目、緩解眼睛疲勞乾澀的症狀。女性經常吃桑葚，可使眼睛明亮有神，還能養顏美容。

2 桑葚中鐵和維生素C含量高，可幫助造血，婦女產後或血虛體弱者適合吃桑葚。神經衰弱、罹患失眠症等氣血虛弱者，食用桑葚也大有益處。

3 桑葚中含有白藜蘆醇的成分，能刺激體內某些基因抑制癌細胞生長，也可阻止致癌物質所引起的細胞突變。

4 夏季炎熱或勞動過度引起的滯熱中暑，或尿液減少、小便不利，可多吃桑葚改善症狀；桑葚對熱性咳嗽、濃涕的改善亦有幫助。

桑葚食用方法

1 新鮮成熟的桑葚，味道酸甜多汁，除現採現吃外，亦可醃製成蜜餞、製作果醬、桑葚醋、桑葚酒或甜點。

2 挑選桑葚，以選擇完全成熟飽滿、色澤黑亮、無霉爛、無蟲咬者為佳。用保鮮盒裝好，放進冰箱中冷藏，可以保鮮約1週。

桑葚飲食宜忌

1 桑葚味甘、性寒，具有潤腸通便、明耳目、烏鬚髮的作用，特別適合便祕、貧血、掉髮、失眠者食用。

2 桑葚性寒涼，體質虛寒、較常腹瀉者不宜多吃。

桑葚蔬果沙拉

幫助排便＋預防大腸癌

材料：
番茄100克，蒟蒻小卷60克，
桑葚、芹菜、小黃瓜各50克，
大蒜2瓣

● 熱量 253.2大卡	
● 醣類 21.8克	
● 蛋白質 3.5克	
● 脂肪 16.9克	
● 膳食纖維 6.9克	

調味料：
橄欖油、醬油、醋各1大匙，糖1小匙，鹽少許

作法：
1. 將大蒜之外的材料洗淨切塊，放入鹽水中浸泡備用。
2. 將蒟蒻、芹菜放入滾水中燙熟後取出。
3. 大蒜切末，和所有調味料拌勻成醬汁。
4. 將全部材料放進大碗內，加入作法③均勻攪拌，即可食用。

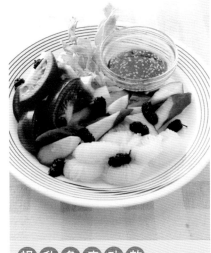

提升免疫功效
桑葚中的白藜蘆醇，能使氣管上皮細胞釋放消炎物質，提升對支氣管疾病的免疫力。蒟蒻含膳食纖維，有助排便、預防腸癌。

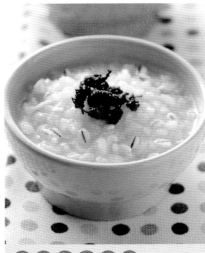

桑葚燕麥粥

活化吞噬細胞＋提升抵抗力

材料：
糯米135克，新鮮桑葚40克，
燕麥片30克，冷開水1200c.c.

● 熱量 656.9大卡	
● 醣類 138.2克	
● 蛋白質 15.5克	
● 脂肪 3.7克	
● 膳食纖維 3.1克	

調味料：
冰糖2小匙

作法：
1. 材料洗淨；桑葚和糯米放入鍋中，加水，以小火熬煮成粥。
2. 加冰糖拌勻，再加燕麥片燜熟即可。

提升免疫功效
桑葚含花青素，能激發淋巴細胞轉化的作用，增強吞噬細胞的活性。燕麥中的β-葡聚醣，也可以增強巨噬細胞的活性。

柳橙 *Orange*

提升免疫有效成分
維生素B群、C
類黃酮素

食療功效
增進食慾
防止感冒

● **別名**：柳丁、橙

● **性味**：性平，味甘酸

● **營養成分**：
醣類、維生素A、B群、C、胡蘿蔔素、菸鹼酸、鈣、鉀、磷、鈉、蘋果酸、檸檬酸、膳食纖維

○ **適用者**：一般人、易感冒者　✗ **不適用者**：胃虛弱者

柳橙為什麼能提升免疫力？

1 柳橙含大量的維生素C，具促進免疫系統作用之效，能增加白血球吞噬細菌的能力，是有效的抗氧化物，可抵抗病毒對人體的侵犯。

2 柳橙含有膳食纖維和膠質，能幫助清除體內毒素，減少人體膽固醇和廢物的囤積，有效維持腸道清潔，增強身體抵抗疾病的能力。

柳橙主要營養成分

1 柳橙中含有豐富的醣類、膳食纖維、菸鹼酸、蘋果酸、檸檬酸、胡蘿蔔素、果膠、類黃酮素等營養成分。

2 柳橙的維生素A、B_1、B_2、B_6、C、鈣、磷、鉀、鈉等營養成分含量也很豐富。

柳橙食療效果

1 柳橙中的檸檬酸，可幫助消化脂肪和蛋白質，並能增進食慾。

2 柳橙皮含揮發油和苦橙素，具有殺菌的作用，可健胃整腸、防止感冒。

3 柳橙中豐富的維生素B群，可增強體內的抗體、白血球和神經系統的作用，缺乏維生素B群，會影響淋巴球的數量，以及抗體的產生，多吃柳橙可以補充維生素B群。

4 柳橙果皮中的類黃酮素、微量元素，具有抗氧化的效果，可增強免疫力，對消除膽固醇、內臟脂肪有幫助。

柳橙食用方法

1 柳橙食用方式有2種，一般是切片直接鮮食，或榨汁後飲用。

2 如果是將整個柳橙連皮一起榨汁，應先將橙皮刷洗乾淨再使用，因為皮上的保鮮劑對人體健康有害。

3 選擇柳橙要挑果皮光滑、果體有重量和硬度者，口感最佳，味道香甜。

柳橙飲食宜忌

1 柳橙的鉀含量高，腎臟功能不佳的人應忌食。

2 食用柳橙前後，請勿飲用牛奶，以免蛋白質和果酸作用，影響消化吸收。

橙香雞柳

排除毒素＋提升免疫力

2 人份

材料：
雞胸肉150克，
柳橙原汁、冷開水各60c.c.

● 熱量 275.4大卡
● 醣類 13.4克
● 蛋白質 35.9克
● 脂肪 8.7克
● 膳食纖維 0克

調味料：
橄欖油、醬油、糖、米酒各1小匙，
太白粉水2大匙

作法：
❶ 雞胸肉洗淨，切成2公分的條狀，用醬油、糖和米酒醃漬。

❷ 熱油鍋，加入雞肉條、柳橙原汁和水，均勻翻炒，再加太白粉水勾芡即可。

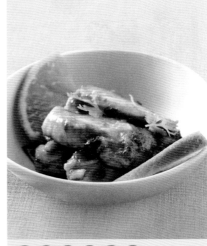

提升免疫功效
柳橙中豐富的維生素C，可清除多餘的過氧化物，提高免疫力。雞肉所含的優質蛋白，為人體免疫球蛋白的製造原料。

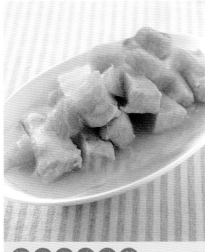

香橙拌紅鮒

清除自由基＋強化免疫系統

1 人份

材料：
柳橙1顆，紅鮒魚厚片25克

● 熱量 169.1大卡
● 醣類 17.4克
● 蛋白質 24.2克
● 脂肪 0.3克
● 膳食纖維 2.3克

調味料：
沙拉醬1大匙

作法：
❶ 柳橙洗淨去皮、去籽，只取果肉部分，切成塊狀；紅鮒魚肉切塊，放入滾水中汆燙後取出備用。

❷ 將柳橙放入碗中，拌入紅鮒魚肉，加入沙拉醬拌勻即可食用。

提升免疫功效
柳橙中的維生素C和類黃酮素，能協同發揮去除自由基的效果，降低細胞突變性。紅鮒魚肉的必需胺基酸，可強化免疫系統。

橘子 *Tangerine*

提升免疫有效成分
膳食纖維、維生素
有機酸C

食療功效
預防癌症
強化血管

- **別名**：橘、柑

- **性味**：性寒，味甘酸

- **營養成分**：
醣類、膳食纖維、有機酸、維生素A、B群、C、E、
鈉、鉀、鎂、鋅、類黃酮素、果膠

○ 適用者：一般人、體質燥熱者　　**✗ 不適用者**：腸胃功能欠佳者

橘子為什麼能提升免疫力？

1 橘子含有較高的抗氧化劑成分，可增強人體的免疫力，分解致癌物質，降低其毒性，並可抑制和阻斷癌細胞的生長。

2 橘子富含纖維和鉀，有利於增進腸胃蠕動，並排除多餘的水分和廢物，對於維持腸道健康，增進抵抗力十分有幫助。

橘子主要營養成分

1 橘子所含營養成分，主要有膳食纖維、醣類、有機酸、鈉、鉀、鎂、鋅、類黃酮素、果膠等。

2 橘子還含有維生素A、B群、C、E等營養成分。

橘子食療效果

1 經常吃橘子，可維持身體功能正常運作，因橘子所含的天然維生素C，比化學維生素C錠劑更容易被人體吸收，且能幫助其他營養成分的轉化和利用。

2 橘子皮中含類黃酮素成分，可預防癌症產生，並具有抗菌的效果。

3 橘子中含有較多的維生素A、胡蘿蔔素，能幫助維持眼睛健康，對於發育中的孩童和上班族來說，是保護視力的健康水果。

4 橘子中含有維生素A、E、檸檬酸等，對於強化微血管、去除累積在體內的乳酸、消除疲勞，能產生良好的作用。

5 中醫認為，橘子具潤肺、止咳、化痰、健脾、順氣等功效，是適合老年人、急慢性支氣管炎、心血管疾病患者食用的上乘果品。

橘子食用方法

1 吃橘子連同果肉白膜、橘肉和白色絲狀絡一起吃，可幫助消化。

2 選購橘子以果形勻稱、果皮清潔光滑、果體富彈性、蒂柄粗、無蟲咬瑕疵，且拿在手中有重量感者為佳。

橘子飲食宜忌

1 橘子屬性十分寒涼，生理期和坐月子的女性不宜食用。

2 橘子含果酸成分，吃完應立即刷牙漱口，以免對口腔、牙齒健康有害。

蜂蜜橘香乳酪

抗氧化排毒＋增強免疫力

2人份

材料：
橘子200克，
低脂乳酪250c.c.，
冰塊適量

- ● 熱量 297大卡
- ● 醣類 62.2克
- ● 蛋白質 6.2克
- ● 脂肪 2.6克
- ● 膳食纖維 4.4克

調味料：
蜂蜜1大匙

作法：
❶ 橘子剝皮去籽。
❷ 將橘子肉、乳酪和蜂蜜倒入果汁機中攪打均勻。
❸ 打開蓋子，加入冰塊繼續攪打後，即可盛杯飲用。

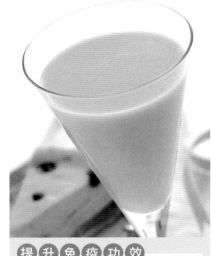

提 升 免 疫 功 效

橘子含維生素C、纖維和類黃酮素化合物，維生素C和纖維可抗氧化、代謝腸道廢物，類黃酮素化合物能抗癌、增強免疫力。

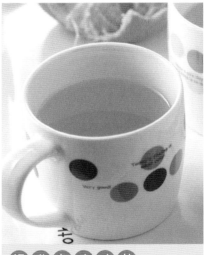

提 升 免 疫 功 效

橘子含有類黃酮素成分，可避免自由基對身體的傷害，提升人體免疫力；檸檬酸能強化微血管，去除乳酸，提振精神。

橘香蜜茶

防癌抗菌＋提振精神

1人份

材料：
橘子1顆，熱開水250c.c.

- ● 熱量 72.5大卡
- ● 醣類 16.4克
- ● 蛋白質 1.1克
- ● 脂肪 0.3克
- ● 膳食纖維 3.3克

調味料：
蜂蜜1小匙

作法：
❶ 橘子洗乾淨，取皮，剝成小塊。
❷ 將橘皮、熱開水倒入杯中，蓋上杯蓋，燜泡約5分鐘左右。
❸ 作法②加入蜂蜜拌勻，即可飲用。

蘋果 *Apple*

提升免疫有效成分
膳食纖維
維生素A、C

食療功效
預防高血壓
提高免疫力

- **別名**：林檎、頻婆
- **性味**：性平，味酸甘
- **營養成分**：
醣類、脂肪、蛋白質、維生素B群、C、鈣、鎂、鉀、鐵、檸檬酸、蘋果酸、膳食纖維、果膠

○ 適用者：一般人　**✗ 不適用者**：容易胃脹者

🍎 蘋果為什麼能提升免疫力？

1 蘋果所含的有機酸類物質，可以加速新陳代謝，使體內的毒素順暢排出，對於提升免疫力和維持健康，甚有幫助。

2 蘋果富含多酚類和黃酮類化合物，是天然的抗氧化劑，具防癌之效；蘋果中的胺基酸，可消除疲勞、提高抵抗力。

3 蘋果中所含的醣類，能增加體內的好菌，提高人體免疫力。

蘋果主要營養成分

1 蘋果含醣類、脂肪、蛋白質、維生素B₁、B₂、C、胡蘿蔔素、菸鹼酸、鈣、磷、鐵、鉀等營養成分。

2 蘋果另含多種有機酸，如蘋果酸、鞣酸、奎寧酸、檸檬酸、酒石酸、膳食纖維、果膠等營養素。

蘋果食療效果

1 蘋果含果膠成分，能吸收腸道內多餘的水分，有助於腸道蠕動，改善便祕。

2 蘋果含有大量的膳食纖維和鉀，能降低血液中的膽固醇，抑制血糖上升。對預防動脈硬化、糖尿病、大腸癌、高血壓等病症頗有成效。

3 蘋果中的鉀，可幫助排除體內多餘的水分和鹽分，有助於緩解高血壓和心血管疾病的症狀。

☀ 蘋果食用方法

1 蘋果削皮之後和空氣接觸一陣子就會變色，可泡在檸檬水或淡鹽水裡，以防止果肉氧化變色。

2 吃蘋果要連皮一起吃，因為蘋果中有將近一半的維生素C，是分布在緊貼果皮的部位。

⛑ 蘋果飲食宜忌

1 胃潰瘍患者不宜生吃蘋果，因蘋果質地較硬，再加上粗纖維和有機酸的刺激，容易使潰瘍情況加重。

2 吃蘋果容易產生飽足感，又能幫助新陳代謝，且熱量很低，減重者可多吃。

枇杷銀耳鮮肉湯

2
人份

保護免疫細胞＋幫助消化

材料：
瘦豬肉75克，乾白木耳5克，
枇杷6顆，蘋果1顆，
冷開水750c.c.

● 熱量 191.6大卡
● 醣類 26.1克
● 蛋白質 16.2克
● 脂肪 2.5克
● 膳食纖維 5.4克

調味料：
鹽1/2小匙

作法：
❶ 枇杷去皮和核，蘋果去皮和芯，分別切塊。
❷ 乾白木耳用冷水泡開後，洗淨去蒂，並切片；瘦豬肉用滾水汆燙。
❸ 水煮滾，放入所有材料，大火煮1分鐘後轉小火，續煮15分鐘。
❹ 加鹽調味後，即可熄火。

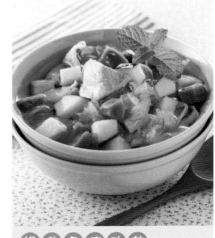

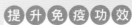

提升免疫功效
蘋果所含的蘋果多酚，能抑制自由基對免疫細胞的傷害，增進人體的免疫能力。枇杷可促進食慾，幫助消化，提升營養吸收。

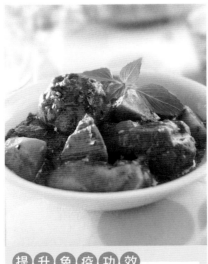

提升免疫功效
蘋果含多酚類和黃酮類化合物，是天然的抗氧化劑，能防止免疫細胞氧化。咖哩中的薑黃素能協助形成抗體，加強防禦功能。

蘋果咖哩

2
人份

協助抗體形成＋抗氧化

材料：
蘋果300克，洋蔥20克，
馬鈴薯、紅蘿蔔各40克，
冷開水少許

● 熱量 624.2大卡
● 醣類 75.7克
● 蛋白質 5克
● 脂肪 31.7克
● 膳食纖維 9.8克

調味料：
橄欖油1小匙，咖哩1/4小塊

作法：
❶ 材料洗淨；蘋果切塊；馬鈴薯、紅蘿蔔去皮切塊；洋蔥切片。
❷ 熱油鍋，爆香洋蔥片，加入蘋果塊、馬鈴薯塊、紅蘿蔔塊略炒。
❸ 最後加水和咖哩塊煮勻即可。

Point 抗氧化，對淋巴性白血病有療效

木瓜 *Papaya*

提升免疫有效成分
維生素A、C
胡蘿蔔素

食療功效
幫助消化
產後催乳

● 別名：番瓜、番木瓜

● 性味：性微寒，味甘

● 營養成分：
蛋白質、脂肪、醣類、纖維、維生素A、B₁、B₂、C、E、鈣、磷、鐵、鉀、鈉、鋅、菸鹼酸、茄紅素、β-胡蘿蔔素、木瓜酵素

O 適用者：一般體質者　　**X 不適用者**：孕婦

木瓜為什麼能提升免疫力？

1 木瓜含有大量胡蘿蔔素、其他植化素，有助於抗氧化，增強人體抵抗力。常吃木瓜可平衡人體酸鹼值，預防便祕，提高免疫力。

2 木瓜含木瓜鹼，有抗腫瘤的作用，對淋巴性白血病細胞有強烈的抗癌活性。

3 木瓜含抗氧化的維生素A、β-胡蘿蔔素、茄紅素，可抑制癌症產生。

木瓜主要營養成分

1 木瓜含蛋白質、脂肪、醣類、膳食纖維、維生素A、B₁、B₂、C、E、鈣、磷、鐵、鉀、鈉、鋅、菸鹼酸、木瓜鹼、凝乳酶、有機酸、茄紅素、β-胡蘿蔔素和木瓜酵素等營養成分。

2 木瓜中的維生素A比西瓜、香蕉多3倍，維生素C含量是蘋果的48倍。

木瓜食療效果

1 木瓜含豐富的維生素A，可幫助眼睛適應光線的變化，維持在黑暗光線下的視覺，和皮膚、黏膜的健康，並有益於牙齒和骨骼的生長、發育。

2 熟木瓜去皮，蒸熟後加蜜糖，可治肺燥咳嗽；生木瓜絞汁或晒乾研粉可驅蟲。

3 木瓜富含蛋白質分解酵素，具有抗金黃色葡萄球菌、大腸桿菌、綠膿桿菌、副痢疾桿菌等作用。

4 木瓜含凝乳酶，能分解脂肪；木瓜酵素有助蛋白質消化、調節胰島素分泌，對糖尿病患者有益。

木瓜食用方法

1 選購木瓜要選果皮細緻光滑，綠中帶黃，果肉厚、顏色橙黃或鮮紅、肉質細軟、糖分高、氣味芳香者為上品。

2 木瓜多鮮食，青木瓜常用來燉排骨湯，是坊間流傳的豐胸聖品，適合需要哺乳的產後婦女食用，具有發奶的作用。

木瓜飲食宜忌

1 木瓜有收縮子宮作用，懷孕婦女不宜多吃。但木瓜對哺乳的母親有催奶作用。

2 木瓜含豐富的酵素，不可吃太多，以免腸蠕動和排泄增加，反而造成消化系統的負擔。

木瓜排骨湯

強化免疫力＋抗氧化美白

材料：
小排骨220克，青木瓜1個，
辣椒2根，薑片3片，
冷開水300c.c.

● 熱量 588大卡
● 醣類 68.7克
● 蛋白質 25.9克
● 脂肪 23.3克
● 膳食纖維 9.2克

調味料：
米酒2大匙，鹽2小匙

作法：

❶ 青木瓜去皮，切塊；辣椒切絲。

❷ 小排骨洗淨，放入滾水中燙過，取出備用。

❸ 鍋中加水煮滾，加入米酒、鹽和薑片，再放入小排骨，以大火煮滾。

❹ 改成小火將排骨燉爛，最後加入青木瓜、辣椒絲煮熟，即可食用。

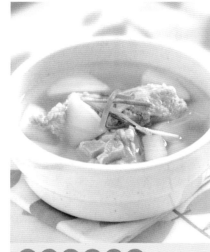

提 升 免 疫 功 效

木瓜富含類胡蘿蔔素，是極佳的抗氧化物；特殊的植物蛋白質，能促進免疫細胞增生；木瓜酵素有助於柔軟皮膚角質和美白。

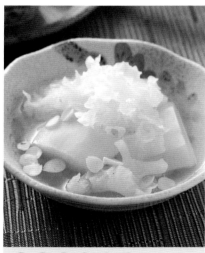

提 升 免 疫 功 效

木瓜含木瓜鹼，有抗腫瘤的作用，對淋巴性白血病細胞有強烈的抗癌活性。白木耳中的多醣體能協助B淋巴細胞活化。

雪耳燉木瓜

抗腫瘤＋活化免疫細胞

材料：
木瓜200克，杏仁50克，
乾白木耳10克，
冷開水750c.c.

● 熱量 512.6大卡
● 醣類 62.5克
● 蛋白質 13.9克
● 脂肪 26.4克
● 膳食纖維 30.3克

調味料：
冰糖1大匙

作法：

❶ 材料洗淨；木瓜切塊；乾白木耳泡水，去蒂，瀝乾。

❷ 白木耳、木瓜和杏仁倒入燉盅內，加水，蓋上蓋子，隔水燉煮2小時。

❸ 最後加冰糖調味，即可食用。

芒果 *Mango*

提升免疫有效成分
膳食纖維
維生素A、C

食療功效
益胃止嘔
保護眼睛

● 別名：檬果、樣仔

● 性味：性涼，味甘酸

● 營養成分：
醣類、蛋白質、粗纖維、維生素A、B群、C、E、葉酸、菸鹼酸、鈣、鐵、磷、鉀、鈉、銅、鎂、鋅、硒、胡蘿蔔素

O 適用者： 一般人、易便祕者　　**X 不適用者：** 過敏體質者

芒果為什麼能提升免疫力？

1 芒果營養成分相當高，尤其富含膳食纖維、特殊植化素成分，對於增強人體抵抗力，和對體內環保甚有幫助。

2 芒果中的維生素C含量高於一般水果。常吃芒果可補充維生素C，並降低心血管疾病的發生、預防流行性感冒。

芒果主要營養成分

1 芒果主要含有醣類、蛋白質、粗纖維、維生素A、B_1、B_2、B_6、C、E、葉酸、菸鹼酸、鈣、鐵、磷、鉀、鈉、銅、鎂、鋅、胡蘿蔔素等營養成分。

2 芒果所含的維生素A成分特別高，其維生素C含量也很豐富。

芒果食療效果

1 中醫認為芒果味甘酸、性涼，有益胃止嘔、生津解渴、止暈眩等功效。

2 芒果中含大量的膳食纖維，可以促進排便，對於防治便祕具有一定的好處。

3 芒果未成熟的果實、樹皮、葉，可抑制綠膿球菌、大腸桿菌和流感病毒。

4 芒果果實含芒果酮酸、異芒果醇酸等三醋酸和多酚類化合物，除了具有防癌功效外，同時也能有效防止動脈硬化、高血壓。

5 芒果含豐富的 β-胡蘿蔔素，可轉化成維生素A，幫助呼吸道等黏膜組織發育正常，並且具有保護眼睛、預防癌症的作用。

芒果食用方法

1 選購芒果以色澤鮮艷、表皮無斑點、果體硬挺、無蟲咬瑕疵，且拿在手中有重量感者為佳。

2 芒果的過敏原為間苯二酚類的物質，在完熟過程中會消退，建議挑選芒果時以完熟者為佳。將果皮剝除後再吃，即可避免皮膚過敏。

芒果飲食宜忌

1 罹患急性或是慢性腎炎的患者，應忌食芒果。

2 芒果含有某些過敏原，有過敏體質者、皮膚病患者，要謹慎食用。

香芒雞柳

保護淋巴球＋降低血壓

材料：
芒果100克，雞胸肉75克，
青椒、紅椒各30克

調味料：
橄欖油、米酒各1小匙，
鹽、麻油各1/4小匙

作法：

❶ 材料洗淨；芒果切粗條；青椒、紅椒切細
條；雞胸肉切成條狀，用滾水汆燙。

❷ 熱油鍋，加入所有材料，翻炒至香味溢出。

❸ 最後加鹽、麻油和米酒，炒至入味即可熄火
起鍋。

- 熱量 209.7大卡
- 醣類 15.8克
- 蛋白質 18.6克
- 脂肪 8克
- 膳食纖維 2.1克

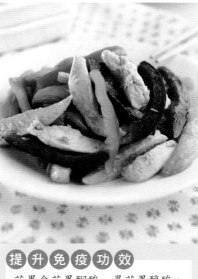

提升免疫功效

芒果含芒果酮酸、異芒果醇酸，
可提升人體免疫力，也能防止動
脈硬化和高血壓。紅椒中的茄紅
素，可以保護淋巴球。

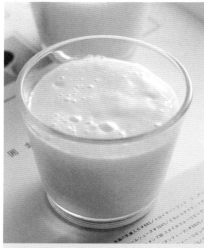

提升免疫功效

乳酪是藉由牛乳中的乳糖，以特
殊乳酸菌種發酵的飲品，有助於
腸道排出有毒物質，提升腸道免
疫力，強化自我保健功能。

芒果蘆薈乳酪

清腸排毒＋提升免疫力

材料：
芒果（大）1顆，
低脂乳酪2瓶，蘆薈葉1片

調味料：
蜂蜜適量

- 熱量 526.2大卡
- 醣類 110.1克
- 蛋白質 9.6克
- 脂肪 5.3克
- 膳食纖維 3.6克

作法：

❶ 芒果去皮、去核，切塊。

❷ 將蘆薈葉去皮，取出果肉放入果汁機中，加
入芒果塊、乳酪和蜂蜜，均勻打成果汁即可
飲用。

奇異果 *Kiwifruit*

提升免疫有效成分
胺基酸、維生素C
膳食纖維

食療功效
健腦助眠
美容養顏

● **別名：**彌猴桃、毛桃

● **性味：**性寒，味甘酸

● **營養成分：**
蛋白質、脂肪、醣類、維生素A、B₁、B₂、B₆、C、E、H、葉酸、
泛酸、菸鹼酸、纖維、有機酸、蛋白酶、鈣、鐵、磷、鉀、鈉

○ **適用者：**一般人　　✗ **不適用者：**1歲以下嬰幼兒、對奇異果過敏者

奇異果為什麼能提升免疫力？

1 奇異果含大量膳食纖維，能促進腸道蠕動，幫助消化並排除有害物質，具有提升人體免疫力的作用。

2 奇異果富含維生素C，可減緩老化速度、提高抵抗力、維持血管彈性、輔助鐵質吸收，能預防感冒、心臟病和癌症的發生機率。

奇異果主要營養成分

1 奇異果含有蛋白質、脂肪、醣類、維生素A、B₁、B₂、B₆、C、E、H、葉酸、泛酸、菸鹼酸、纖維、有機酸、蛋白酶、鈣、鐵、磷、鉀、鈉、銅、鎂、鋅、硒、胡蘿蔔素等營養成分。

2 奇異果所含的維生素C，是水果中最高者，又被稱為維生素C之王。

奇異果食療效果

1 奇異果中含豐富的肌醇、血清素、胺基酸，可以穩定情緒，有助於減輕憂鬱的症狀。

2 食用奇異果可防止心血管疾病、尿道結石、肝炎等，也可以降低血脂、防治高血壓等病症。

3 奇異果含葉黃素，可預防肺癌、攝護腺癌，葉黃素亦可累積於視網膜中，防止眼睛發生斑狀剝落的現象，保護視力。

4 奇異果含豐富的葉黃素，可保護細胞膜免受自由基的傷害。如果缺乏葉黃素，就會導致老化性視網膜黃斑部病變、失明、白內障、散光、老花眼、假性近視、眼睛疲勞等疾病。

5 奇異果含大量的膳食纖維，能促進腸道蠕動，幫助消化並排除有害物質，適合長期便祕者食用。

6 奇異果低鈉高鉀，並含有可避免血管阻塞的精胺酸，故常吃奇異果，能有效改善心臟病、高血壓等疾病。

7 奇異果含鎂，有助於骨骼成長發育、能量代謝和維持神經系統的正常功能。

8 奇異果能分解蛋白質的酵素，若吃太多肉類而引起腹脹，建議可吃1顆奇異果緩解不適。

☀ 奇異果食用方法

1. 挑選奇異果時，以果實表面絨毛整齊、完整無傷、外皮自然散發光澤，且無斑點、蒂頭呈鮮嫩的顏色、果實稍具彈性者為上品。

2. 奇異果外皮絨毛會刺激喉嚨，引起咳嗽，所以在食用時需注意不要吃到皮。

🧢 奇異果飲食宜忌

1. 奇異果屬涼性食物，火氣大、常熬夜或口角破裂者，可以吃些奇異果退火氣。

2. 食用奇異果後，不可立即食用牛奶或其他乳製品，因奇異果中的維生素C，會和乳製品中的蛋白質凝結成塊，影響消化吸收，造成腹脹、腹痛等。

3. 脾胃虛寒的人不可多吃奇異果，否則容易造成腹瀉。

4. 奇異果含會引發過敏原的蛋白質，可能導致口腔有發麻、刺痛或癢的過敏反應，1歲以下嬰幼兒、對奇異果過敏者不宜食用。

什錦水果雞片

3人份

保護細胞＋提升免疫力

材料：
雞胸肉300克，
奇異果100克，
櫻桃3顆，冷開水75c.c.

● 熱量 396大卡
● 醣類 17.4克
● 蛋白質 69克
● 脂肪 3.1克
● 膳食纖維 3.3克

調味料：
橄欖油2小匙，米酒1大匙，
鹽、太白粉各1/2小匙

作法：
1. 將鹽、米酒、太白粉和水調勻備用。
2. 雞胸肉洗淨切成薄片，用作法①醃漬10分鐘。
3. 奇異果和櫻桃洗淨，奇異果去皮取果肉，和櫻桃均切薄片。
4. 熱油鍋，將雞肉片炒熟。
5. 最後加入作法③拌炒一下，即可熄火盛盤食用。

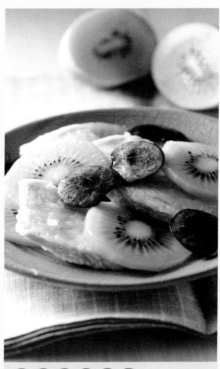

提升免疫功效

奇異果含豐富的葉黃素，可保護細胞膜免受自由基的攻擊，而造成突變的可能性。雞肉的優質蛋白質，能提供免疫球蛋白合成的原料。

鳳梨奇異果汁

抑制自由基＋促腸蠕動

材料：
鳳梨150克，奇異果3顆，
柳橙2顆，冷開水500c.c.

調味料：
蜂蜜1大匙

● 熱量 305.6大卡
● 醣類 70.3克
● 蛋白質 3.9克
● 脂肪 1克
● 膳食纖維 6.9克

作法：

1 奇異果和鳳梨洗淨後切片；柳橙榨汁備用。

2 將奇異果、鳳梨放入果汁機中，再倒入柳橙汁、冷開水和蜂蜜，攪打均勻即可。

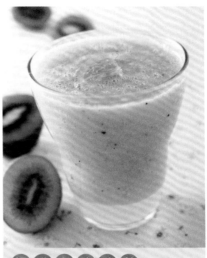

提升免疫功效

奇異果富含纖維，能促進腸道蠕動，排除有害物質，提升腸道免疫力。柳橙中的維生素C，可抑制自由基對人體的危害。

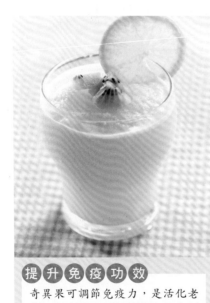

提升免疫功效

奇異果可調節免疫力，是活化老年人免疫系統的好食物，所含的葉黃素，還能防止眼睛視網膜的黃斑部發生病變，保護視力。

奶香奇異果冰沙

活化免疫系統＋保護視力

材料：
奇異果2顆，柳橙3顆，
牛奶250c.c.，冰塊適量

● 熱量 461.4大卡
● 醣類 85.5克
● 蛋白質 10.5克
● 脂肪 8.6克
● 膳食纖維 7.2克

作法：

1 奇異果洗淨，去皮切塊。

2 柳橙洗淨，榨汁備用。

3 將奇異果塊、柳橙汁和牛奶放入果汁機中，均勻攪打10秒。

4 冰塊加入作法③中，續打約20秒，即可倒入杯中飲用。

Point 潤腸通便，強化免疫功能

香蕉 *Banana*

提升免疫有效成分
胺基酸、醣類
維生素B群

食療功效
穩定情緒
幫助消化

● **別名**：芎蕉、甘蕉

● **性味**：性寒，味甘

● **營養成分**：
蛋白質、醣類、維生素A、B群、C、菸鹼酸、
泛酸、葉酸、色胺酸、鈣、磷、鐵、鎂、鉀

○ **適用者**：一般人　✗ **不適用者**：脾胃虛寒者

香蕉為什麼能提升免疫力？

1 香蕉中具有抗癌物質TNF，能增加白血球，改善免疫系統的功能。因此在日常生活中，每天吃1根香蕉，可提升身體的抗病能力，特別是預防感冒和流感等病毒侵襲。

2 香蕉含大量的水溶性纖維和寡醣，可幫助腸內的益菌生長，維持腸道健康，提升人體抵抗力。

香蕉主要營養成分

1 香蕉含蛋白質、脂肪、醣類、維生素A、B$_1$、B$_2$、B$_6$、C、菸鹼酸、泛酸、葉酸、色胺酸、鈣、磷、鐵、鎂、鉀、錳、銅、鋅、硒、膳食纖維、蛋白酶等營養成分。

2 香蕉含有豐富的醣類和胺基酸，能提供人體活動必需的熱量。

香蕉食療效果

1 香蕉含有色胺酸，可在人體內轉化成血清促進素，有助於情緒穩定，可減輕憂鬱症的症狀。

2 香蕉含有豐富的膳食纖維和消化酶，可幫助消化、潤腸、刺激腸道蠕動，促使排便順暢，預防習慣性便祕。

3 香蕉中所含的鉀，可調節心跳，維護心臟功能正常，將氧氣順利送到大腦，並能調節身體的水分，幫助降低血壓。

香蕉食用方法

1 香蕉以表面光滑無病斑、表皮易剝離、果肉稍硬、口感香甜不澀者為上品。

2 香蕉要吃全熟的，如果沒有全熟，營養成分就無法充分被人體吸收。好吃的香蕉外皮有少許深色斑點，還有濃濃的香甜味。

3 香蕉除了鮮食，還可作成西點、蛋糕、甜點等，或切片烘烤成香蕉脆片。

香蕉飲食宜忌

1 香蕉含有較多鎂，空腹吃會造成血中礦物質比例失調，不利心血管健康。

2 香蕉性寒，脾胃虛寒、胃酸過多、腹痛患者應慎食。

3 3歲以下嬰幼兒，腸胃功能仍弱，不宜多吃香蕉。

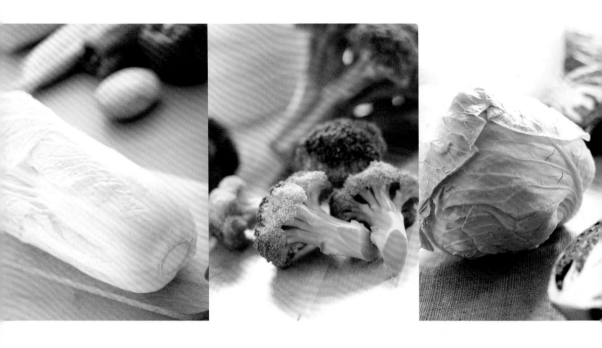

十字花科類

　　歷史記載六千年前，人類就開始種植十字花科蔬菜了。

　　十字花科類蔬菜包括：白菜類、花椰菜、高麗菜等，含豐富的抗癌成分，被醫學界和營養專家視為超級健康蔬菜。綠花椰菜含蘿蔔硫素，可刺激體內產生抗癌酵素，對癌症的預防有幫助；白花椰菜含槲皮素，可使癌細胞的活性降低；高麗菜、大白菜則富含吲哚（Indole）、硫配醣體等抗癌成分。

　　十字花科蔬菜的特殊抗氧化物質，可加強天然防衛機制，降低癌症罹患率，提升免疫力。

Point 使致癌物質無毒化，預防細胞病變

大白菜 *Chinese Cabbage*

提升免疫有效成分
維生素B群
胺基酸、醣類

食療功效
預防感冒
緩解酒醉

● 別名：菘、包心白菜

● 性味：性微寒，味甘

● 營養成分：
蛋白質、醣類、維生素B群、C、E、K、
菸鹼酸、葉酸、胡蘿蔔素、鈣、鐵、磷、硒、鎂、鋅、鈉、鉀

○ **適用者**：一般人、高血壓患者　　✗ **不適用者**：女性生理期、產後

🍎 大白菜為什麼能提升免疫力？

1 大白菜含大量的膳食纖維，可促進腸道蠕動，幫助清除腸壁上的廢物和毒素；並含大量水分，可防止大便乾燥，稀釋腸道毒素，幫助提升人體抵抗力。

2 大白菜中含有維生素A，能減少眼睛、呼吸道和胃腸等黏膜組織的感染，並有防止致癌物質在體內生成的作用，是天然健康的養生蔬菜。

😊 大白菜主要營養成分

1 大白菜含蛋白質、醣類、維生素B群、C、E、K、菸鹼酸、葉酸、胡蘿蔔素、鈣、鐵、磷、硒、鎂、鋅、鈉、鉀等營養成分。

2 每100克大白菜中的維生素C含量，和1顆蘋果相當。

大白菜食療效果

1 大白菜中含豐富的維生素C，能抑制致癌物質亞硝酸胺的形成，增加免疫細胞的含量，輔助膠原蛋白的合成，對於胃部、十二指腸，有一定的保護作用。

2 大白菜中所含的鉀，有助維持體內電解質和血壓平衡，改善心血管疾病、高血壓、動脈硬化等症狀。

3 大白菜豐富的維生素B群，具有促進胃腸蠕動、增強抵抗力、強壯心臟、預防細胞病變等藥理作用；對於喉嚨發炎、解熱、解酒亦有很大的幫助。

大白菜食用方法

1 大白菜口感柔嫩、口味清甜，購買時，以葉片包覆緊密結實、質地細緻、無斑點、無腐壞者為佳。

2 大白菜盛產於冬季，無論炒、燉、煮、蒸皆有其獨特的風味。用白報紙包裹大白菜，直立放在冰箱中冷藏，可保存7～10天。

大白菜飲食宜忌

1 腹瀉或寒性體質的人，食用大白菜時需控制攝取量。

2 大白菜性質寒涼，女性生理期或婦女產後，不宜食用。

3 服用中藥或人參等補品，不宜吃大白菜，否則有解除藥性的疑慮。

干貝白菜

高纖抗癌＋保護細胞

材料：
大白菜200克，干貝15克，
香菇10克，高湯120c.c.

- 熱量 207.1大卡
- 醣類 5.9克
- 蛋白質 11克
- 脂肪 15.5克
- 膳食纖維 1.8克

調味料：
橄欖油2小匙，鹽、香油各1小匙

作法：
1. 將泡開的干貝捏碎，熱油鍋爆香。
2. 大白菜洗淨後切塊，香菇切絲，和高湯一起放入作法①的鍋中燜煮。
3. 大白菜約燜煮5分鐘，至菜葉軟後加鹽，起鍋前淋上香油，即可裝盤。

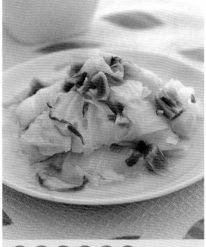

提升免疫功效

大白菜富含硫配醣體，也含維生素C，能保護細胞不受自由基傷害；但硫配醣體易因加熱而流失，烹調時應以快炒為宜。

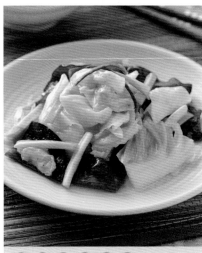

提升免疫功效

大白菜中含豐富的維生素C，能抑制致癌物質亞硝酸胺的形成。蔥中的大蒜辣素成分，能殺死金黃色葡萄球菌，增強免疫力。

黑木耳炒白菜

增強免疫＋抑制致癌物形成

材料：
大白菜180克，黑木耳80克，
蔥段4克

- 熱量 53.8大卡
- 醣類 9.4克
- 蛋白質 2.7克
- 脂肪 0.6克
- 膳食纖維 6.8克

調味料：
橄欖油、醬油各1大匙，鹽1/2小匙

作法：
1. 大白菜洗淨，切成大塊；黑木耳泡軟後洗淨備用。
2. 乾燥黑木耳浸泡於水中至軟，撈起後洗淨、切塊。
3. 熱油鍋，爆香蔥段，再放入大白菜、黑木耳略炒。
4. 續入醬油、鹽調味，快速拌炒後即可熄火起鍋盛盤。

栗香白菜

排毒強身＋抗腫瘤

材料：
大白菜200克，栗子25克，
蝦米10克，黑木耳15克

調味料：
橄欖油、醬油各1小匙

營養分析
● 熱量 144.8大卡
● 醣類 15.1克
● 蛋白質 8.9克
● 脂肪 5.8克
● 膳食纖維 4.4克

作法：
1. 材料洗淨；蝦米浸泡於水中；大白菜、黑木耳切絲。
2. 栗子、黑木耳汆燙備用。
3. 熱油鍋，爆香蝦米，加入栗子、大白菜、黑木耳和醬油翻炒，烹煮至熟。

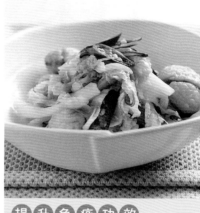

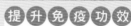
提升免疫功效
大白菜含纖維，有助清除腸壁上的廢物，並稀釋毒素濃度，增進腸道免疫系統的功能。木耳多醣能增強身體抗腫瘤的免疫力。

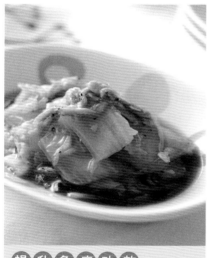

提升免疫功效
大白菜富含硫配醣體，也含維生素C，能保護細胞不受自由基傷害。顏色太過鮮艷的蝦米，可能摻有化學藥劑，不宜選購。

開陽白菜

強化抵抗力＋減少感染

材料：
大白菜600克，蝦米40克，
冷開水20c.c.

營養分析
● 熱量 179.7大卡
● 醣類 10.8克
● 蛋白質 29.4克
● 脂肪 2.1克
● 膳食纖維 5.4克

調味料：
橄欖油、鹽各2小匙，太白粉水少許

作法：
1. 大白菜洗淨切塊備用；蝦米用清水浸泡約10分鐘，瀝乾備用。
2. 熱油鍋，略炒蝦米，放入大白菜，加鹽、冷開水，以小火燜煮。
3. 約15分鐘後，待湯汁略收，以太白粉水勾薄芡即可，亦可滴些香油調味。

小白菜 *Pak-choi*

提升免疫有效成分
β-胡蘿蔔素
維生素B群、C

食療功效
預防癌症
促進胃腸蠕動

● **別名**：油白菜、雞毛菜

● **性味**：性平，味甘

● **營養成分**：
蛋白質、醣類、維生素A、B群、C、E、菸鹼酸、
葉酸、泛酸、胡蘿蔔素、鈣、鐵、磷、鈉、鉀、鎂、鋅、硒

○ **適用者**：一般人、膽固醇高者　　✗ **不適用者**：脾胃虛寒者

小白菜為什麼能提升免疫力？

1 小白菜含β-胡蘿蔔素、膳食纖維等成分，能幫助身體維持免疫力，消除致癌物質的危害，並加速致癌物質排出。

2 小白菜營養價值非常高，有豐富的蛋白質、醣類、多種維生素，可以強健體魄、增加人體抵抗力。

小白菜主要營養成分

1 小白菜含蛋白質、醣類、維生素A、B_1、B_2、B_6、B_{12}、C、E、菸鹼酸、葉酸、泛酸、胡蘿蔔素、鈣、鐵、磷、鈉、鉀、鎂、鋅、硒等營養成分。

2 小白菜中所含的鈣是大白菜的4倍，維生素C約是大白菜的3倍。

小白菜食療效果

1 小白菜屬十字花科蔬菜，其植化素—吲哚類的硫代配醣體含量很高，可降低胃癌、大腸癌、子宮癌的罹患率。

2 小白菜中含大量粗纖維，進入人體後，可防止膽固醇形成，促使膽固醇代謝物排出體外，減少動脈粥狀硬化形成，維持血管彈性。

3 小白菜中含大量胡蘿蔔素，進入人體後，可促進皮膚細胞代謝，維護黏膜組織的健康。

4 小白菜中所含的維生素C，為絕佳的抗氧化物，可提高膠原蛋白形成，增加牙齒和骨骼發育，以及健全細胞組織。

5 小白菜中豐富的維生素B群，可調節腸胃功能，預防皮膚病、口角炎，並有助緩解緊張的情緒。

小白菜食用方法

1 小白菜葉片薄且軟、容易損傷，選購時，以葉片完整、堅挺、葉綠莖白且肥厚者較佳。

2 小白菜殘留農藥較多，烹煮前應先將近根處切除，把葉片分開，再以流動的水仔細沖洗。

3 小白菜經水洗後，應馬上烹調，且烹調時間宜短，才不會破壞其營養成分。

小白菜飲食宜忌

1 小白菜屬性寒涼，腹瀉者不宜食用。

2 脾胃虛寒、消化功能不好的人，吃小白菜要適可而止，尤其不宜生食。

白菜番茄豆腐湯

3人份

清除自由基＋提高免疫力

材料：

瘦肉100克，大番茄3顆，
豆腐3塊，小白菜2株，
老薑末1大匙，
冷開水1000c.c.

- ● 熱量 559大卡
- ● 醣類 38.5克
- ● 蛋白質 47.2克
- ● 脂肪 24.5克
- ● 膳食纖維 8克

調味料：

橄欖油、鹽、香油各1小匙

作法：

1. 材料洗淨；瘦肉切片；番茄切片；豆腐剖半再切片；小白菜切段。

2. 熱油鍋，爆香老薑末，加入水煮滾後改用小火，先放入瘦肉片，再放入番茄片、豆腐片、小白菜段，煮滾熄火，最後加入香油和鹽調味即可。

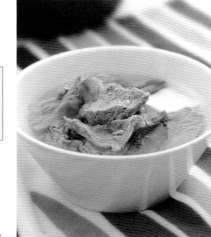

提 升 免 疫 功 效

小白菜含有多醣體，番茄則含茄紅素，兩者均含有豐富的維生素C，抗氧化能力顯著，可以有效提高人體的免疫力。

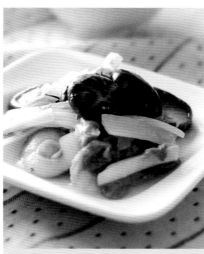

提 升 免 疫 功 效

小白菜含多醣體、維生素C，可保護細胞不受自由基傷害，減少癌細胞產生。香菇含豐富的β-葡聚醣，能抗病毒和腫瘤。

香菇燴白菜

3人份

抑制癌細胞＋預防感染

材料：

小白菜300克，香菇8朵，
冷開水適量

- ● 熱量 85.9大卡
- ● 醣類 8.4克
- ● 蛋白質 4克
- ● 脂肪 4克
- ● 膳食纖維 6.6克

調味料：

橄欖油2小匙，鹽、醬油各適量

作法：

1. 香菇洗淨；小白菜洗淨，切段備用。

2. 熱油鍋，翻炒小白菜，再放入香菇拌炒。

3. 加入水，鹽、醬油調味，蓋上鍋蓋，將小白菜燜軟即可。

花椰菜 *Cauliflower*

提升免疫有效成分
β-胡蘿蔔素
硒、維生素C

食療功效
預防癌症
防止胃潰瘍

- **別名**：花菜、菜花
- **性味**：性平，味甘
- **營養成分**：
  蛋白質、醣類、維生素A、B群、C、
  葉酸、鈣、鐵、鉀、鎂、鋅、硒、類黃酮

○ **適用者**：一般人、癌症患者　✗ **不適用者**：無

花椰菜為什麼能提升免疫力？

1. 花椰菜被譽為抗癌蔬菜，是因其富含吲哚（Indoles），可抑制癌細胞生長、抗氧化。長期食用花椰菜，可以減少罹患乳腺癌、直腸癌、胃癌的機率。

2. 花椰菜營養豐富，是美國時代雜誌推薦的10大健康食品之一。常吃花椰菜，可增強抵抗力、促進生長、維持牙齒和骨骼健康、保護視力、提高記憶力。

花椰菜主要營養成分

1. 花椰菜含蛋白質、醣類、維生素A、B_1、B_2、B_6、B_{12}、C、E、K、菸鹼酸、葉酸、泛酸、胡蘿蔔素、鈣、鐵、磷、鉀、鈉、銅、鎂、鋅、硒、錳、鉻、鉬和類黃酮等營養成分。

2. 每100克花椰菜中，含90毫克的維生素C，是檸檬的3倍，蘋果的25倍。

花椰菜食療效果

1. 對於皮膚容易因碰撞而瘀青的人來說，多吃花椰菜可補充維生素K，減少皮膚發生瘀血的現象。

2. 花椰菜中的維生素K能抗潰瘍，減輕十二指腸潰瘍、胃潰瘍的症狀。

3. 花椰菜含微量元素硒，可防止因氧化而引起的衰老、組織硬化，並具有活化免疫系統、預防癌症的功效。

4. 花椰菜中豐富的鉀，對心臟活動具有重要的作用，人體缺鉀會導致心律不整，從花椰菜中適量攝取鉀，有助於預防心臟病、高血壓。

5. 花椰菜富含槲皮素、穀胱甘肽和黃體素，具有強力的抗癌作用，能使許多致癌物質失去活性。其中，槲皮素還具有抗菌、消炎、抗病毒、抗凝血的作用。

6. 花椰菜富含類黃酮，類黃酮除可防止感染，還可以清理血管中的脂肪，阻止膽固醇氧化，防止血管硬化，進而減少罹患心臟病和中風的危險。

7. 花椰菜含豐富的胡蘿蔔素，是重要的抗氧化劑之一，可預防乳癌、子宮頸癌、攝護腺癌、結腸癌、肺癌，並能保護正常細胞免受化療、放射線治療的破壞。

8. 綠花椰菜比白花椰菜含有更多的胡蘿蔔素，多食用有益眼睛健康。

☀ 花椰菜食用方法

1 花椰菜主要產期在秋冬時節，冬天是吃花椰菜的最佳季節，因冬季天冷，花椰菜長得慢，甜度口感比夏季要來得好。

2 花椰菜營養豐富，但易殘留農藥、菜蟲，所以在吃之前，可將花菜放在鹽水裡浸泡幾分鐘，菜蟲便會浮出水面，再以流水沖洗，有助於去除殘留農藥。

3 綠花椰菜富含維生素C，快炒可避免維生素C流失，為最佳的食用方式。

⚕ 花椰菜飲食宜忌

1 花椰菜不宜和小黃瓜同炒，因小黃瓜中含有維生素C分解酶，容易破壞花椰菜中的維生素C。

2 花椰菜適宜生長發育期的兒童、想預防癌症的人食用。

3 花椰菜營養豐富、好消化，適宜食慾不振、消化不良、便祕者多吃。

4 花椰菜含少量天然甲狀腺腫大劑，甲狀腺功能異常者宜謹慎食用。

咖哩雙花菜

抑制癌細胞＋提升免疫

材料：
白花椰菜、綠花椰菜各200克，紅蘿蔔50克，洋蔥、豬絞肉各5克，脫脂鮮奶300c.c.

- 熱量 545.6大卡
- 醣類 51.9克
- 蛋白質 38.1克
- 脂肪 20.6克
- 膳食纖維 17.4克

調味料：
橄欖油3小匙，咖哩粉2大匙，黑胡椒粉1/2小匙

作法：

❶ 將白花椰菜、綠花椰菜洗淨切段；洋蔥洗淨切碎；紅蘿蔔洗淨切片，放入鍋中汆燙至熟。

❷ 熱油鍋，炒香碎洋蔥、豬絞肉後，拌入咖哩粉炒勻，再加入脫脂鮮奶煮滾。

❸ 加入花椰菜、紅蘿蔔煮至入味（注意時間，不宜久煮），最後撒上黑胡椒粉，即可熄火起鍋。

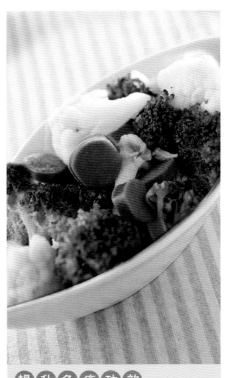

提升免疫功效

白花椰菜、綠花椰菜均含吲哚，紅蘿蔔則含胡蘿蔔素，均可抑制異常細胞的產生，並具有提升人體免疫力的功效。

杏仁拌花椰

高纖健腸＋護胃抗癌

材料：
綠花椰菜200克，杏仁10克，
大蒜1瓣

調味料：
奶油20克，檸檬汁4小匙，鹽1/4小匙

作法：
1. 綠花椰菜洗淨切小朵，汆燙後撈起沖冷水；
   大蒜切末備用。
2. 用奶油炒香杏仁，加蒜末和綠花椰菜翻炒。
3. 最後加檸檬汁和鹽調勻即可。

- 熱量 289.1大卡
- 醣類 13.9克
- 蛋白質 11.3克
- 脂肪 20.9克
- 膳食纖維 9.2克

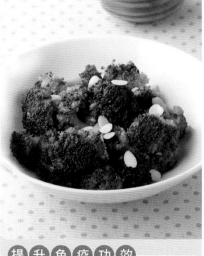

提升免疫功效

綠花椰菜含異硫氰酸鹽，可抗氧
化，高含量的纖維，可提升免疫
功能，強化腸胃道功能。杏仁的
苦杏仁苷，可防癌、抗癌。

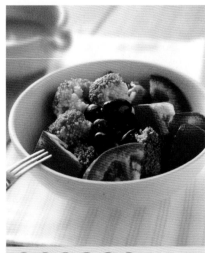

橙香青花沙拉

抗氧化＋保護血管

材料：
綠花椰菜150克，番茄30克，
糖漬黑豆10克

調味料：
柳橙醋1大匙，金桔醬1小匙

- 熱量 77大卡
- 醣類 12.5克
- 蛋白質 7.8克
- 脂肪 0.8克
- 膳食纖維 5克

作法：
1. 綠花椰菜洗淨後燙熟，切塊；番茄清洗乾淨
   後，切塊。
2. 柳橙醋和金桔醬攪拌均勻，備用。
3. 將綠花椰菜塊、番茄塊、黑豆盛盤，淋上作
   法②即可。

提升免疫功效

綠花椰菜含異硫氰酸鹽，可抗氧
化，還能促進人體產生保護血管
的因子；其高纖維，可提升免疫
系統和腸胃道的功能。

洋蔥青花菜湯

強化肝臟功能＋提升免疫力

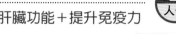

② 人份

材料：
綠花椰菜150克，洋蔥50克，
高湯750c.c.

● 熱量 195.5大卡
● 醣類 13.7克
● 蛋白質 7.1克
● 脂肪 12.5克
● 膳食纖維 4.9克

調味料：
橄欖油、芝士粉各2小匙，鹽1/2小匙

作法：

❶ 綠花椰菜、洋蔥切塊，放入油鍋中略炒後加高湯，小火煮30分鐘。

❷ 鹽加入高湯中調勻，熄火放涼，再倒入果汁機中，打成蔬菜汁。

❸ 蔬菜汁倒入鍋中以中火煮滾，食用前撒上芝士粉即可。

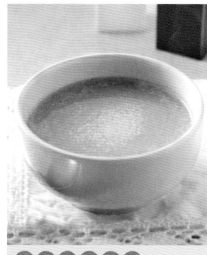

提 升 免 疫 功 效

綠花椰菜中所含的植化素，可幫助調節肝臟中的酵素活動，有利於肝臟分解毒素和致癌物質，並能提升人體免疫功能。

綠花椰蘑菇焗飯

安定神經＋強身防癌

② 人份

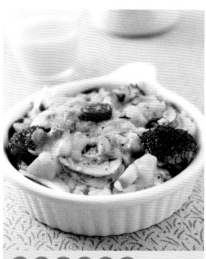

提 升 免 疫 功 效

巴西蘑菇含特殊神經傳導抑制物，能安定、調整神經，強化免疫力，和綠花椰菜搭配食用，抗癌、抗氧化功效更佳。

材料：
白飯1碗，綠花椰菜60克，
芝士絲3克，巴西蘑菇、
番茄、洋蔥、豌豆仁各20克

● 熱量 517.4大卡
● 醣類 92.3克
● 蛋白質 11克
● 脂肪 11.6克
● 膳食纖維 4.5克

調味料：
奶油2小匙，鹽1/2小匙

作法：

❶ 綠花椰菜洗淨，切小朵；巴西蘑菇、番茄、洋蔥洗淨，切丁。

❷ 以奶油熱鍋，炒香所有蔬菜，加鹽拌勻。

❸ 白飯盛入烤皿，擺入作法②，鋪上芝士絲，放入烤箱中，以攝氏180度烤10分鐘即可。

高麗菜 *Cabbage*

提升免疫有效成分
胡蘿蔔素
花青素、維生素C

食療功效
保護胃壁
促進腸胃蠕動

● 別名：甘藍、包心菜

● 性味：性平，味甘

● 營養成分：
蛋白質、醣類、葉酸、菸鹼酸、胡蘿蔔素、
維生素A、B群、C、E、K、U、鈣、鐵、磷、膳食纖維

О 適用者：一般人、胃弱者　　**✗ 不適用者：**甲狀腺功能失調者

高麗菜為什麼能提升免疫力？

1 高麗菜中含胡蘿蔔素、花青素、維生素C等營養成分，皆具抗氧化功效，可增強免疫力，降低疾病發生機率。

2 高麗菜含果膠和大量粗纖維，可幫助腸道蠕動、防止腸壁累積毒素、促進排便，進而降低大腸癌發生機率，還能提高抵抗力。

高麗菜主要營養成分

1 高麗菜含膳食纖維、醣類、蛋白質、菸鹼酸、胡蘿蔔素等營養成分。

2 高麗菜還含鈣、鐵、磷、鉀、鈉、鎂、鋅、硒、碘、維生素A、B群、C、E、K、U、葉酸等營養素。

高麗菜食療效果

1 高麗菜富含維生素B群，是參與能量代謝不可或缺的因子，適合生活緊張、壓力大的現代人多多食用。

2 高麗菜中的錳，是人體不可或缺的微量元素，能影響人體大腦和部分新陳代謝的功能，並對許多神經性疾病具有療效，也是構成正常骨骼必需的物質。

3 高麗菜含維生素U，具有保護黏膜細胞的作用，能修復體內受損的組織，且含有抗潰瘍因子，可有效預防和改善胃潰瘍和十二指腸潰瘍。

4 高麗菜含維生素K，能凝固血液，也是促進骨骼生長的重要營養成分。

5 高麗菜屬十字花科蔬菜，含吲哚和硫配醣體等成分，能降低癌症發生率。

高麗菜食用方法

1 高麗菜可涼拌、清炒、燉煮，還可當作高湯材料，增加湯頭的鮮味和甜度。

2 高麗菜在購買時，應選擇葉片青翠細嫩、無乾枯狀、葉片間隔較蓬鬆者。

3 購買高麗菜不馬上烹調時，外葉不要撕去，用白報紙包裹好放置冰箱中，可保存2～3週。

高麗菜飲食宜忌

1 高麗菜含大量纖維，生食較不易消化，腸胃弱者不宜生食。

2 高麗菜含碘，甲狀腺功能失調者，不宜大量食用。

香炒番茄高麗菜

保護淋巴＋預防癌症

材料：
高麗菜1/2顆，小番茄5顆，
大蒜1瓣

調味料：
橄欖油2小匙，鹽適量

- ● 熱量 202.1大卡
- ● 醣類 19.2克
- ● 蛋白質 5.2克
- ● 脂肪 11.6克
- ● 膳食纖維 5.6克

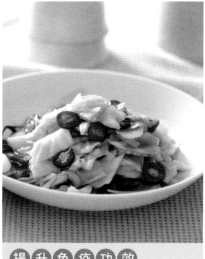

作法：
1. 高麗菜、番茄均洗淨切片；大蒜切片。
2. 橄欖油倒入鍋中燒熱，加入大蒜片和番茄片炒香。
3. 接著放入高麗菜一起均勻拌炒，約2～3分鐘至熟。
4. 最後加鹽調味即可。

提升免疫功效

番茄富含茄紅素，具有很強的抗氧化力，可幫助清除體內過多的過氧化物，對防止細胞癌化效果顯著，還能保護淋巴球。

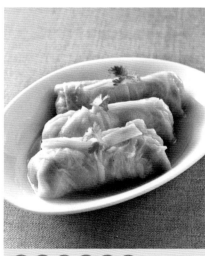

提升免疫功效

高麗菜中的膳食纖維，具清腸功效。韭菜中的硫化丙烯基，能防止自由基造成細胞氧化，加強細胞的抵抗力。

翡翠高麗菜卷

清腸排毒＋強化免疫細胞

材料：
高麗菜葉2片，絞肉50克，
紅蘿蔔末、荸薺末各20克，
韭菜6根

- ● 熱量 152.3大卡
- ● 醣類 13.9克
- ● 蛋白質 12.3克
- ● 脂肪 5.3克
- ● 膳食纖維 2.1克

調味料：
高湯1大匙，米酒、太白粉各1小匙，
鹽、麻油、胡椒粉各少許

作法：
1. 韭菜、高麗菜葉洗淨後氽燙，泡水後瀝乾。
2. 絞肉、紅蘿蔔末、荸薺末加鹽和米酒拌勻，分成兩份，鋪於高麗菜葉上，捲起後用韭菜綁好，以中火蒸20分鐘，取出擺盤。
3. 剩餘調味料煮勻，淋在菜卷上即可。

芥蘭菜 *Chinese Kale*

| 提升免疫有效成分 |
| 維生素A、C
硫代配醣體 |

| 食療功效 |
| 清咽解毒
潤腸通便 |

● **別名**：格藍菜、綠葉甘藍

● **性味**：性涼，味甘

● **營養成分**：
蛋白質、醣類、纖維、胺基酸、維生素A、B群、C、K、U、葉酸、泛酸、菸鹼酸、芸香素、葉黃素、胡蘿蔔素、鈣、鐵、磷、鉀

○ **適用者**：一般人、火氣大者　✗ **不適用者**：腎臟病患者

芥蘭菜為什麼能提升免疫力？

1 十字花科的芥蘭菜，具有防癌的功效。其維生素A能抗氧化、預防夜盲症，和維持皮膚細胞的健康。

2 芥蘭菜裡的吲哚類—硫代配醣體含量也很豐富，可增強免疫力、預防癌症。

3 芥蘭菜富含纖維，能減少食物在大腸中停留的時間，阻斷有害物質的吸收，常吃可防止便祕、血管硬化，降膽固醇。

芥蘭菜主要營養成分

1 芥蘭菜含纖維、醣類、蛋白質、胺基酸、芸香素、葉黃素、胡蘿蔔素、鈣、鐵、磷、鉀等營養成分。

2 芥蘭菜另含維生素A、B群、C、K、U、葉酸、泛酸、菸鹼酸等營養素。

3 每100克芥蘭菜中，鈣含量高達238毫克，僅次於髮菜、香椿。

芥蘭菜食療效果

1 從中醫角度來看，芥蘭菜能解毒、溫中利氣，對於虛火上升所造成的牙齦出血、痰滯型咳嗽，以及熱性感冒所造成的喉嚨痛，都有緩解之效。

2 芥蘭菜富含鈣，且草酸含量低，利五臟六腑和關節，能通經活絡、補骨壯筋。

3 芥蘭菜含大量葉黃素，有助眼睛保健；富含鈣，可強健骨質、舒緩腰痠背痛。

4 芥蘭菜的鐵含量頗高，可防止貧血和手腳冰冷，吃素者可多吃。

5 芥蘭菜的苦味中含有機鹼，能增進食慾，還可加快胃腸蠕動，有助消化。

芥蘭菜食用方法

1 芥蘭菜為十字花科植物，其葉、莖、心均可入菜，烹調以水煮、油炒為主。芥蘭籽可榨油食用。

2 芥蘭菜的梗較硬，給幼童或老人食用，應煮爛、煮軟，以免吞嚥困難。

3 芥蘭菜吃起來有股苦澀味，炒時加少量糖和酒，即可降低苦澀味。

芥蘭菜飲食宜忌

1 芥蘭菜性平、味甘，任何體質的人都可食用，但脾胃虛寒者不可多吃。

2 芥蘭菜富含鉀，腎臟病患者除了要煮熟後食用，還要避免喝湯汁。

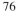

芥蘭牛肉

提升免疫＋抗病毒防癌

2
人份

材料：
芥蘭菜150克，牛肉75克，
大蒜3瓣，雞蛋1顆

調味料：
橄欖油、蠔油各1小匙，
醬油、米酒、糖各1/2小匙

- 熱量 309.2大卡
- 醣類 11.5克
- 蛋白質 26克
- 脂肪 17.7克
- 膳食纖維 2.9克

作法：

❶ 芥蘭菜洗淨，去粗絲，切小段；大蒜切片；
雞蛋取蛋白。

❷ 牛肉切片，用醬油、米酒和蛋白醃15分鐘
後，放入油鍋燙至7分熟，撈出。

❸ 熱油鍋，爆香蒜片，加芥蘭菜、糖和蠔油炒
熟，最後加牛肉片炒勻即可。

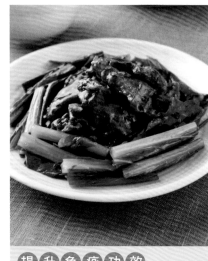

提 升 免 疫 功 效

芥蘭菜中的芸香素，可抗菌、消
炎、抗氧化、抗病毒、抗癌細胞
增生。牛肉和雞蛋是優質蛋白質
的來源，可協助提升免疫力。

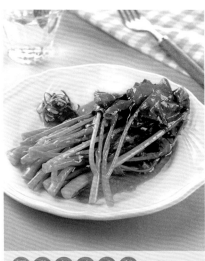

提 升 免 疫 功 效

芥蘭菜富含纖維，能幫助腸道排
出有毒物質，減少對腸道的傷
害；所含葉黃素，可保健視力；
胡蘿蔔素則能增強人體抗病力。

蒜香芥蘭

增強抗病力＋保護腸道

2
人份

材料：
芥蘭菜300克，大蒜2顆

調味料：
橄欖油2小匙，蠔油2大匙，
糖1大匙，米酒1小匙

- 熱量 207.9大卡
- 醣類 39.4克
- 蛋白質 9.2克
- 脂肪 1.5克
- 膳食纖維 5.7克

作法：

❶ 汆燙芥蘭菜，撈起後以冷水沖涼。

❷ 熱油鍋爆香大蒜，加入芥蘭菜熱炒。

❸ 續入蠔油、糖和米酒均勻拌炒，即可熄火起
鍋盛盤。

青江菜 *Pak Choi*

提升免疫有效成分
β-胡蘿蔔素
維生素C、吲哚

食療功效
預防癌症
清熱解便祕

● 別名：湯匙菜、青梗白菜

● 性味：性平，味甘

● 營養成分：
醣類、蛋白質、維生素A、B群、C、E、K、
β-胡蘿蔔素、葉酸、泛酸、菸鹼酸、鈣、鐵、鉀、鈉、鋅、纖維

○ 適用者：一般人、兒童、年長者　　**✗ 不適用者**：無

青江菜為什麼能提升免疫力？

1 青江菜含有豐富的鈣、鐵、維生素C、β-胡蘿蔔素，並含有十字花科蔬菜特有的抗氧化劑—吲哚（Indoles），具有提升免疫力的功能。

2 青江菜富含維生素、礦物質，可增加益菌，改善腸道健康，減少腸道中細菌或毒素進入人體，提高抵抗力。

青江菜主要營養成分

1 青江菜含有醣類、蛋白質、β-胡蘿蔔素、鈣、鐵、磷、鉀、鈉、銅、鎂、鋅、硒和膳食纖維等營養成分。

2 青江菜還含維生素A、B_1、B_2、B_6、C、E、K、葉酸、泛酸、菸鹼酸。

青江菜食療效果

1 青江菜含鉀量高，有改善心肌收縮、維持體內電解質平衡、促進新陳代謝等多種功效。

2 青江菜中的酵素，能促進消化，對消化不良、便祕患者大有助益，並可幫助減重者降低脂肪和熱量的囤積。

3 青江菜可以清除體內熱氣，牙齦紅腫或口乾舌燥時，宜多吃此菜。

4 青江菜富含β-胡蘿蔔素、維生素C等，除了有助於防癌，還能預防老化、滋潤皮膚、活化眼部功能，有增強視力、強化視網膜的效果。

5 吃青江菜有助去油解膩，其中所含的膳食纖維，除了能通利腸胃、治療便祕外，還有助於防止膽固醇上升，也可預防血管硬化。

6 青江菜含豐富的維生素B群，可以減輕壓力、消除疲勞、鎮定神經以及提升注意力。

7 青江菜含有維生素A、C和蛋白質，對保養肌膚成效甚佳。

8 《本草綱目》中記載，青江菜「性平，味甘，通利腸胃，除胸中煩，解酒、消食下氣、治瘴氣、止熱氣嗽。」

9 青江菜富含易被人體吸收的鈣質，可以幫助牙齒和骨骼生長，並能維持正常的心肌活動，防止肌肉痙攣。

10 青江菜中富含維生素A、C和β-胡蘿蔔素，可以強健呼吸道，經常感冒者宜多攝食。

☀ 青江菜食用方法

1 青江菜接近根部的葉柄，容易藏污納垢，一般家庭料理，最好把葉子一片一片剝下，用手搓洗葉柄。

2 選購青江菜時，宜選擇莖厚實、葉緊密、顏色鮮綠、葉子較寬大者。

3 烹煮青江菜不必事先汆燙，為了提高胡蘿蔔素的吸收率，可以用油快速翻炒一下。若莖和心的部分不容易熟，炒或煮時，可以先放莖和心。

4 青江菜纖維相對細嫩，很適合嬰幼兒吃；把青江菜剁成細末，做成菜飯或包成菜肉餛飩，可讓不愛吃青菜的小朋友較易接受。

✚ 青江菜飲食宜忌

1 胃腸寒涼者，要避免過量食用青江菜，或於煮青江菜時多加入幾片薑。

2 青江菜富有質地柔軟的纖維，非常適合幼兒、年長者或便祕者多吃。

青江菜炒香菇

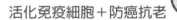

活化免疫細胞＋防癌抗老

2人份

材料：
青江菜250克，
乾香菇2朵，大蒜2瓣，
冷開水30c.c.

- 熱量 206.7大卡
- 醣類 10.6克
- 蛋白質 5.4克
- 脂肪 15.9克
- 膳食纖維 6.4克

調味料：
橄欖油、米酒各1大匙，鹽1小匙

作法：

❶ 青江菜清洗乾淨，切段。

❷ 乾香菇浸泡於水中至軟，撈起用水沖洗後切片。

❸ 大蒜去皮，切成細末。

❹ 熱油鍋，加入蒜末、香菇片爆炒至香味溢出。

❺ 續入青江菜、米酒、鹽和水，大火快炒至菜熟軟即可起鍋。

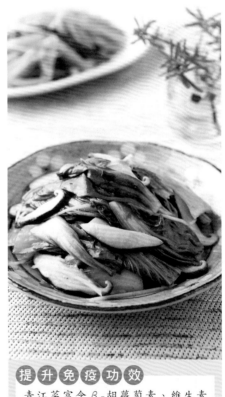

提升免疫功效

青江菜富含β-胡蘿蔔素、維生素C，有預防老化、癌症的功效。香菇多醣體可活化自然殺手細胞、T淋巴細胞，增強抵抗力。

翡翠豆皮

預防便祕＋增強免疫力

4 人份

材料：

日式炸豆皮200克，
青江菜100克，大蒜1顆，
高湯200c.c.

- 熱量 884.3大卡
- 醣類 12克
- 蛋白質 40.1克
- 脂肪 75.1克
- 膳食纖維 6.7克

調味料：

橄欖油2小匙，鹽1小匙，香油適量

作法：

1. 青江菜洗淨切碎；豆皮用手撕成長條狀；大蒜拍碎備用。
2. 熱鍋放油，爆香蒜末，加入青江菜末炒勻。
3. 放入高湯、鹽、豆皮煮至湯汁收乾，起鍋前加入香油拌勻即可。

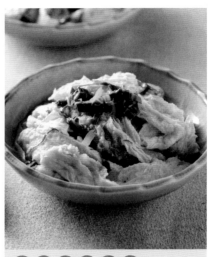

提升免疫功效

青江菜含有豐富的膳食纖維，可以促進腸道蠕動，減少便祕發生的機率，並能加強腸道免疫系統的功能，進而提升免疫力。

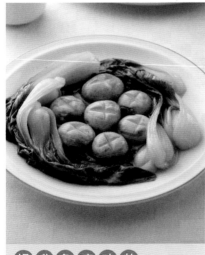

蘑菇燴青江菜

活化巨噬細胞＋抗氧化防癌

1 人份

材料：

蘑菇200克，青江菜100克，
高湯適量

- 熱量 112.9大卡
- 醣類 10.6克
- 蛋白質 4.8克
- 脂肪 5.7克
- 膳食纖維 4.2克

調味料：

砂糖、太白粉水、橄欖油、鹽各適量

作法：

1. 蘑菇和青江菜洗淨後分別汆燙，以鹽水浸泡冷卻後，撈起擺盤。
2. 高湯煮滾，放入砂糖，再以太白粉水勾薄芡，淋在作法①上。
3. 最後再淋上一點橄欖油，增加蘑菇光澤。

提升免疫功效

青江菜中富含葉黃素、β-胡蘿蔔素，具抗癌、抗氧化之效。蘑菇的類多醣物質，可活化能消滅病毒、自由基的巨噬細胞。

Point 富含胡蘿蔔素，可促進黏膜健康

芥菜 *Leaf Mustard*

提升免疫有效成分
胡蘿蔔素
硫配醣體、維生素C

食療功效
防預癌症
明亮眼睛

● **別名**：刈菜、長年菜

● **性味**：性溫，味苦辛

● **營養成分**：
蛋白質、醣類、維生素A、B₁、B₂、C、D、E、K、菸鹼酸、
葉酸、胡蘿蔔素、鈣、鐵、磷、鋅、鈉、異黃酮、膳食纖維

○ 適用者：一般人、易中暑者　　**✗ 不適用者**：腎臟病患者

芥菜為什麼能提升免疫力？

1 芥菜為十字花科植物，含有硫配醣體
的衍生物吲哚（Indole）、異硫氰酸鹽
（Isothiocyanates），能幫助性荷爾蒙
正常代謝，且能降低乳癌、攝護腺癌發
生的機率。

2 芥菜含維生素A、B₁、B₂、C，能抗感
染、預防疾病發生、抑制細菌毒素的毒
性、促進傷口癒合，可用來輔助治療感
染性疾病。

芥菜主要營養成分

1 芥菜含蛋白質、醣類、維生素A、B₁、
B₂、C、D、E、K、菸鹼酸、葉酸、胡
蘿蔔素、異黃酮，和豐富的膳食纖維。

2 芥菜含鈣、鐵、磷、鋅、鈉等礦物質。

芥菜食療效果

1 芥菜特殊的香氣，可促進食慾，幫助人
體新陳代謝。酷熱的夏季，偶爾食用芥
菜湯，可以預防暑熱痛。

2 《本草綱目》中記載，芥菜利膈開胃、
利氣舒痰，用芥菜、薑、蒜、蔥加水熬
煮後飲用，有助預防感冒。

3 芥菜中含有豐富的胡蘿蔔素，可促進皮
膚和黏膜的健康。

4 芥菜含有胡蘿蔔素，能保護眼睛、改善
視力，很適合電腦工作者食用。

5 芥菜含維生素B群，可促進血液循環，
協調神經和肌肉運作。

6 芥菜熱量低，富含纖維，可促進腸道蠕
動、改善腸道環境，還能降膽固醇，適
合習慣性便祕、心血管疾病患者食用。

芥菜食用方法

1 芥菜除了可鮮食，醃漬後的變化也很豐
富，舉凡鹹菜、榨菜、酸菜、福菜和雪
裡紅，都是芥菜的加工品。

2 芥菜耐儲存，用白紙包好放入冰箱冷
藏，可放上10～15天。

芥菜飲食宜忌

1 醃漬過的芥菜，含大量鹽分，高血壓、
動脈硬化患者宜少吃。

2 芥菜含較多草酸，容易和鈣結合，結石
症患者不宜多食。

3 芥菜鉀含量較高，腎病患者不宜多吃。

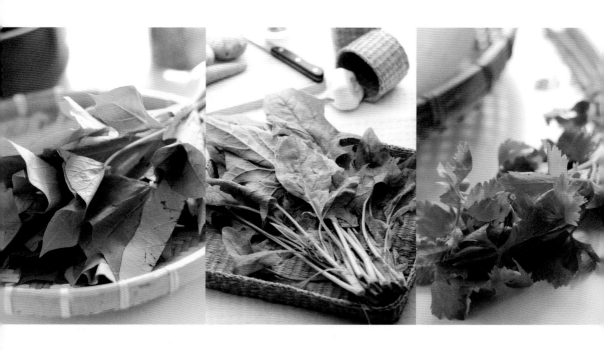

高纖葉菜類

我們常吃的蔬菜來自植物不同的部位，最普遍的是葉菜類蔬菜。植物中大部分營養合成是在葉子中進行，因此葉子的營養成分含量最多，尤其是深綠色蔬菜，是提供人體維生素A、C、葉黃素、膳食纖維和抗氧化物質的重要來源。

成年人每天應攝取2～3種深綠色高纖葉菜類，因其富含維生素A，可保護呼吸道黏膜、增強免疫細胞防禦力；維生素C可抑制病毒，防止致癌物質生成；纖維可減少體內毒素的累積。

要吃出免疫力，不能忽略高纖葉菜類！

龍鬚菜 *Chayote Vine*

提升免疫有效成分
維生素C、硒
β-胡蘿蔔素

食療功效
抗老抗氧化
利尿降血壓

- **別名**：佛手瓜苗、瓜子鬚

- **性味**：性涼，味甘

- **營養成分**：
醣類、蛋白質、維生素A、B₁、B₂、B₆、C、
β-胡蘿蔔素、菸鹼酸、鈣、鐵、磷、鉀、鋅、硒、纖維

O 適用者：一般人、心血管疾病患者　　**X 不適用者**：腸胃弱或常腹瀉者

龍鬚菜為什麼能提升免疫力？

1. 龍鬚菜含硒量頗高，硒是一種抗氧化劑，能清除對人體有害的自由基，維護心臟、肝功能正常，對眼睛、頭髮、皮膚亦有保健作用。

2. 龍鬚菜中含有相當豐富的纖維，到了腸道，可以和膽酸結合，降低膽固醇在人體內的堆積量，並減少心血管疾病的罹患率。

龍鬚菜主要營養成分

1. 龍鬚菜含有醣類、蛋白質、維生素A、B₁、B₂、B₆、C、E、K、β-胡蘿蔔素、葉酸、泛酸、菸鹼酸、鈣、鐵、磷、鉀、鋅、硒和纖維等營養成分。

2. 龍鬚菜的鈣含量是黃瓜的2～3倍。

龍鬚菜食療效果

1. 中醫認為龍鬚菜具有理氣和中、疏肝止嘔的作用，適合消化不良、胸悶氣脹、嘔吐、肝胃氣痛、氣管炎、咳嗽多痰者食用。

2. 龍鬚菜的維生素和礦物質含量頗高，又是低鈉食物，是心臟病、高血壓患者的保健蔬菜。經常吃龍鬚菜可利尿排鈉，有擴張血管、降低血壓之效。

3. 龍鬚菜含有豐富的葉綠素和纖維，多食用可助消化，有利身體健康。

4. 龍鬚菜果實富含鋅，對兒童的智力發育、男女不育不孕症，尤其是男性性功能衰退療效明顯，而且還可緩解老年人視力衰退。

龍鬚菜食用方法

1. 龍鬚菜是相當常見的野菜之一，在傳統市場或超市都很容易購得。龍鬚菜因前端之嫩芽狀似龍鬚而得名，烹調一般以涼拌、熱炒為主。

2. 龍鬚菜不需使用農藥來防治病蟲害，是可以安心食用的健康蔬菜，只需洗淨泥沙和雜質即可烹煮。

龍鬚菜飲食宜忌

龍鬚菜屬性較涼，四肢冰冷、腸胃衰弱或經常性腹瀉者，不適合吃太多。

通菜 *Water Spinach*

提升免疫有效成分
胡蘿蔔素
木質素、纖維

食療功效
調整酸鹼質
解毒抑菌

● **別名**：甕菜、蕹菜

● **性味**：性涼，味甘淡

● **營養成分**：
蛋白質、醣類、維生素A、B₁、B₂、C、菸鹼酸、葉酸、胡蘿蔔素、鈣、鐵、磷、木質素、膳食纖維

○ **適用者**：一般人、皮膚化膿性感染者　✗ **不適用者**：消化功能虛弱者

通菜為什麼能提升免疫力？

1 通菜含纖維、多種微量元素和酵素，能幫助消除腸壁上的毒素和有害物質，有利於體內環保，增強腸道益菌抵抗疾病的能力。

2 通菜為鹼性食物，食用後可調整人體酸鹼質，預防腸道內菌叢失調，對預防癌症有益。

通菜主要營養成分

1 通菜含蛋白質、醣類、維生素A、B₁、B₂、C、菸鹼酸、葉酸、胡蘿蔔素、鈣、鐵、磷、鉀、木質素，和豐富的膳食纖維。

2 通菜中的蛋白質含量，比番茄高4倍，鈣含量比番茄高12倍。

通菜食療效果

1 通菜含木質素，能提高T細胞吞噬有害菌的能力，對金黃色葡萄球菌、鏈球菌等有抑制作用，可預防食物中毒和腸胃炎。

2 通菜含植物胰島素成分，可幫助維持血糖值穩定，適合糖尿病患者食用。

3 將通菜擠汁內服或外敷，可治療癤、瘡等皮膚化膿性感染。

4 通菜所含的菸鹼酸、鉀等，能降低膽固醇、三酸甘油酯，預防血管硬化和高血壓。

5 中醫認為，通菜具有很強的解毒功效，可解暑行水、清熱解毒、涼血止血、潤腸通便，適用於痔瘡、便血、蟲蛇咬傷、淋濁、帶下、飲食中毒等症。

通菜食用方法

1 通菜容易因天氣乾燥炎熱而脫水變成軟萎狀，烹煮之前可先泡於清水中約半小時，即可恢復鮮綠硬挺，但泡水後的通菜須馬上烹煮。

2 通菜購買時，宜選購顏色青翠、莖葉細嫩者，一旦長出氣根或菜莖過粗、過長，口感就會變得粗硬難嚼。

通菜飲食宜忌

1 通菜性涼，體質虛弱、脾胃虛寒者不宜多食。

2 通菜不易嚼爛亦不好消化，咀嚼功能不好的老人家或幼兒，不宜多吃。

辣炒通菜

防大腸癌＋活化免疫細胞

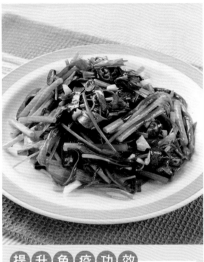

材料：
通菜200克，大蒜3顆，
辣椒1根

● 熱量 97.9大卡	
● 醣類 8.6克	
● 蛋白質 2.8克	
● 脂肪 5.8克	
● 膳食纖維 4.2克	

調味料：
橄欖油1小匙，鹽、醬油各1/2小匙

作法：

❶ 將通菜洗淨，切段；大蒜拍壓後切片；辣椒
洗淨切小片。

❷ 熱油鍋，爆香蒜片，加入通菜、辣椒快速翻
炒。

❸ 加入鹽、醬油略炒，即可食用。

提升免疫功效

通菜含木質素，能刺激身體免疫
力，提高巨噬細胞的活性，增強
其吞噬殺滅癌細胞的能力；豐富
的膳食纖維，可預防大腸癌。

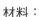

開陽通菜

利尿通便＋促腸蠕動

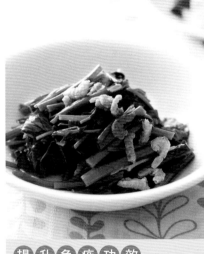

材料：
通菜600克，蝦米30克，
大蒜2瓣

● 熱量 323.3大卡	
● 醣類 30.9克	
● 蛋白質 10.4克	
● 脂肪 17.6克	
● 膳食纖維 12.6克	

調味料：
橄欖油1大匙，鹽1小匙

作法：

❶ 通菜洗淨、瀝乾、切段；大蒜去皮、拍碎備
用。

❷ 熱油鍋，爆香蒜末，加入蝦米和切好的通
菜，快速翻炒。

❸ 加鹽調味即可起鍋。

提升免疫功效

通菜富含膳食纖維，可促進腸道
蠕動，排除體內廢物；而豐富的
β-胡蘿蔔素和維生素C，抗氧化
力強，有助於免疫力的提升。

番薯葉 *Sweet Potato Leaves*

提升免疫有效成分
胡蘿蔔素
木質素、纖維

食療功效
補血養肝
降糖降壓

● **別名**：甘藷葉、地瓜葉

● **性味**：性平，味甘

● **營養成分**：
蛋白質、醣類、胡蘿蔔素、維生素A、B₁、B₂、B₆、C、E、葉酸、泛酸、菸鹼酸、鈣、鐵、磷、鉀、鈉、銅、鎂、鋅、硒、類黃酮

O 適用者：一般人、貧血患者　**X 不適用者**：腎臟病患者

番薯葉為什麼能提升免疫力？

1 番薯葉其抗氧化物的含量，是一般蔬菜的5～10倍，又富含吲哚，和大量的植物性多酚，具有預防癌症的功效。

2 番薯葉有深綠色蔬菜的特性，維生素A和鐵含量豐富，是很好的抗氧化蔬菜，能維持皮膚和上呼吸道的健康，形成人體防衛機制的第一道防線，有助提升免疫功能。

番薯葉主要營養成分

1 番薯葉含蛋白質、醣類、維生素A、B₁、B₂、B₆、C、E、葉酸、泛酸、菸鹼酸、鈣、鐵、磷、鉀、鈉、銅、鎂、鋅、硒、胡蘿蔔素、纖維、類黃酮。

2 番薯葉所含的胡蘿蔔素、鈣、鐵為菠菜的2倍以上，草酸含量卻極少。

番薯葉食療效果

1 番薯葉味甘性平，有補中益氣、生津潤燥、養血止血、通乳汁等功效。

2 番薯葉含豐富的胡蘿蔔素，在體內可轉化為維生素A，能增進視力，改善皮膚和眼睛乾燥、頭髮乾燥斷裂等問題。

3 番薯葉的營養價值很高，含鞣酸和微量元素，可降低血液中三酸甘油酯，又可降膽固醇，具有防治高血壓、退肝火、利尿等功效。

4 番薯葉含黃酮類化合物等物質，對刺激性荷爾蒙有幫助，可促進乳汁分泌，產後氣血虛、乳汁不足的婦女，可多吃番薯葉通乳。

5 番薯葉所含的膳食纖維很豐富，可促進胃腸蠕動，預防便祕、痔瘡和大腸癌。

番薯葉食用方法

1 為使番薯葉所含的胡蘿蔔素溶出，最好用油炒代替水煮，比較能保留住對人體有益的脂溶性營養成分。

2 老人和嬰幼兒的消化能力較差，為了獲得營養，最好把番薯葉燉爛或剁碎，和排骨一起煮粥食用。

番薯葉飲食宜忌

1 番薯葉具有穩定血糖之效，糖尿病患者可多吃。

2 番薯葉含鉀量高，有助預防高血壓；但腎臟病患者要留意，不宜食用過量。

番薯葉燴海參

2
人份

抗氧化防癌＋高纖排毒

材料：
番薯葉100克，白果20克，
海參段200克，
紅蘿蔔片30克，
紅蔥頭5克

| ● 熱量 93大卡 |
| ● 醣類 7.8克 |
| ● 蛋白質 15.4克 |
| ● 脂肪 0.6克 |
| ● 膳食纖維 2.6克 |

調味料：
Ⓐ 素蠔油1湯匙，麻油1/2小匙
Ⓑ 太白粉水（太白粉、水各2小匙）

作法：
❶ 分別將海參段、紅蘿蔔片和白果汆燙，瀝乾備用。
❷ 炒香紅蔥頭，加入番薯葉和調味料Ⓐ煮熟。
❸ 放入作法①，再加入調味料Ⓑ煮熟即可。

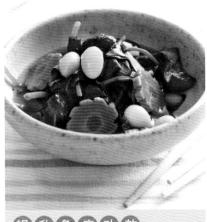

提 升 免 疫 功 效

番薯葉抗氧化物的含量，比一般日常食用的蔬菜高5～10倍，且含有大量的多酚類，具有抗氧化和抗癌的效果。

番薯葉豆腐羹

2
人份

消除自由基＋延緩衰老

材料：
豆腐1塊，番薯葉150克，
紅蘿蔔30克，高湯750c.c.

| ● 熱量 127.9大卡 |
| ● 醣類 12克 |
| ● 蛋白質 7.8克 |
| ● 脂肪 5.4克 |
| ● 膳食纖維 5.8克 |

調味料：
太白粉5克，香油1/2小匙，鹽、胡椒粉各少許

作法：
❶ 材料洗淨；番薯葉用滾水汆燙後切段；豆腐切小塊；紅蘿蔔切丁。
❷ 高湯倒入鍋中煮滾，加紅蘿蔔、豆腐煮滾後，續入番薯葉煮熟。
❸ 續入香油、鹽、胡椒粉調味，再以太白粉勾芡即可。

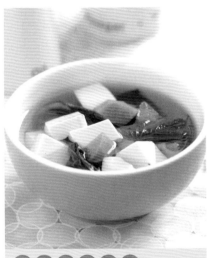

提 升 免 疫 功 效

番薯葉含黃酮類化合物，可抗氧化、提高免疫力、延緩衰老、消炎防癌。豆腐中的優質蛋白，可提供人體必需的胺基酸。

芹菜 Celely

提升免疫有效成分
胡蘿蔔素
維生素C、鐵

食療功效
增進食慾
降糖降壓

- **別名**：旱芹、香芹

- **性味**：性涼，味甘

- **營養成分**：
  蛋白質、醣類、纖維、維生素A、B群、C、E、K、葉酸、泛酸、菸鹼酸、鈣、鐵、磷、鉀、鎂、鋅、硒、胡蘿蔔素、類黃酮

O 適用者：一般人、糖尿病患者　　**X 不適用者**：體寒和腹瀉者

芹菜為什麼能提升免疫力？

1 芹菜含有維生素C、胡蘿蔔素等抗氧化物質，可抑制腸內細菌產生的致癌物質，同時加快糞便在腸內的運轉時間，減少致癌物和結腸黏膜的接觸，具有預防癌症的作用。

2 芹菜富含鐵，能補充婦女生理期所流失的血液，一般人常吃芹菜，可暢通血管、幫助新陳代謝，並能增加身體的抵抗力。

芹菜主要營養成分

1 芹菜含膳食纖維、醣類、蛋白質、胡蘿蔔素、類黃酮、鈣、鐵、磷、鉀、鈉等營養成分。

2 芹菜中還含維生素A、B_1、B_2、B_6、C、E、K、葉酸、泛酸、菸鹼酸。

芹菜食療效果

1 芹菜性涼味甘、無毒，具平肝降壓作用，是輔助治療高血壓和其併發症的首選之品，對於血管硬化、神經衰弱患者亦有幫助。

2 芹菜含利尿的鉀離子，可加速消除體內多餘的鈉離子和水分，具有利尿消腫的功效。

3 芹菜能改善糖尿病患者細胞的醣類代謝，使血糖下降，進而減少患者對胰島素的用量。

4 芹菜葉莖中含揮發性甘露醇，氣味芳香，能促進食慾，具保健作用。

芹菜食用方法

1 芹菜葉中所含的維生素C、胡蘿蔔素都比莖部高，營養豐富且可降血壓，烹調方式可涼拌或煮湯，不需丟棄。

2 芹菜適合快炒或涼拌，亦可切末當作香料，加在湯或粥裡增添風味；若想要降血壓，以生食或打汁較為有效。

芹菜飲食宜忌

1 芹菜屬光敏性的蔬菜，吃太多後經過陽光照射，可能導致皮膚炎或長斑。

2 準備生育的男性不宜多食芹菜，因為芹菜有殺精的作用，常吃芹菜可能減少男性精子的數量。

紅棗芹菜湯

潤腸通便＋預防細胞病變

材料：
芹菜50克，紅棗10顆，
冷開水1000c.c.

- 熱量 127大卡
- 醣類 29.9克
- 蛋白質 1.3克
- 脂肪 0.1克
- 膳食纖維 3.2克

調味料：
冰糖2小匙

作法：

❶ 所有材料洗淨，瀝乾；芹菜摘除葉子，切除根部；莖切段。

❷ 將所有材料和水放入鍋中，以小火燉煮。

❸ 放入冰糖調味，去渣即可。

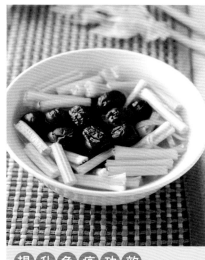

提升免疫功效

芹菜含豐富的纖維、鉀和類胡蘿蔔素，可潤腸通便、預防腸道疾病發生，還能強化人體的免疫力，降低細胞突變機率。

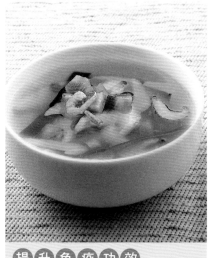

提升免疫功效

芹菜中的芹菜苷，可提升人體免疫力，延緩或阻止乳癌形成。番茄的茄紅素，可減少淋巴球中DNA的氧化，有效保護淋巴球。

西芹紅茄湯

提升免疫力＋保護淋巴

材料：
西洋芹120克，海帶70克，
番茄50克，蝦米15克，
冷開水750c.c.

- 熱量 105.2大卡
- 醣類 14.4克
- 蛋白質 10.1克
- 脂肪 0.8克
- 膳食纖維 3.9克

調味料：
糖1小匙，鹽1/2小匙

作法：

❶ 材料洗淨；西洋芹、海帶切段；番茄切丁。

❷ 水倒入湯鍋，大火煮滾後轉小火，加西洋芹、海帶、番茄和蝦米。

❸ 食材煮熟後，加調味料調勻即可。

菠菜 *Spinach*

提升免疫有效成分
維生素A、C
鐵

食療功效
造血補血
預防衰老

● **別名：**菠薐、波斯菜

● **性味：**性涼，味甘

● **營養成分：**
蛋白質、醣類、纖維、胺基酸、維生素A、B群、C、E、K、葉酸、泛酸、菸鹼酸、葉黃素、胡蘿蔔素、鈣、鐵、磷、鉀、鈉

〇 適用者：一般人、貧血患者　**✕ 不適用者：**結石體質者

菠菜為什麼能提升免疫力？

1 菠菜含大量纖維，可促進腸道蠕動，減少有毒廢物和腸道接觸的時間，有助於增加腸內益菌，可強化人體免疫能力。

2 菠菜含豐富的胡蘿蔔素，具有延緩細胞老化和保護眼睛的功能，有助於促進皮膚的新陳代謝，並能抗氧化，預防癌症的發生。

菠菜主要營養成分

1 菠菜含蛋白質、醣類、纖維、胺基酸、維生素A、B₁、B₂、B₆、C、E、H、K、葉酸、泛酸、菸鹼酸、葉黃素、胡蘿蔔素等營養成分。

2 菠菜中另含鈣、鐵、磷、鉀、鈉等多種礦物質。

菠菜食療效果

1 菠菜中的鈣，可預防骨質疏鬆，降低脂肪合成，促進脂肪分解和排泄。

2 菠菜中的 β-胡蘿蔔素，能在人體內轉變成維生素A，幫助維護眼睛和上皮細胞的健康，促進兒童生長發育。

3 菠菜含豐富的維生素C、硒，可抗氧化、防衰老，預防老年痴呆症，適合年長者多吃。

4 菠菜含豐富的鐵，經常疲倦頭暈、身體虛弱、手腳冰冷或貧血者，除了可食用紅肉來補血，也不妨多吃菠菜。

菠菜食用方法

1 菠菜含脂溶性營養成分如維生素A，需要用油脂烹調才能釋放出來，適合用油炒的料理方式，或和肉類一同烹調，以幫助營養成分釋放。

2 菠菜除了可以快炒、煮湯外，也可作成鹹派或薄餅的內餡，或打成菠菜汁和麵，作成通心麵或菠菜麵條。

菠菜飲食宜忌

1 菠菜含高量的鉀，腎臟病患者食用，容易引起代謝失調，不宜多吃。

2 菠菜含草酸，長期食用過量，在人體內會阻礙鐵和鈣的吸收，容易造成結石體質者病情加重，結石患者應少吃菠菜。

麻油炒菠菜蛋

抑制細胞病變＋清腸排毒

材料：
菠菜200克，薑10克，
雞蛋、番茄各1顆

● 熱量 323.5大卡
● 醣類 9.8克
● 蛋白質 11.5克
● 脂肪 26.5克
● 膳食纖維 5.5克

調味料：
鹽10克，麻油20c.c.

作法：

❶ 菠菜洗淨，切段；番茄洗淨切塊；薑洗淨，
切絲；雞蛋打散備用。

❷ 鍋中以麻油爆香薑絲，將雞蛋炒開，加入菠
菜、番茄快炒，以鹽調味即可。

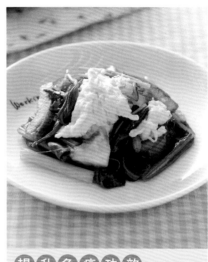

提升免疫功效

菠菜含β-胡蘿蔔素，可抑制細胞
病變，強化體內免疫細胞生長；
豐富的纖維和葉綠素，可促進腸
道蠕動，排除體內有害物質。

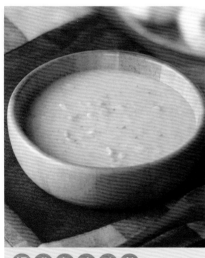

提升免疫功效

菠菜富含維生素C、硒，可抗氧
化、防衰老，預防因自由基傷害
所引發的癌病變。百合中的秋水
仙鹼，具良好的抗腫瘤功效。

綠菠百合湯

防止衰老＋抗癌防癌

材料：
菠菜200克，新鮮百合35克，
玉米粒30克，冷開水500c.c.

● 熱量 155.7大卡
● 醣類 27.9克
● 蛋白質 6克
● 脂肪 2.2克
● 膳食纖維 5.9克

調味料：
太白粉水1小匙，鹽1/2小匙

作法：

❶ 新鮮百合洗淨，用水泡軟，和菠菜一起以調
理機攪碎。

❷ 水倒入鍋中，加入攪碎的菠菜、百合、玉米
粒和鹽，以大火煮滾，再以太白粉水勾芡，
即可起鍋。

韭菜 *Chinese Chive*

提升免疫有效成分
維生素A、硫化物
膳食纖維

食療功效
殺菌除蟲
壯陽活血

- **別名**：壯陽草、長生韭
- **性味**：性溫，味甘辛
- **營養成分**：
  蛋白質、維生素A、B₁、B₂、C、葉酸、菸鹼酸、鈣、鐵、磷、鉀、鈉、銅、鎂、鋅、鉻、錳、胡蘿蔔素、硫化物

○ **適用者**：一般人、體質虛寒者　✗ **不適用者**：哺乳婦女、火氣大、痔瘡患者

韭菜為什麼能提升免疫力？

1 韭菜中的膳食纖維，可促進胃腸蠕動，加強消化器官功能，幫助排除有害物。

2 韭菜的獨特味道具有殺菌作用，能驅除腸內的細菌，幫助提升抵抗力。

3 韭菜屬性辛溫，能溫中行氣，所含硫化物具殺菌和興奮的作用，可除濕祛寒、解表增溫，增強抵抗力、預防感冒。

韭菜主要營養成分

1 韭菜含有醣類、蛋白質、維生素A、B₁、B₂、C、葉酸、菸鹼酸、胡蘿蔔素、硫化物、苷類、苦味質和纖維。

2 韭菜還含鈣、鐵、磷、鉀、鈉、銅、鎂、鋅、鉻、錳等礦物質。

韭菜食療效果

1 韭菜在中醫藥典上有「起陽草」之稱，是一種生長力旺盛的蔬菜，為腎虛陽萎、遺精夢遺的輔助食療佳品，對男性勃起障礙、早洩等疾病有很好的療效。

2 韭菜的氣味十分辛辣，但有行氣導滯、散瘀活血的食療功效，適用於跌打損傷、胸痛、吐血、腸炎等症。

3 韭菜的纖維豐富，可促進胃腸蠕動正常，強化消化器官功能，防止便祕。

4 韭菜富含鐵，可改善因缺鐵造成的貧血、手腳冰冷，缺鐵的人可多吃韭菜。

5 韭菜中含揮發性精油、硫化物，可降低膽固醇、預防高血脂症和冠心病。

6 婦女生理期不順、白帶多可吃炒韭菜。

韭菜食用方法

1 韭菜燙、炒、做點心皆適宜。

2 選購韭菜要注意鮮度，以挑選葉直、鮮嫩翠綠者、長度20～30公分者為佳。

3 每年1、2月產的韭菜，營養價值較高且較鮮嫩，可於春節前後多多食用。

韭菜飲食宜忌

1 有消化道疾病或消化不良的人，不宜一次吃太多韭菜，以免引起腹脹。

2 火氣大、痔瘡患者不宜吃韭菜，以免屬性溫熱的韭菜讓症狀加劇。

3 產婦還在哺乳期間，不可食用韭菜，以免產生退奶的效果。

韭菜拌核桃

防心血管病＋保護細胞

材料：
韭菜200克，核桃40克

調味料：
鹽、糖、米酒各2小匙，
橄欖油1小匙

● 熱量 577大卡
● 醣類 21.9克
● 蛋白質 10.2克
● 脂肪 49.8克
● 膳食纖維 7克

作法：
❶ 將韭菜清洗乾淨，去除根部和老葉，切成長段備用。
❷ 湯鍋加水煮滾，放入韭菜，煮至韭菜變色後，撈出瀝乾。
❸ 將韭菜盛盤，加入核桃、橄欖油、鹽、糖和米酒，拌勻即可食用。

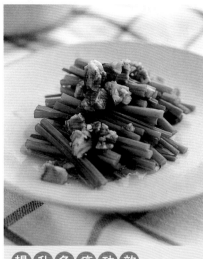

提升免疫功效

韭菜含有硫化丙烯基，能防止自由基造成細胞氧化的傷害，提升人體免疫功能。核桃含Omega-3脂肪酸，可預防心血管疾病。

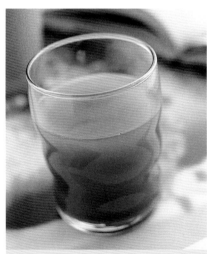

高纖韭菜汁

降低血脂＋排毒強身

材料：
韭菜200克

● 熱量 61.2大卡
● 醣類 8.6克
● 蛋白質 4克
● 脂肪 1.2克
● 膳食纖維 4.8克

作法：
❶ 韭菜洗淨、切段。
❷ 韭菜放入滾水中燙熟後取出，放入果汁機中打成汁。
❸ 將打好的韭菜汁，加入適量溫開水沖服飲用即可。

提升免疫功效

韭菜含膳食纖維，能促進消化；硫化物可降血脂肪，每天適量飲用韭菜汁，能有效排除體內毒素，並增強身體的抵抗力。

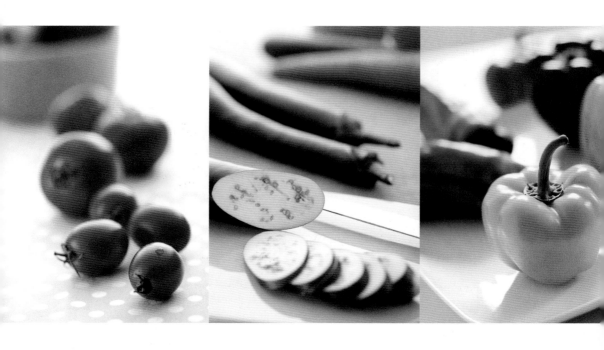

健康茄類

　　本篇所介紹的茄類，包含青椒、彩椒、番茄、茄子。

　　其中青椒、彩椒富含抗氧化劑維生素A，可保護人體免受自由基侵害，是最好的天然抗衰老蔬菜；番茄含茄紅素，具獨特的抗氧化功能，可清除人體內導致衰老和疾病的自由基，有效阻止細胞突變；含維生素P和花青素的茄子，可以增進視力健康，減緩眼睛黃斑部退化，還具有防止皮膚瘀血、調節新陳代謝、抗老化、增強抵抗力等作用。

　　適當攝取茄類蔬菜，可輕鬆維持身體健康！

Point 抗老防癌，有發炎症狀者不宜食用

青椒、彩椒 *Sweet Pepper*

提升免疫有效成分
維生素C、花青素
β-胡蘿蔔素

食療功效
抗氧化
通便降壓

● **別名**：甜椒、番椒

● **性味**：性溫，味甘辛

● **營養成分**：
蛋白質、醣類、維生素A、B₁、B₂、B₆、C、花青素、葉酸、
菸鹼酸、泛酸、β-胡蘿蔔素、鈣、鐵、磷、硒、鎂、鋅

○ **適用者**：一般人、用眼過度者　✕ **不適用者**：身體有發炎症狀者

青椒、彩椒為什麼能提升免疫力？

1 青椒、彩椒富含強力的抗氧化劑—花青素，可保護人體免受自由基的侵害，是最好的天然抗衰老物質，可預防癌症、關節炎、調節免疫力、保護血管。

2 青椒、彩椒含相當豐富的胡蘿蔔素，在人體內可轉化為維生素A，對眼睛和皮膚健康有益，且具有調節新陳代謝、抗老、預防癌症、增強抵抗力等作用。

青椒、彩椒主要營養成分

1 青椒、彩椒含蛋白質、醣類、花青素、β-胡蘿蔔素、鈣、鐵、磷、硒、鎂、鋅、鈉、鉀、類黃酮素、膳食纖維。

2 青椒、彩椒另含維生素A、B₁、B₂、B₆、C、菸鹼酸、葉酸、泛酸。

3 青椒、彩椒中的維生素C含量，比柑橘還高出2倍之多。

青椒、彩椒食療效果

1 青椒、彩椒所含的膳食纖維，可促進脂肪新陳代謝，避免膽固醇和脂肪附著於血管，能預防便祕、動脈硬化、高血壓、糖尿病等病症。

2 青椒、彩椒中含矽，能促進鈣質吸收、強化骨骼，維持心血管健康，且具有消除皺紋、增生頭髮、強健指甲的功效。

3 青椒、彩椒含胡蘿蔔素和維生素A，有增進皮膚抵抗力之效。

4 青椒、彩椒富含維生素B群和礦物質，可防止精神障礙、穩定情緒、集中精神，對腦部的營養供給很有益處。

5 青椒、彩椒含豐富的維生素C、K，可防治壞血病、牙齦出血、皮膚瘀青。

青椒、彩椒食用方法

1 選購時，以果蒂無腐壞、果實表面光滑、顏色鮮艷、無萎縮水傷者為佳。若以紙張包裹好封於塑膠袋中，在冰箱裡可存放約1週。

2 以大火快炒或油炸青椒、彩椒，可增進維生素A的釋放。

青椒、彩椒飲食宜忌

1 青椒具刺激性，容易引發痔瘡，痔瘡患者不宜多食。

2 潰瘍、咽喉腫痛等發炎症狀期間，應避免吃青椒類的食物，以免症狀加重。

青椒香炒皮蛋

2人份

強化免疫細胞＋高C抗病

材料：
青椒150克，皮蛋2顆，
辣椒1根，大蒜3瓣

調味料：
橄欖油2小匙，醬油1大匙，
香油1小匙，細砂糖1/4小匙

- 熱量 367.2大卡
- 醣類 15.5克
- 蛋白質 16克
- 脂肪 26.8克
- 膳食纖維 3.5克

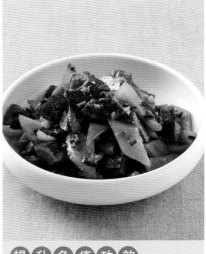

作法：
1. 皮蛋放入滾水中煮5分鐘，撈出泡冷水至涼，再取出剝殼，切小塊。
2. 青椒洗淨，切片；辣椒、大蒜切碎。
3. 熱油鍋，炒香大蒜和辣椒，加青椒略炒，再加入皮蛋炒勻。
4. 加醬油和糖，炒至醬油收乾，淋香油即可。

提升免疫功效

青椒的化合物具有很強的抗氧化力，豐富的維生素C，可強化免疫細胞（如T細胞）、干擾素的作用，促進人體的免疫功能。

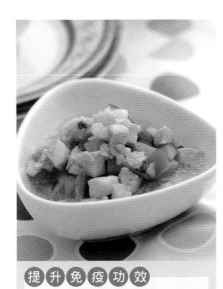

提升免疫功效

彩椒富含花青素，有助於抗老防衰、調節免疫力。鮭魚的精胺酸能強化免疫力、蝦紅素可幫助抗氧化。

甜椒鮭魚丁

3人份

增強抗病力＋抗老防衰

材料：
鮭魚、小黃瓜各100克，
紅色、黃色彩椒各10克，
雞蛋1顆，生薑1塊，大蒜3瓣

- 熱量 336.4大卡
- 醣類 8.8克
- 蛋白質 27.2克
- 脂肪 21.4克
- 膳食纖維 1.3克

調味料：
橄欖油2大匙，糖1小匙，
鹽、太白粉各少許

作法：
1. 將鮭魚、紅色彩椒、黃色彩椒和黃瓜洗淨切丁；蒜、薑洗淨切末；雞蛋取蛋白。
2. 用鹽、糖和蛋白醃鮭魚丁，約10分鐘，再用小火煎至8分熟後起鍋，備用。
3. 將蒜末、薑末、雙色彩椒丁、黃瓜丁入鍋，以太白粉水勾芡，再放入鮭魚丁拌炒即可。

醋拌甜椒花椰菜

提高免疫＋防止細胞變異

材料：
綠花椰菜120克，
紅色、黃色彩椒各50克

● 熱量 198.4大卡	
● 醣類 11.9克	
● 蛋白質 3.2克	
● 脂肪 15.3克	
● 膳食纖維 4.8克	

調味料：
橄欖油、水果醋各1大匙

作法：
1. 綠花椰菜洗淨，切小朵，用滾水汆燙，瀝乾；紅色、黃色彩椒洗淨，切長條。
2. 綠花椰菜和彩椒放入盤中，加橄欖油和水果醋，拌勻，即可食用。

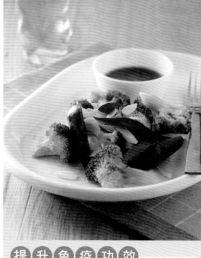

提升免疫功效

紅色、黃色彩椒含豐富的 β-胡蘿蔔素、維生素C，能提升人體免疫系統功能，抑制癌症的發生，並使變異細胞良性化。

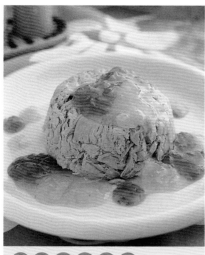

提升免疫功效

紅色、黃色彩椒多樣的色彩，代表含有豐富的植物光感化合物，此類化合物有很強的抗氧化力，可使變異細胞恢復正常。

鮪魚佐甜椒醬

3人份

預防細胞癌化＋抗氧化

材料：
紅色、黃色彩椒各60克，
鮪魚300克，大蒜2瓣，
冷開水60c.c.

● 熱量 126.5大卡	
● 醣類 6.6克	
● 蛋白質 24.3克	
● 脂肪 0.3克	
● 膳食纖維 2.6克	

調味料：
胡椒粉1/2小匙，鹽1/4小匙

作法：
1. 鮪魚和紅色、黃色彩椒汆燙後，瀝乾備用；大蒜切末。
2. 將鮪魚搗碎，加入蒜末和調味料拌勻，裝盤備用。
3. 紅色、黃色彩椒、冷開水加入果汁機中，均勻攪打成醬。
4. 將作法③淋在作法②上即可。

番茄 *Tomato*

提升免疫有效成分
維生素A、C
茄紅素

食療功效
預防牙齦出血
增強免疫力

● **別名**：西紅柿、甘仔蜜

● **性味**：性涼，味甘辛

● **營養成分**：
蛋白質、醣類、茄紅素、維生素A、B_1、B_2、B_6、C、K、P、葉酸、泛酸、菸鹼酸、鈣、鐵、磷、鎂、鋅、β-胡蘿蔔素

○ **適用者**：一般人皆可　✕ **不適用者**：體質寒涼者

番茄為什麼能提升免疫力？

1 番茄中的茄紅素，具有獨特的抗氧化功能，可清除人體內導致衰老和疾病的自由基，有效降低血漿膽固醇濃度，使脫氧核醣核酸（DNA）和基因免遭破壞，有助阻止細胞突變。

2 番茄含有維生素A，是維持正常視力的重要營養成分，也是促進細胞生長組織健康的必需物質，可增強人體對傳染病的抵抗力，對於牙齒和骨骼的生長，亦有一定幫助。

番茄主要營養成分

1 番茄含有蛋白質、醣類、鈣、鐵、磷、鎂、鋅、硒、β-胡蘿蔔素和茄紅素等營養成分。

2 番茄含維生素A、B_1、B_2、B_6、C、K、P、葉酸、泛酸、菸鹼酸等營養素。

番茄食療效果

1 番茄含維生素B群，多吃新鮮番茄，有助於促進皮膚健康，加強皮膚防晒的能力，延緩老化。

2 番茄含有大量的礦物質和鈣、鐵、磷、鎂、鋅，有助於神經傳導物質生成，可以讓大腦保持靈活，幫助提升學習力，對於舒緩生理不適、慢性胃疾也有一定的效果。

3 番茄含豐富的維生素C，對促進血液循環、美白皮膚、增強免疫力、預防骨折、消除疲勞，均有一定的功效。

番茄食用方法

1 選購番茄時，應以顏色鮮豔、有光澤、無裂痕或無病斑者較佳。上等的番茄果實飽滿、色澤均勻、熟度適中且硬度高，如過軟即表示不健康或過熟易爛。

2 番茄的茄紅素和胡蘿蔔素是脂溶性的，必須經過油脂和加熱烹調，才能被釋放出來，利於人體吸收。

番茄飲食宜忌

1 青番茄不可生食，因為含有鞣酸和龍葵素，對腸胃負擔較重，吃多了容易出現噁心嘔吐的症狀。

2 番茄屬性寒涼，手腳冰冷和胃腸較弱者不宜多吃。

爽口番茄沙拉

強化免疫＋緩解胃病

材料：
中型紅番茄4顆

● 熱量 239.7大卡	
● 醣類 37.6克	
● 蛋白質 2.9克	
● 脂肪 8.6克	
● 膳食纖維 3.8克	

調味料：
橄欖油4大匙，檸檬汁3大匙，
細砂糖2大匙，鹽、胡椒各適量

作法：

❶ 番茄洗淨，連皮切成厚片。

❷ 所有調味料調勻。

❸ 將番茄片整齊排在淺盤上，淋上作法②，醃漬約4～5個小時入味，即可食用。

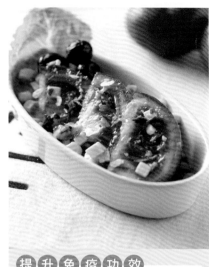

提升免疫功效

番茄富含維生素A，能促進細胞組織健康，增強免疫力，還可減輕口瘡、胃熱、高血壓、胃及十二指腸潰瘍等疾病的症狀。

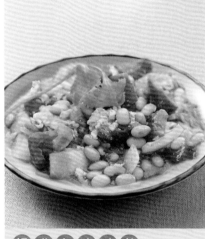

提升免疫功效

番茄含豐富的茄紅素，抗氧化力顯著，可抑制細胞發生癌化現象，阻斷腫瘤生長，也有助於增強人體的抗病能力。

黃豆番茄炒蛋

抗氧化防癌＋增強抗病力

材料：
番茄100克，黃豆30克，
雞蛋1顆，洋蔥1/2顆，
冷開水50c.c.

● 熱量 394.5大卡	
● 醣類 35.3克	
● 蛋白質 18.5克	
● 脂肪 19.9克	
● 膳食纖維 7克	

調味料：
橄欖油、白糖各2小匙，
番茄醬20克，鹽3克

作法：

❶ 將黃豆煮熟；番茄去皮切塊；洋蔥切小塊；蛋打成蛋汁。

❷ 熱油鍋，拌炒洋蔥塊以及黃豆，炒到洋蔥塊變軟。

❸ 最後加水、番茄塊、蛋汁、其餘調味料，將火調小，約炒10分鐘即可。

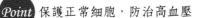

Point 保護正常細胞，防治高血壓

茄子 *Eggplant*

提升免疫有效成分
胡蘿蔔素
類黃酮素

食療功效
防止瘀血
抗氧化、老化

● **別名**：酪酥、崑崙瓜

● **性味**：性寒，味甘

● **營養成分**：
蛋白質、醣類、維生素A、B₁、B₂、B₆、C、E、K、P、葉酸、泛酸、菸鹼酸、鈣、鐵、磷、鉀、鈉、銅、鎂、鋅、硒

○ **適用者**：一般人、皮膚容易瘀青者 ✗ **不適用者**：體質虛冷者

🍎 茄子為什麼能提升免疫力？

1 茄子富含胡蘿蔔素和黃酮類化合物，這些植化素，可增強體內抗氧化物質的活性，減少自由基攻擊正常細胞的機會，可達到抗衰老、增強抵抗力的作用。

2 茄子屬於鹼性食物，低熱量、高纖維且富含維生素和礦物質，可幫助清除血脂和體內毒素，抑制消化系統腫瘤的增生，增強免疫系統功能。

茄子主要營養成分

1 茄子含有蛋白質、醣類、維生素A、B₁、B₂、B₆、C、E、K、P、葉酸、泛酸、菸鹼酸、胡蘿蔔素、類黃酮素以及膳食纖維等營養成分。

2 茄子還含鈣、鐵、磷、鉀、鈉、銅、鎂、鋅、硒等礦物質。

茄子食療效果

1 茄子中的維生素P，可幫助防止毛細血管破裂，預防瘀傷，亦有助於預防牙齦出血，而且還能減輕更年期女性熱紅潮的症狀。

2 茄子中的葫蘆巴鹼、膽鹼，進入小腸後，可幫助膽固醇排出體外，減少高血壓和動脈硬化的發生機率。

3 茄子中含大量的鉀，鉀能幫助維持人體酸鹼平衡，且能排除過多的水分，避免水腫，對於高血壓患者和飲食過鹹的人來說，是理想的保健蔬菜。

4 茄子含花青素，可維護眼睛健康，減緩眼睛黃斑部退化，還能防止皮膚老化。

☀ 茄子食用方法

1 購買茄子時，挑選上方有瓜蒂附著，而且色澤深黑堅硬者才新鮮好吃。

2 茄子的營養成分不耐高溫油炸，且油炸茄子易吸油增加熱量，若想獲得茄子完整的營養又不發胖，最好以汆燙或清蒸方式烹調為宜。

✚ 茄子飲食宜忌

1 夏天食用茄子有助於清涼解暑，對於容易長痱子、生瘡癤的人來說，常吃茄子，可以獲得明顯的改善。

2 茄子屬性寒涼，體質虛冷或脾胃虛寒者，不宜多食。

甜椒拌雙茄

抑制細胞癌化＋抗氧化

材料：
茄子150克，番茄2顆，
黃色彩椒1個，九層塔20克

● 熱量 268.1大卡
● 醣類 24.8克
● 蛋白質 5.5克
● 脂肪 16.4克
● 膳食纖維 9.1克

調味料：
橄欖油1大匙，檸檬汁少許，
鹽、醬油各1/2小匙

作法：
1. 所有材料洗淨；茄子和黃色彩椒切長薄片；番茄切薄片。
2. 作法①放入熱水燙3分鐘，撈起放涼。
3. 所有調味料和作法②攪拌，冷藏1小時，食用前撒上九層塔即可。

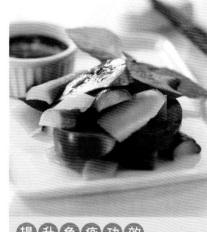

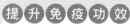

提升免疫功效

茄子含有胡蘿蔔素，可有效抑制上皮細胞癌化；茄子中蛋白質和鈣的含量，是番茄的3倍，對提升免疫力很有幫助。

桔香紫蘇茄

提升免疫＋減少壞菌

材料：
茄子100克，紫蘇葉20克

● 熱量 99.4大卡
● 醣類 24克
● 蛋白質 1.4克
● 脂肪 1克
● 膳食纖維 3克

調味料：
金桔醬2大匙

作法：
1. 茄子洗淨，切小段，泡水3分鐘。
2. 將茄子放入蒸鍋中蒸熟。
3. 食用時，以紫蘇葉包裹茄子，再蘸適量金桔醬即可。

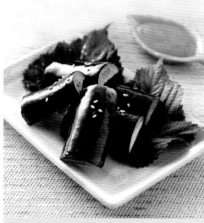

提升免疫功效

茄子具有促進腸胃蠕動、減少壞菌產生、提升人體免疫系統的功能，還可抑制上皮細胞癌化，是保健強身的好食物。

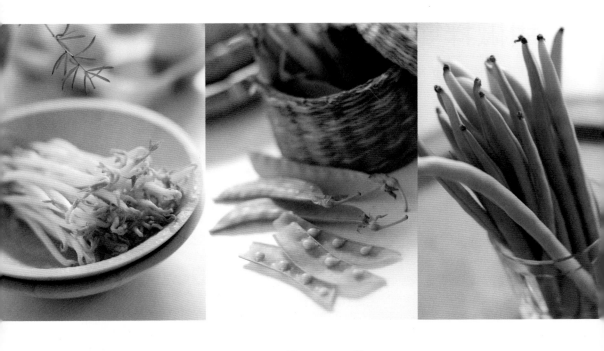

豆菜芽菜類

　　豆菜、芽菜類，如豌豆、四季豆、毛豆、豆芽等，富含維生素A、B群、C，具有抗氧化功能，有助於清除自由基，增加血管彈性，還能維持免疫系統運作正常。

　　豆類發芽時，會促使豆中澱粉和脂肪降低，營養豐富易消化，且吃起來清脆爽口。常吃豆菜、芽菜，可使體內酸鹼平衡，提升免疫力，對人體好處多多。

　　豆菜、芽菜還含多種胺基酸，可提高抗病和復原能力，其植物性激素，對細菌有抑制作用。

Point 可潤膚制菌，降低罹癌率

豌豆 *Pea*

提升免疫有效成分
維生素B群
胡蘿蔔素、蛋白質

食療功效
修補受損細胞
增加乳汁分泌

● 別名：甜豆、荷蘭豆

● 性味：性平，味甘

● 營養成分：
蛋白質、脂質、醣類、纖維、維生素A、B群、C、E、
菸鹼酸、葉酸、鐵、鈣、磷、鉀、鈉、胡蘿蔔素

○ 適用者：一般人、哺乳婦女　✗ 不適用者：免疫系統疾病患者

豌豆為什麼能提升免疫力？

1 豌豆是植物性蛋白的極佳來源，尤其含有穀類蛋白質所缺少的離胺酸，可以提高人體抗病和復原的能力。

2 豌豆中含有植物凝集素，對金黃色葡萄球菌、傷寒桿菌、大腸桿菌有抑制作用，可刺激淋巴球，具有增強免疫力的作用。

豌豆主要營養成分

1 豌豆含有蛋白質、脂質、醣類、維生素A、B群、C、E、菸鹼酸、葉酸、鐵、鈣、磷、鉀、鈉、胡蘿蔔素和纖維。

2 豌豆尤其富含維生素B_1，維生素B_2和菸鹼酸的含量，也比其他豆類高。

豌豆食療效果

1 豌豆含胡蘿蔔素，在人體內可轉化為維生素A，多吃可改善皮膚乾燥和眼睛乾澀、視力模糊的情形，且可防止人體致癌物質的合成，降低罹癌的機率。

2 豌豆含豐富的蛋白質，可幫助兒童和青少年成長發育、增加肌力，也能修補受損或老化的細胞。

3 豌豆含豐富的葉酸，有助於嬰幼兒的神經細胞和腦細胞發育，適合孕婦多吃。

4 中醫認為，豌豆可使小便順暢，除煩止渴，並能治療抽筋、水腫、慢性腹瀉、子宮脫垂等病症；研磨成粉外用，可治療疔瘡、皮膚炎。

5 豌豆含纖維，能促進腸胃蠕動，有利人體對食物的消化和吸收，還可清腸。

豌豆食用方法

1 豌豆仁、豌豆莢、豌豆苗營養豐富，挑選以顏色翠綠、質地挺脆為上品；乾豌豆磨粉可製成粉絲、涼皮或點心。

2 豌豆不宜用地下水或泉水等硬水煮食，因硬水中的鈣，會和豌豆中的豆類蛋白結合，不易為人體消化吸收。

豌豆飲食宜忌

1 哺乳婦女吃豌豆，可增加乳汁分泌量，乳腺炎、乳汁不通，也適合食用豌豆。

2 豌豆吃多了容易腹脹，腸胃虛弱或消化不良者不宜大量食用。

3 豌豆的普林含量頗高，痛風患者急性發作期應避免食用。

松子雞絲沙拉

提升抗病力＋強身防癌

材料：
雞胸肉120克，
紅色彩椒40克，
豌豆、松子各15克

調味料：
玫瑰花濃露2小匙

作法：

❶ 所有材料洗淨；雞胸肉汆燙，瀝乾，切絲；紅色彩椒去籽，切絲；甜豌豆去頭尾，汆燙，撈出瀝乾。

❷ 將松子放入烤箱，以低溫烤熟，取出。

❸ 最後將雞胸肉、紅色彩椒、甜豌豆和松子擺盤，淋上玫瑰花濃露拌勻即可。

- 熱量 333.6大卡
- 醣類 24.9克
- 蛋白質 31.5克
- 脂肪 11.8克
- 膳食纖維 2.9克

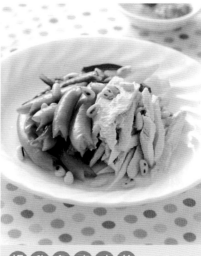

提升免疫功效

豌豆可防止致癌物質合成，提升抗病力。松子中的植物營養成分，能提升免疫球蛋白IgE、IgG的含量，增強免疫力。

糖醋山藥

4人份

減少自由基傷害＋祛病養生

材料：
山藥300克，薑20克，
紅蘿蔔、豌豆各50克，
高湯100c.c.

- 熱量 555.6大卡
- 醣類 46.6克
- 蛋白質 12.5克
- 脂肪 22.1克
- 膳食纖維 8.8克

調味料：
橄欖油、糖、番茄醬、醋各1大匙，鹽1/2小匙

作法：

❶ 材料洗淨；山藥、紅蘿蔔切塊；豌豆去蒂頭和硬莖；薑切片備用。

❷ 熱油鍋，爆香薑片，放入山藥、紅蘿蔔、高湯拌炒，至湯滾轉小火燉煮至熟。

❸ 放入豌豆和剩餘調味料拌勻，煮至滾沸。

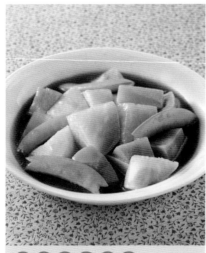

提升免疫功效

山藥含多種胺基酸、植物性荷爾蒙，能使身體組織功能正常，提升免疫力。紅蘿蔔中的β-胡蘿蔔素，有助降低疾病的發生率。

蒜香干貝豌豆

高鉀高纖＋穩定血壓

材料：
豌豆300克，干貝20克，
黃色、紅色彩椒各適量，
大蒜10克

● 熱量 253.1大卡
● 醣類 27.7克
● 蛋白質 21.3克
● 脂肪 6.3克
● 膳食纖維 8.1克

調味料：
橄欖油2小匙，香油1小匙，
鹽1/6小匙

作法：
1. 所有材料洗淨，瀝乾；干貝用水泡軟後，搓絲；大蒜切碎。
2. 熱油鍋，爆香大蒜末，加入干貝炒香。
3. 放入豌豆莢、雙色彩椒、香油、鹽，拌炒至熟即可起鍋。

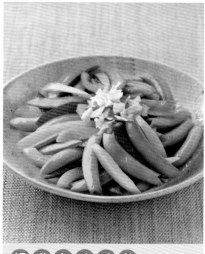

提 升 免 疫 功 效

豌豆富含鉀和纖維，可平衡血鈉、穩定血壓；所含的胡蘿蔔素，在體內會轉化為維生素A，是極佳的抗氧化物。

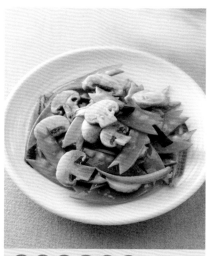

蘑菇炒豌豆

調整體質＋增強免疫力

材料：
蘑菇150克，豌豆100克，
紫洋蔥絲50克，
蒜末、巴西利各少許

● 熱量 137.2大卡
● 醣類 14.6克
● 蛋白質 7.1克
● 脂肪 5.6克
● 膳食纖維 5.1克

調味料：
橄欖油2小匙，鹽、胡椒粉、白酒各適量

作法：
1. 蘑菇以鹽水清洗，備用。
2. 橄欖油倒入鍋中燒熱，爆香蒜末、紫洋蔥絲，加入豌豆、蘑菇大火快炒。
3. 轉小火，再依序加入鹽、胡椒粉、白酒快速拌勻。
4. 最後撒上巴西利，即可熄火起鍋。

提 升 免 疫 功 效

豌豆富含優質蛋白質，能提升免疫力。蘑菇所含的特殊不飽和脂肪酸，能抑制體內雌激素，可調節身體功能，增強免疫力。

四季豆 *French Bean*

提升免疫有效成分
維生素B群
胡蘿蔔素、蛋白質

食療功效
穩定血糖
改善便祕

- **別名**：敏豆、菜豆
- **性味**：性平，味甘
- **營養成分**：
  醣類、蛋白質、維生素A、B群、C、K、
  葉酸、鈣、鐵、磷、鉀

O 適用者：一般人、糖尿病患者　　**X 不適用者**：腸胃虛弱者

四季豆為什麼能提升免疫力？

1 四季豆含有鋅，可使荷爾蒙運作正常，促進組織再生，調整因生理變化導致的免疫紊亂，使人體發揮最佳免疫功能。

2 四季豆富含維生素A、C，具有抗氧化的功能，有助於清除細胞內的自由基，可以增加血管彈性，幫助維持身體免疫功能運作正常。

四季豆主要營養成分

四季豆主要含蛋白質、醣類、胺基酸、維生素A、B_1、B_2、C、菸鹼酸、鈣、鐵、磷等營養成分。

四季豆食療效果

1 四季豆含豐富的膳食纖維，可延緩血糖急速上升，故可控制糖尿病患者的血糖穩定度。

2 四季豆含有的纖維，不僅有助於腸胃蠕動，還能改善便祕，降膽固醇，減低大腸癌的發生機率。

3 四季豆含植物性雌激素，可抑制和荷爾蒙相關的癌細胞，對乳癌、攝護腺癌有預防作用。

4 四季豆含大量蛋白質和胺基酸，可促進人體建構和修補受損的細胞，同時能輔助製造荷爾蒙和酵素，平衡血液中的酸鹼值，幫助排除體內不必要的廢物。

5 四季豆含有鉀、鎂等礦物質，能幫助穩定血壓，維持心臟正常運作，亦可改善水腫症狀。

四季豆食用方法

1 四季豆耐久放，若以紙張包裹封存於塑膠袋內，可存放於冰箱約3週。

2 四季豆挑選時，以豆莢外皮光滑平順、大小粗細均勻者較嫩，若是豆仁顆粒太凸出者，表示質地較老。

四季豆飲食宜忌

1 生的四季豆裡含有皂苷，會刺激黏膜組織，切勿生食或打汁飲用，否則可能會出現頭暈、嘔吐、腹瀉等不適症狀。

2 四季豆不宜和醋一起食用，醋中的酸性物質，會破壞四季豆中的類胡蘿蔔素，使營養價值大打折扣。

3 四季豆和小魚乾最好不要同食，以免形成草酸鈣，影響人體吸收鈣質。

薑絲四季豆

活化淋巴細胞＋消滅癌細胞

材料：
四季豆300克，薑30克，
辣椒20克

調味料：
橄欖油2小匙，鹽1/4小匙，
胡椒粉、麻油各1/2小匙

| 熱量 155.7大卡 |
| 醣類 24.6克 |
| 蛋白質 6.8克 |
| 脂肪 3.4克 |
| 膳食纖維 9克 |

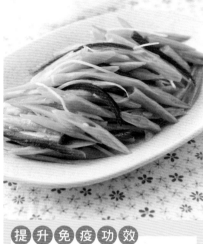

作法：

① 全部材料洗淨；四季豆切段；辣椒、薑切絲備用。

② 熱油鍋，爆香辣椒絲、薑絲，加入四季豆一起翻炒。

③ 起鍋前，加入鹽、胡椒粉、麻油拌勻即可。

提升免疫功效

四季豆中的皂苷成分，能激化淋巴細胞，提升人體的免疫功能。辣椒中的辣椒素，能提升人體免疫細胞功能，可殺滅癌細胞。

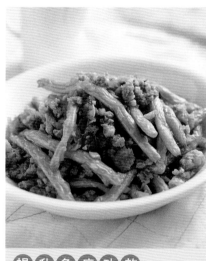

提升免疫功效

四季豆含纖維，有助腸胃蠕動，改善便祕，還可降低大腸癌罹患率。豬肉中的優質蛋白質，有助形成免疫蛋白，增強免疫力。

乾煸四季豆

改善便祕＋增強免疫力

材料：
四季豆350克，絞肉1大匙，
蔥15克，大蒜、薑各10克，
辣椒5克

| 熱量 213.4大卡 |
| 醣類 27.8克 |
| 蛋白質 12.1克 |
| 脂肪 6克 |
| 膳食纖維 9.8克 |

調味料：
橄欖油2小匙，糖1小匙，鹽1/2小匙，醬油少許

作法：

① 材料洗淨；四季豆切除頭尾；蔥、薑、蒜、辣椒切末。

② 熱油鍋，放入四季豆炸至略呈黃色，撈起放涼後，再放入鍋中略炸，盛出備用。

③ 爆香蔥、薑、蒜，加入絞肉炒香，再加四季豆和調味料，炒勻後撒上辣椒碎略炒即可。

Point 防止毒素附著腸道，對黃豆過敏者宜慎食

毛豆 *Vegetable Soy bean*

提升免疫有效成分
蛋白質、亞油酸
大豆異黃酮

食療功效
降低膽固醇
改善更年期症狀

● **別名**：青皮豆、枝豆

● **性味**：性平，味甘

● **營養成分**：
蛋白質、脂質、醣類、維生素A、B群、C、E、泛酸、葉酸、菸鹼酸、胡蘿蔔素、鐵、鉀、鈣、磷、鎂、錳、鋅、銅、纖維

○ 適用者：一般人、中年婦女　**✗ 不適用者**：尿酸過高者

毛豆為什麼能提升免疫力？

1 毛豆中的蛋白質、植物固醇、皂苷、異黃酮等成分，能增強免疫系統功能，有效防止和減少癌症的發生機率。

2 毛豆中含豐富的膳食纖維，不僅能改善便祕，幫助維持腸道免疫功能運作正常，還有利於降低血壓和膽固醇。

毛豆主要營養成分

1 毛豆主要含有蛋白質、脂質、醣類、維生素A、B群、C、E、泛酸、葉酸、菸鹼酸、胡蘿蔔素、纖維等營養成分。

2 毛豆還含鐵、鉀、鈣、磷、鎂、錳、鋅、銅等礦物質。

毛豆食療效果

1 毛豆含有人體必需的亞麻油酸和次亞麻油酸，可以改善脂肪代謝，有助於降低人體中三酸甘油酯和膽固醇。

2 毛豆含有礦物質鈣、鐵、磷和維生素B群，能有效改善記憶力衰退、失眠、手腳冰冷、情緒不穩、焦慮、多疑、失眠等現象。

3 毛豆含豐富的卵磷脂，多吃卵磷脂可幫助腦部和中樞神經的發育，預防老年痴呆症的發生。

4 毛豆所含的異黃酮，又稱為植物性雌激素，和女性荷爾蒙的作用很類似，可減少女性罹患骨質疏鬆症和乳癌、子宮頸癌的機率，並能減輕更年期婦女的熱潮紅症狀。

毛豆食用方法

1 一般在菜市場買到的剝殼生鮮毛豆，可用來水煮或炒食。超市則可買到冷凍毛豆，或是真空包裝的即食蒜味毛豆莢。

2 當毛豆和穀類食品一起食用時，可提高兩者的蛋白質利用率，建議和米、麥、麵等主食搭配食用。

毛豆飲食宜忌

1 生毛豆裡含有皂苷，一定要煮熟或炒熟後再吃。

2 對黃豆類會過敏者，或患有痛風、尿酸過高者不宜多吃毛豆。

毛豆燴絲瓜

防老年痴呆＋提升抗病力

材料：

絲瓜200克，毛豆仁100克，
冷開水少許

● 熱量 344大卡
● 醣類 21.3克
● 蛋白質 16.1克
● 脂肪 21.6克
● 膳食纖維 6.1克

調味料：

橄欖油2小匙，鹽、糖各適量

作法：

❶ 材料洗淨；絲瓜去皮切滾刀塊，以鹽醃漬約
10分鐘。

❷ 熱油鍋，放入絲瓜和毛豆拌炒，再加入糖、
水，燜煮約3分鐘即可。

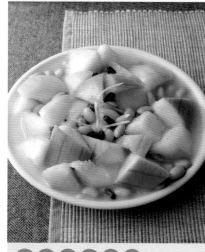

提升免疫功效

毛豆中富含寡醣類成分，能促進
腸道中益菌生長，增強人體免疫
力；卵磷脂則能延緩腦細胞的老
化速度。

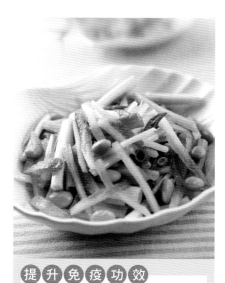

提升免疫功效

西瓜皮富含維生素C，可增強人
體對細菌和病毒的抵抗力。毛豆
中的植物固醇、皂苷、異黃酮等
植化素，能加強人體抗癌力。

西瓜翠衣炒毛豆

增強抵抗力＋消滅病菌

材料：

西瓜皮200克，毛豆100克，
辣椒1根，蔥段6段

● 熱量 174.3大卡
● 醣類 20.7克
● 蛋白質 15克
● 脂肪 3.5克
● 膳食纖維 8.3克

調味料：

橄欖油2小匙，醬油1小匙，鹽1/2小匙

作法：

❶ 西瓜去除厚皮和紅色果肉部分，留下瓜皮邊
的白色果瓤，切成細絲。

❷ 毛豆煮熟後取出；辣椒洗淨後切絲。

❸ 熱油鍋，放入蔥段、辣椒絲炒香，加入西瓜
白瓤一起拌炒。

❹ 加入醬油和鹽拌炒，最後放入毛豆略炒即可
盛盤。

Point 改善酸性體質，避免惡性腫瘤生成

豆芽 *Bean Sprout*

提升免疫有效成分
維生素B群
胡蘿蔔素、蛋白質

食療功效
降低膽固醇
預防口腔潰瘍

● **別名**：芽菜

● **性味**：性涼，味甘

● **營養成分**：
蛋白質、醣類、胺基酸、維生素A、B_1、B_2、B_6、C、E、
泛酸、葉酸、菸鹼酸、胡蘿蔔素、鈣、鐵、鉀、銅、鎂、纖維

○ 適用者：一般人、口腔潰瘍者　　**✗ 不適用者**：體質虛寒者、計畫懷孕的婦女

🍎 豆芽為什麼能提升免疫力？

1 常吃豆芽，可使體內酸鹼平衡，提升人體免疫力，且豆芽中的植物活性成分，還能分解人體內的亞硝酸胺，達到預防多種消化道惡性腫瘤的作用。

2 豆芽含有亞油酸、維生素E等，有降低膽固醇、防止動脈硬化等作用，可預防冠心病、高血壓、動脈硬化和高血脂症等文明病。

豆芽主要營養成分

1 豆芽主要含有蛋白質、醣類、胺基酸、胡蘿蔔素、鈣、鐵、鉀、銅、鎂、膳食纖維等營養成分。

2 豆芽還含維生素A、B_1、B_2、B_6、C、E、泛酸、葉酸、菸鹼酸等營養素。

豆芽食療效果

1 豆芽含維生素B群，對預防口腔潰瘍、腳氣病、自律神經失調等病症，均有良好的效果。

2 豆芽含豐富的維生素A、C，能保護皮膚和微血管，防止小動脈硬化、阻塞，也能防止老年性高血壓。

3 從中醫的觀點來看，豆芽性涼味甘，能清暑熱、解酒毒，在炎炎夏日吃豆芽菜可防中暑。

4 豆芽含有天門冬胺酸，適合身體疲倦勞累時多吃，具有減少體內乳酸堆積、消除疲勞的作用。

☀ 豆芽食用方法

1 選購豆芽以芽體完整、硬挺、色澤自然者為佳，芽體過於肥白，可能是添加了化學藥劑，須多留意。

2 將豆芽用滾水汆燙，加少許醬油、香油、醋涼拌食用，可以醒酒解毒。

豆芽飲食宜忌

1 春季適量食用豆芽，可以幫助預防口角發炎。

2 綠豆芽屬性寒食物，故脾胃虛寒的人不宜多吃。

3 豆芽中含有植物性動情激素，想懷孕的女性不宜多吃，否則容易引起月經紊亂，不易受孕。

4 黃豆芽普林含量高，痛風和尿酸過高者宜適量食用。

涼拌黃豆芽

（1 人份）

排毒抗病＋強化免疫功能

材料：
黃豆芽250克，
番茄200克，
蒜苗、龍鬚菜各20克

調味料：
橄欖油、糖各1小匙，
香油1/2小匙，鹽、醋各適量

作法：
❶ 材料洗淨；番茄切丁；蒜苗斜切。
❷ 黃豆芽、龍鬚菜汆燙，撈起瀝乾。
❸ 將所有材料、調味料拌勻即可。

- 熱量 193.2大卡
- 醣類 14.6克
- 蛋白質 18.4克
- 脂肪 6.8克
- 膳食纖維 8.2克

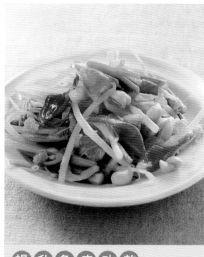

提升免疫功效

黃豆芽含豐富的葉綠素，可清除、分解體內致癌物質——亞硝酸胺，強化免疫力。龍鬚菜的膳食纖維，有助排出體內有毒物質。

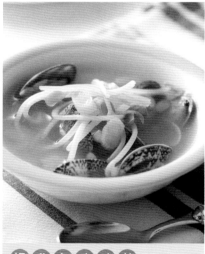

豆芽海瓜子湯

（3 人份）

高纖抗氧化＋抑制癌細胞

材料：
海瓜子150克，黃豆芽60克，
蔥花適量，冷開水750c.c.

調味料：
鹽1/4小匙，黑胡椒粉少許

作法：
❶ 海瓜子放入鍋中，加水煮滾。
❷ 將黃豆芽、所有調味料加入作法①，將鍋內食材煮熟。
❸ 撒上蔥花即可熄火。

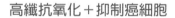

- 熱量 100.3大卡
- 醣類 7.4克
- 蛋白質 13.2克
- 脂肪 2克
- 膳食纖維 1.8克

提升免疫功效

黃豆芽除含黃豆的營養成分，還含有類黃酮類的強力抗氧化物，能抑制體內異常細胞，進而增強人體免疫力。

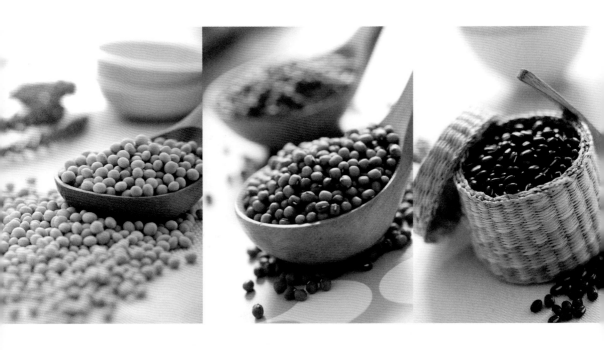

豆類、豆製品

　　豆類富含維生素E和花青素，能清除自由基，強化細胞和器官，維持免疫系統運作正常。

　　對女性來說，黃豆和黑豆含大豆異黃酮，是補充植物性雌激素的最佳來源；含優質蛋白質、維生素B群的紅豆、綠豆，可強化肝臟功能，減少下肢水腫，治療嘴破和皮膚過敏、青春痘。

　　豆類還含有植物性異黃酮、人體必需的多種胺基酸，可抑制癌細胞生長，恢復巨噬細胞和T細胞的免疫能力，是營養豐富的優質食材！

Point 提升人體抗癌力，不宜生食

黑豆 *Black Soybean*

提升免疫有效成分
花青素
大豆異黃酮

食療功效
幫助強健骨質
烏黑頭髮

- 別名：烏豆、黑大豆
- 性味：性平，味甘
- 營養成分：
  蛋白質、醣類、胺基酸、花青素、維生素A、B₁、B₂、C、E、
  泛酸、葉酸、菸鹼酸、胡蘿蔔素、鈣、鐵、鉀、銅、鎂、纖維

○ 適用者：一般人、欲烏黑頭髮者   **✗ 不適用者**：腸胃虛弱者

黑豆為什麼能提升免疫力？

1 黑豆含豐富的抗氧化物質，如維生素E和花青素，能清除體內的自由基、減緩老化、保持免疫系統功能運作正常。

2 黑豆含人體所需的胺基酸和黑豆多醣體，能幫助造血和刺激血液循環，並增強人體免疫力。

黑豆主要營養成分

1 黑豆主要含蛋白質、醣類、胺基酸、花青素、維生素A、B₁、B₂、C、E、泛酸、葉酸、菸鹼酸、胡蘿蔔素、鈣、鐵、鉀、銅、鎂、纖維等營養成分。

2 每100克黑豆中，含鈣370毫克，屬於高鈣食物。

3 黑豆的蛋白質含量高達40%，相當於雞蛋的3倍、牛奶的12倍。

黑豆食療效果

1 黑豆中含有花青素，是一種抗氧化成分，能消除體內的自由基，改善壞血病、泌尿系統感染、動脈硬化、白內障、視網膜病變等病症。

2 中醫古籍記載：黑豆氣味甘、平、無毒，服食黑豆，令人長肌膚、益顏色、填筋骨、增氣力、補虛能食、延年益壽，為醫食俱佳的養生保健食品。

3 黑豆鈣含量高，除了能維持體內酸鹼平衡，幫助骨骼成長和發育，還可防止失眠和神經衰弱等症狀。

4 黑豆含異黃酮，可促進人體對鈣的吸收，預防骨質疏鬆症，還能改善女性更年期心悸、熱潮紅、失眠等症狀。

黑豆食用方法

1 黑豆可製成黑豆粉、黑豆茶、碳焙黑豆、蔭油、豆豉、味噌、蜜黑豆等或浸酒入藥。

2 黑豆亦可燉煮或打成黑豆漿；發芽的黑豆芽可作蔬菜食用。

黑豆飲食宜忌

1 黑豆性利質堅，多吃容易讓人肚子脹氣，所以脾虛、消化不良者最好少吃。

2 黑豆未經加熱就食用，易產生腹痛等不適現象，最好不要生吃黑豆。

醋漬黑豆時蔬

強化巨噬細胞＋防動脈硬化

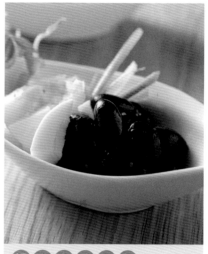

材料：
漬黑豆80克，大蒜5克，
雞蛋1顆，芫荽適量，
豌豆苗、紅蘿蔔、洋蔥各20克

● 熱量 437大卡
● 醣類 13.8克
● 蛋白質 15克
● 脂肪 23.2克
● 膳食纖維 5克

調味料：
橄欖油、壽司醋各1大匙

作法：

❶ 蛋煮熟後，去殼切碎；紅蘿蔔切絲；豌豆苗洗淨備用。

❷ 將洋蔥、大蒜、芫荽切碎，混合橄欖油、壽司醋，製成醬汁。

❸ 將紅蘿蔔絲、豌豆苗放入盤中，加入黑豆，淋上醬汁，最後撒上蛋碎即可。

提 升 免 疫 功 效

黑豆中的皂苷可提升免疫力，增強巨噬細胞功能，還能抑制脂肪吸收，並促進其分解作用，是預防動脈粥狀硬化的優質食物。

黑豆香梨盅

抑制發炎＋增強免疫力

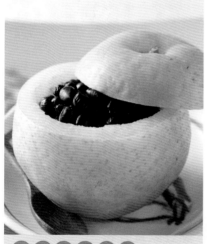

材料：
水梨1顆，黑豆10克，
冷開水120c.c.

● 熱量 100大卡
● 醣類 25.2克
● 蛋白質 0.8克
● 脂肪 0.6克
● 膳食纖維 3.2克

調味料：
糖1小匙

作法：

❶ 將水梨清洗乾淨，切開頂端，挖去果肉以及果核。

❷ 將黑豆、糖放入梨中，蓋上頂蓋，加水蒸熟後即可食用。

提 升 免 疫 功 效

黑豆富含維生素A、E，能增進免疫力，促進健康，還能修復受損的呼吸道上皮細胞，抑制發炎物形成，改善咳嗽、鼻炎、喉痛。

黑豆魚片湯

 2 人份

改善壞血病＋消除癌細胞

材料：

黑豆50克，
魚片3片（約100克），
薑片3片，蔥花少許，
冷開水750c.c.

- 熱量 388大卡
- 醣類 18.9克
- 蛋白質 37.4克
- 脂肪 18.1克
- 膳食纖維 9.1克

調味料：

鹽、香油各2小匙，茴香粉、米酒各1小匙

作法：

❶ 黑豆洗淨後，用冷開水蒸熟備用。

❷ 將蒸好的黑豆放入小鍋中煮，加入魚片、薑片和所有調味料，煮至魚肉熟透，最後撒上蔥花即可。

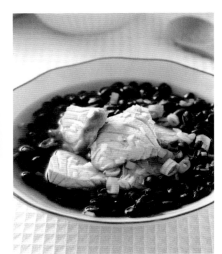

提升免疫功效

黑豆中的花青素，除了能消除體內的自由基外，還能提升自然殺手細胞攻擊癌細胞的能力，並改善壞血病、動脈硬化等病症。

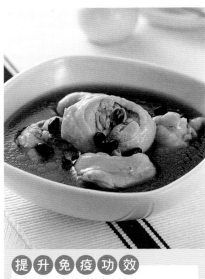

提升免疫功效

黑豆富含異黃酮，能降血壓和膽固醇。何首烏具促進細胞增生、分化和生長的作用，可加速T細胞成熟和分化，提升免疫力。

首烏黑豆燉雞

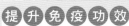 3 人份

降低血壓＋降膽固醇

材料：

何首烏、黑豆各10克，
薑片30克，雞肉塊200克，
冷開水800c.c.

- 熱量 369大卡
- 醣類 3.8克
- 蛋白質 37.3克
- 脂肪 22.8克
- 膳食纖維 1.8克

調味料：

米酒1小匙

作法：

❶ 先將何首烏、黑豆、薑片和水一起放入湯鍋中熬煮。

❷ 把雞肉塊加入作法①中一起燉煮。

❸ 最後起鍋前加入米酒，略煮即可。

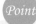

Point 去水腫，防消化道腫瘤，腎臟病患者不宜多吃

紅豆 *Red Bean*

皂苷、鐵
蛋白質

食療功效

消除水腫
紅潤肌膚

- **別名**：赤豆、赤小豆
- **性味**：性平，味甘
- **營養成分**：
蛋白質、醣類、脂肪、膳食纖維、
維生素B_1、B_2、鈣、鐵、磷、鉀、皂苷、菸鹼酸

○ 適用者：一般人、女性生理期、產婦   **✗ 不適用者**：頻尿、消化功能虛弱者

🍎 紅豆為什麼能提升免疫力？

1 紅豆含有豐富的蛋白質、人體必需的胺基酸，常吃紅豆可以淨化血液、消除內臟疲勞，增強免疫力。

2 紅豆是補充鐵質的好食物，常吃紅豆可改善臉色蒼白、舒緩經痛、補充體力。

😊 紅豆主要營養成分

1 紅豆含有蛋白質、醣類、脂肪、膳食纖維、維生素B群、鈣、鐵、磷、鉀、皂苷、菸鹼酸等營養成分。

2 紅豆中的維生素B群含量頗高。

🍵 紅豆食療效果

1 紅豆富含維生素B群，是人體代謝蛋白質和脂肪的重要輔助營養成分。

2 紅豆中的維生素B_1，可預防下肢水腫、維持神經系統和心臟血管系統的運作正常；維生素B_2可治療嘴破和皮膚過敏、青春痘等問題。

3 婦女吃不加糖的紅豆湯，可幫助排除臉部和下半身的水腫，且紅豆具有補鐵的作用，常吃可使肌膚紅潤。

4 紅豆富含膳食纖維，能增加腸胃蠕動、清除腸內廢物、預防便祕，對於大腸癌和直腸癌亦有預防的作用。

5 紅豆中富含皂苷，可幫助減少脂肪吸收、促進排尿、消除心臟病或腎臟病所引起的浮腫。

☀ 紅豆食用方法

1 紅豆的烹調方式多以熬煮成紅豆湯，或做成豆沙餡、豆沙包、豆沙酥餅、豆沙麵包、羊羹、紅豆冰等點心為主。

2 煮紅豆湯的紅豆須先洗淨並泡水6～8小時，再放入電鍋，以蒸飯的方式蒸2次，起鍋前再加糖調味，以免紅豆久煮不爛。

✚ 紅豆飲食宜忌

1 紅豆富含鐵質，不宜和紅茶、咖啡一起食用。

2 生理期間的女性多吃紅豆湯，可促進血液循環，幫助經血順暢排出。

3 紅豆含鉀，能利尿，膀胱無力者、腎臟病患者不宜多吃。

椰汁紅豆粥

高纖排毒＋預防癌症

② 人份

材料：
白米100克，紅豆40克，
蓮子20克，百合10克，
椰漿60c.c.，冷開水750c.c.

| ● 熱量 727大卡 |
| ● 醣類 156.3克 |
| ● 蛋白質 20.7克 |
| ● 脂肪 0.8克 |
| ● 膳食纖維 6.9克 |

調味料：
冰糖3大匙

作法：

❶ 材料洗淨；紅豆泡水至略微脹大，放入蒸鍋蒸30分鐘。

❷ 白米、水、百合和蓮子倒入電鍋，外鍋加1杯水，煮至開關跳起，取出，倒入湯鍋中。

❸ 加入紅豆、椰漿和冰糖，小火煮至冰糖溶化後熄火即可。

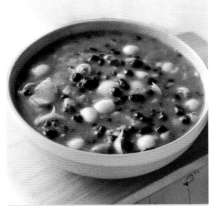

提升免疫功效

紅豆含豐富的膳食纖維，能幫助體內排出有毒物質，所含的皂苷，能減少細胞受到自由基侵害，具有預防癌症的效果。

紅豆糙米飯

強化免疫力＋保護呼吸道

② 人份

材料：
糙米100克，
紅豆20克，
冷開水250c.c.

| ● 熱量 425.4大卡 |
| ● 醣類 87.9克 |
| ● 蛋白質 12.4克 |
| ● 脂肪 2.7克 |
| ● 膳食纖維 5.8克 |

作法：

❶ 紅豆和糙米洗淨，一同泡水8小時。

❷ 將紅豆、糙米和水放入鍋中，蒸熟後燜一下，即可盛出食用。

提升免疫功效

紅豆和糙米含維生素B群，可強化免疫力。維生素B_6含量不足的抽菸者、氣喘和過敏性鼻炎患者，可適量補充以保護呼吸道。

綠豆 *Mung Bean*

提升免疫有效成分
皂苷
蛋白質

食療功效
清熱解毒
改善過敏

● **別名**：植豆、青小豆

● **性味**：性寒，味甘

● **營養成分**：
蛋白質、醣類、維生素B群、C、E、鈣、鋅、鐵、鎂、磷、菸鹼酸、膳食纖維、胡蘿蔔素、皂苷、類黃酮、植物甾醇

○ **適用者**：一般人、過敏體質者　　✗ **不適用者**：脾胃虛寒、腹瀉者

🍎 綠豆為什麼能提升免疫力？

1 綠豆含有植物性異黃酮，和人體必需的多種胺基酸，可抑制癌細胞生長，恢復巨噬細胞、T細胞的免疫能力。

2 綠豆富含胡蘿蔔素和維生素C、E，可增強人體對抗自由基的作用，並具有抗氧化、預防病毒入侵人體的功能。

😊 綠豆主要營養成分

1 綠豆含蛋白質、醣類、維生素B群、C、E、菸鹼酸、膳食纖維、胡蘿蔔素、皂苷、類黃酮、植物甾醇等。

2 綠豆還含鈣、鋅、鐵、鎂、磷等多種礦物質。

🥄 綠豆食療效果

1 綠豆具有解毒消炎的作用，特別適合脾胃濕熱型、皮膚容易長濕疹的過敏體質者食用，只要長期喝綠豆湯，就可改善過敏症狀。

2 長期身處污染環境或有害環境的工作者，可以多喝綠豆湯來排除體內毒素，以免致癌物質滯留體內，引發癌症。

3 綠豆含豐富的維生素B群，可強化肝臟功能，幫助解除酒醉，避免酒精性肝炎的產生。

4 綠豆從中醫觀點來說，具有利尿、消水腫的功用，常吃可促進新陳代謝，降低高血壓、中風、心血管疾病的發生率。

☀ 綠豆食用方法

1 綠豆除了單純煮成綠豆湯，還可加入薏仁，增加美白潤膚的功效。

2 綠豆還可加工製成綠豆椪、綠豆糕、綠豆粉條等美味食品。

3 炎熱的夏季，吃一碗不加糖的綠豆稀飯，搭配小菜，不僅開胃，又能增進食慾、幫助消化。

✚ 綠豆飲食宜忌

1 體質虛寒的人不可多喝綠豆湯，否則會導致腹瀉或消化不良。

2 綠豆有解濕祛熱之效，綠豆湯最適宜夏天飲用。

3 綠豆具有解藥的效果，服用中藥期間，最好不要吃綠豆，以免藥效減弱。

藕香綠豆湯

解毒防病＋降血脂肪

材料：
冬瓜皮150克，綠豆75克，
蓮藕粉35克，冷開水1000c.c.

● 熱量 288大卡
● 醣類 62.02克
● 蛋白質 9.1克
● 脂肪 0.5克
● 膳食纖維 5克

調味料：
糖1/2小匙

作法：
❶ 冬瓜皮洗淨，切塊；綠豆洗淨，浸泡5小時備用。
❷ 鍋中放入冬瓜皮、綠豆和水，以大火煮滾後，轉小火續煮半小時，再加糖拌勻。
❸ 蓮藕粉以少許冷開水調勻後，倒入作法❷中，快速拌勻即可。

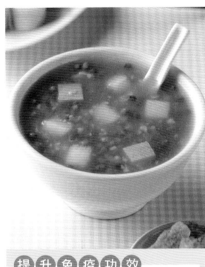

提升免疫功效

綠豆具解毒功效，能提升人體免疫力，幫助清除體內有毒物質，減少罹病機率；其豐富的膳食纖維，能降膽固醇和血脂肪。

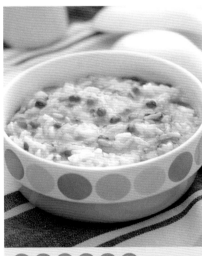

提升免疫功效

小米、糯米可滋陰補腎，適合年長者或免疫力差者食用。綠豆、燕麥和小米富含膳食纖維，有助腸道蠕動、排除體內廢物。

燕麥綠豆粥

促腸蠕動＋清熱解毒

材料：
綠豆80克，小米50克，
燕麥、糯米各40克，
冷開水1000c.c.

● 熱量 804.1大卡
● 醣類 154.7克
● 蛋白質 31.6克
● 脂肪 6.6克
● 膳食纖維 15克

調味料：
冰糖10克

作法：
❶ 綠豆洗淨，泡冷水約2小時後，蒸2小時，取出備用。
❷ 其餘材料洗淨，用冷水浸泡20分鐘，放入鍋內加水，以大火煮滾。
❸ 加入作法❶，轉成小火熬煮約45分鐘，最後加入冰糖即可。

黃豆 *Soybean*

提升免疫有效成分
皂苷、卵磷脂
大豆異黃酮

食療功效
補充女性荷爾蒙
降膽固醇

● **別名**：黃大豆、大豆

● **性味**：性平，味甘

● **營養成分**：
蛋白質、醣類、脂肪、胺基酸、維生素A、B群、E、泛酸、葉酸、菸鹼酸、鈣、鐵、磷、鎂、纖維、皂苷、卵磷脂、大豆異黃酮

○ 適用者：一般人、素食者　　**✗ 不適用者**：尿酸過高者

🍎 黃豆為什麼能提升免疫力？

1 黃豆油脂中含豐富的維生素E，是天然的抗氧化劑，和其他抗氧化劑產生協同作用時，能強化人體細胞和器官，促進心臟血管和免疫系統健康。

2 黃豆中的維生素B群，可維護神經系統穩定，增加能量代謝，有助於對抗壓力，提升人體免疫力。

黃豆主要營養成分

1 黃豆主要含有蛋白質、醣類、植物性脂肪、胺基酸、維生素A、B$_1$、B$_2$、E、泛酸、葉酸、菸鹼酸、鈣、鐵、磷、鎂、膳食纖維等營養成分。

2 黃豆還含有皂苷、卵磷脂、亞麻油酸和次亞麻油酸、大豆異黃酮等對人體有益的特殊成分。

黃豆食療效果

1 黃豆含大豆異黃酮，是一種植物性雌激素，作用類似女性荷爾蒙，除了能舒緩更年期女性的熱潮紅、失眠、手腳冰冷等症狀，還可預防骨質流失，降低骨質疏鬆症的發生率。

2 黃豆含有大量的甘胺酸和精胺酸，可協助肝臟製造較少的膽固醇，有助降低心臟病的發生機率。

3 當人體長期缺乏卵磷脂時，會引起血管硬化和阻塞，甚至導致腦中風、心肌梗塞。黃豆含有豐富的卵磷脂，有助減少血管中的膽固醇堆積。

4 黃豆中的皂苷，可防止體內產生過氧化脂質、抑制脂肪合成和吸收、促進脂肪分解，能減少脂肪肝和肥胖症的發生。

黃豆食用方法

1 黃豆的食用方式，一般以榨油或製成豆製品和豆漿為主，亦可製成豆瓣醬、味噌等調味料。

2 黃豆也可直接烹調入菜，如黃豆燒牛肉、黃豆燉豬腳等料理。

黃豆飲食宜忌

1 生黃豆含皂毒素和抗胰蛋白酶等成分，食用後易發生噁心、嘔吐、腹瀉等中毒症狀，黃豆或豆漿均須煮熟才能食用。

2 黃豆普林含量高，尿酸過高、痛風患者應謹慎食用。

黃豆胚芽飯

活化細胞＋增強抵抗力

材料：
胚芽米150克，黃豆、栗子、
金針菇、猴頭菇各50克，
冷開水200c.c.

| ● 熱量 669大卡 |
| ● 醣類 153.5克 |
| ● 蛋白質 32.8克 |
| ● 脂肪 9.8克 |
| ● 膳食纖維 13克 |

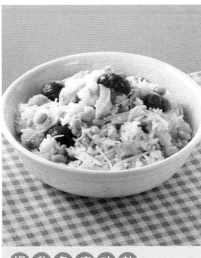

作法：

❶ 黃豆泡水3小時，瀝乾；胚芽米泡水30分
鐘；金針菇、猴頭菇洗淨，去除根部備用。

❷ 將黃豆、胚芽米拌勻，加水放入電鍋蒸熟。

❸ 再加入栗子、金針菇、猴頭菇，續蒸5分鐘
左右即可。

提升免疫功效

黃豆富含蛋白質，並有多種人體
必需的胺基酸，可提高免疫力。
胚芽米中的維生素B群，能維持
細胞活性，增強人體的抗病力。

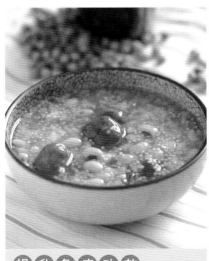

黃豆栗子粥

保護肝臟＋降膽固醇

材料：
栗子100克，
糯米90克，
花生、黃豆各50克，
冷開水1200c.c.

| ● 熱量 983.3大卡 |
| ● 醣類 137.4克 |
| ● 蛋白質 41.7克 |
| ● 脂肪 29.7克 |
| ● 膳食纖維 19.5克 |

作法：

❶ 所有材料清洗乾淨；黃豆放入水中浸泡一個
晚上。

❷ 將所有材料放入鍋中熬煮成粥，即可食用。

提升免疫功效

黃豆所含的皂苷，可抑制過氧化
脂質對肝細胞的傷害，提高免疫
功能。花生含不飽和脂肪酸，能
降膽固醇，預防心血管疾病。

豆腐 *Tofu*

提升免疫有效成分
蛋白質、鈣
大豆異黃酮

食療功效
清熱解毒
補鈣

- **別名：**板豆腐、嫩豆腐
- **性味：**性平，味甘
- **營養成分：**
蛋白質、醣類、不飽和脂肪酸、胺基酸、
泛酸、菸鹼酸、鈣、鐵、磷、鎂、卵磷脂、大豆異黃酮

○ **適用者：**一般人、幼兒、年長者　✗ **不適用者：**尿酸過高者、痛風患者

豆腐為什麼能提升免疫力？

1 豆腐富含優質蛋白質和卵磷脂，常吃豆腐可保護肝臟、促進人體代謝、增強免疫力。

2 豆腐是一種健康養生食材，其營養成分易被人體所吸收，保健養生效益亦大，不僅能消脂減肥、降低膽固醇、預防心血管病變，並能延年益壽，幫助維持身體健康。

豆腐主要營養成分

1 豆腐主要含有蛋白質、醣類、不飽和脂肪酸、胺基酸、泛酸、菸鹼酸、鈣、鐵、磷、鎂、卵磷脂、大豆異黃酮等營養成分。

2 每100克豆腐中的含鈣量，高達150毫克，屬於高鈣食材。

豆腐食療效果

1 豆腐含大豆異黃酮，可調節女性內分泌系統，舒緩更年期的熱潮紅、失眠等症狀，還有預防皮下脂肪堆積、降低骨質流失等作用。

2 豆腐是低熱量、低脂肪、高蛋白質的健康食材，非常適合年長者和腸胃吸收不佳的人食用，對於兒童和青少年的成長發育也有幫助。

3 中醫古籍記載，豆腐味甘性涼，具有益氣和中、清熱解毒、生津潤燥之效，對於痢疾、紅眼、消渴等病症有食療效果，並可解硫磺、燒酒之毒。

4 豆腐含有半胱胺酸，能加速人體內對酒精的代謝，保護肝臟，減少酒精對肝臟的危害。

5 豆腐含有的蛋白質，非常容易被人體消化吸收，鈣、鎂含量也特別高，對於神經系統的運作、消除壓力特別有幫助。

6 豆腐不含膽固醇，又具有降低血壓的功效，尤其適合膽固醇高、血壓高和心血管疾病患者食用。

7 豆腐口感軟嫩、好消化，含鐵、鈣、鎂，對骨骼和牙齒有益，尤其適合兒童適量食用。

8 中醫認為豆腐和小白菜煮湯，可退燒；把豆腐和皮蛋一起食用，則可舒緩口腔潰瘍。

☀ 豆腐食用方法

1 豆腐適合多種烹調方式,可煎、炸、燉、煮,或做成冷盤、湯羹、火鍋。

2 豆腐也可加工製成豆腐卷、豆腐丸、豆腐包等素料。

3 豆腐缺少一種必需胺基酸,料理時須搭配肉類、蛋類或魚類一起烹調,才能補其不足,使營養更均衡完整。

4 不喜歡豆腐的豆渣味,在料理前可將豆腐用熱水略燙。

🧑‍⚕️ 豆腐飲食宜忌

1 豆腐性偏寒,胃寒、腹瀉、腹脹、脾虛者不宜多吃。

2 豆腐普林含量不低,尿酸過高者、痛風患者宜謹慎食用。

3 豆腐雖有益身體,但長期過量食用,會干擾甲狀腺功能,一般人適量為宜。

4 豆腐富含植物性蛋白質,植物性蛋白質食用過量會增加腎臟負擔。老年人的腎臟功能一般都會下降,建議不要過量食用豆腐。

蘋果杏仁拌豆腐

產生抗體＋預防癌症

材料:
嫩豆腐300克,
蘋果100克,
炒杏仁果80克,
香菇50克

● 熱量 599.3大卡
● 醣類 36.2克
● 蛋白質 28.9克
● 脂肪 37.7克
● 膳食纖維 23.3克

調味料:
香油、鹽各3克,白糖5克,醋1小匙

作法:

❶ 嫩豆腐和香菇洗淨切塊狀,用滾水氽燙,撈出瀝乾,備用。

❷ 蘋果去皮去核,洗淨切成塊狀,放入鹽水中以防氧化變色。

❸ 將香菇塊、炒杏仁果、蘋果塊和豆腐塊放進盤中,加調味料拌勻即可。

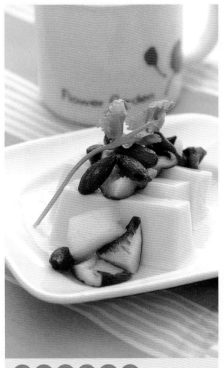

提升免疫功效

多食用豆類製品,可攝取較多的異黃酮類,能清除自由基,並促進抗體產生,不僅可提升免疫力,還能預防癌症發生。

茄汁梅醋拌豆腐

補充營養＋增加抗體

材料：
豆腐100克，番茄50克，
九層塔30克

● 熱量 309.9大卡
● 醣類 19.8克
● 蛋白質 17.5克
● 脂肪 16.9克
● 膳食纖維 1.8克

調味料：
橄欖油2小匙，鹽1/2小匙，
醬油、梅子醋各1小匙

作法：
❶ 豆腐洗淨切塊，放入滾水中汆燙撈起。
❷ 番茄清洗乾淨，切塊；九層塔取嫩葉洗淨，
切碎。
❸ 將作法①、作法②倒入碗中。
❹ 所有調味料拌勻，淋在作法③上即可。

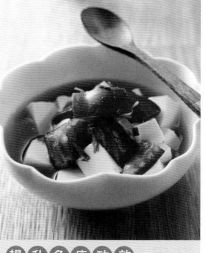

提 升 免 疫 功 效
豆腐含卵磷脂，可幫助脂肪代
謝，降低心血管病的發生；優質
植物性蛋白，可提供人體所需養
分，增加抗體，強化免疫力。

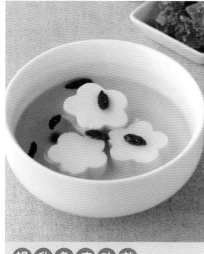

提 升 免 疫 功 效
豆腐含維生素B群、E、鎂、鉀、
磷、卵磷脂等多種成分，可提供
身體所需養分，增加抗體，提升
免疫力，降低呼吸道感染機率。

冰糖枸杞豆腐盅

提升免疫＋避免感染

● 熱量 148.6大卡
● 醣類 21克
● 蛋白質 8.5克
● 脂肪 3.4克
● 膳食纖維 0.6克

材料：
傳統豆腐2塊，
枸杞5克，冷開水120c.c.

調味料：
冰糖1大匙

作法：
❶ 豆腐洗淨後切塊，放入碗中。
❷ 將枸杞、冰糖和水加入作法①中，用蒸鍋蒸
熟即可食用。

鮮蔬燉豆腐

延緩衰老＋排毒抗癌

材料：
板豆腐200克，洋蔥50克，
高麗菜100克，紅蘿蔔60克，
四季豆20克，高湯500c.c.

調味料：
橄欖油2小匙，醬油1小匙，鹽1/2小匙

作法：
1 高麗菜、紅蘿蔔切塊；洋蔥切成薄片。
2 四季豆燙熟後，斜切成細絲狀。
3 作法①入鍋略炒，加高湯煮至滾沸，轉小火煮10分鐘，加鹽續煮至蔬菜熟軟。
4 再放入四季豆、醬油、豆腐，煮至熟透後，即可起鍋。

- 熱量 319大卡
- 醣類 22.4克
- 蛋白質 19.3克
- 脂肪 17.5克
- 膳食纖維 4.6克

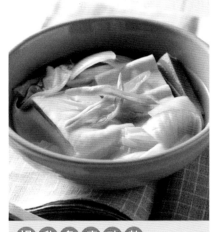

提 升 免 疫 功 效
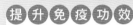
豆腐可補鈣、消脂、預防心血管疾病。洋蔥可延緩細胞衰老、增強免疫力。高麗菜能預防感冒、幫助排毒和抗癌。

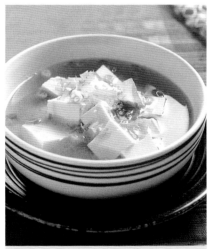

提 升 免 疫 功 效
味噌含有一種生物鹼，可防止輻射的傷害，幫助重金屬螯合物從體內排出，可增強人體免疫力，抑制致癌因子在體內形成癌症。

蔬菜豆腐味噌湯

防輻射傷害＋排除重金屬

材料：
豆腐100克，高麗菜50克，
洋蔥30克，小黃瓜2根，
蔥2根，柴魚片少許，
冷開水1000c.c.

- 熱量 305.9大卡
- 醣類 32.6克
- 蛋白質 17.7克
- 脂肪 11.7克
- 膳食纖維 6克

調味料：
味噌4大匙，麻油1小匙

作法：
1 高麗菜、小黃瓜、豆腐洗淨切小塊。
2 蔥洗淨、切末。
3 以麻油熱鍋，放入作法①略炒，起鍋備用。
4 湯鍋中加入水、作法③，煮滾後放入味噌攪拌，待味噌溶解後，撒上蔥末和柴魚片再略煮即可。

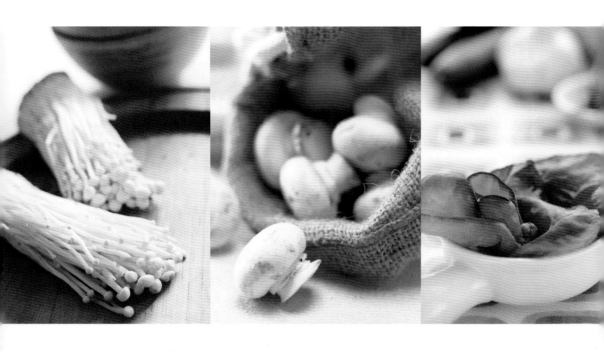

鮮美菇蕈類

　　菇蕈類含有多醣體類物質，能增強T細胞吞噬病毒的能力，可提高人體免疫功能，且菇類含有水溶性纖維和膠質，可減少腸壁和有害物質的接觸面積，幫助人體建立第一道免疫防線；還能防止血液中的膽固醇沉積在血管壁，預防心血管疾病的發生。

　　此外，菇蕈類也是維生素B群含量高的食物，常吃可以紓壓，對於熬夜工作引起的火氣大、嘴破也有療效。發育中的兒童和青少年多吃香菇，有助體內鈣質的吸收，促進骨骼發育。

黑木耳

Point 提升腸道免疫力，排除呼吸道髒污

黑木耳 *Jew's Ear*

提升免疫有效成分
多醣類、膠質
膳食纖維

食療功效
活血補血
消痔通便

● 別名：木茸、雲耳
● 性味：性平，味甘
● 營養成分：
蛋白質、多醣類、胡蘿蔔素、胺基酸、
維生素B群、C、葉酸、鈣、鉀、磷、膠質、膳食纖維

○ **適用者**：一般人、中高齡成年人　✗ **不適用者**：凝血功能不全者、腹瀉者

黑木耳為什麼能提升免疫力？

1 黑木耳含有多醣體物質，能刺激人體淋巴細胞的產生，增強T細胞吞噬病毒的能力，可以提高人體的免疫功能，有效預防癌症。

2 黑木耳含有水溶性纖維和膠質，可減少腸壁和有害物質的接觸面積，加速排除毒素和廢物，幫助腸道建立免疫防線。

黑木耳主要營養成分

黑木耳中含有蛋白質、維生素B群、C、胡蘿蔔素、胺基酸、葡萄糖、甘露聚醣、木糖、戊糖、葉酸、鈣、鉀、磷、膠質、膳食纖維等營養成分。

黑木耳食療效果

1 黑木耳含有豐富的多醣類、植物活性物質。對於在礦場、紡織廠、印刷廠、麵粉加工廠等高空氣污染處工作的人來說，常吃黑木耳，能加速排除呼吸道的髒污，和腸道的有害廢物，對於減少體內毒素十分有幫助。

2 黑木耳富含鐵，能幫助合成紅血球，減少缺鐵性貧血發生的機率，女性常吃，有助於保持臉色紅潤。

3 黑木耳具活血化瘀、防止血液凝結的作用，可減少血液中的膽固醇沉積在血管壁，能預防血栓形成，防止腦中風或動脈硬化，對於中老年人的心血管健康極有幫助。

黑木耳食用方法

1 黑木耳通常用來當作配菜，切絲或切丁，和肉類、其他蔬菜一同烹調。

2 若想加強黑木耳的功效，可將黑木耳和泡發的白木耳，一同放入果汁機中攪打成糊，再放入電鍋，加冰糖蒸燉約30分鐘即可。常食用此料理可降血壓、血糖，還可通便、消脂。

黑木耳飲食宜忌

1 大便溏稀、急性腹瀉期間，不宜吃黑木耳，以免症狀加重。

2 黑木耳有抗凝血作用，手術前後、孕婦、內出血患者不宜食用。

翠筍炒木耳

增強免疫＋預防癌症

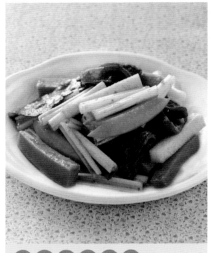

材料：

竹筍180克，豌豆莢10克，
新鮮黑木耳35克，芹菜40克，
紅蘿蔔20克，冷開水60c.c.

- 熱量 285.1大卡
- 醣類 13.9克
- 蛋白質 6.2克
- 脂肪 23.9克
- 膳食纖維 8.1克

調味料：

橄欖油1小匙，沙茶醬1大匙，
麻油1/2大匙，醬油1/2小匙

作法：

❶ 材料洗淨；竹筍、黑木耳、紅蘿蔔切條狀；
芹菜切段。

❷ 熱油鍋，將竹筍條、芹菜段、黑木耳條、紅
蘿蔔條、豌豆莢炒熟。

❸ 加沙茶醬、醬油和水炒勻，再加麻油即可。

提升免疫功效

木耳富含多醣體，可增強免疫
力。竹筍含人體必需的胺基酸，
能增強免疫力。紅蘿蔔富含胡蘿
蔔素，能有效預防皮膚癌。

韭菜木須炒肉絲

殺菌抗癌＋避免感染

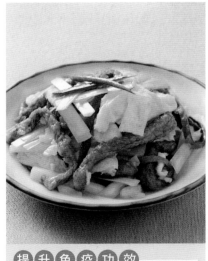

材料：

豬里肌肉、韭黃各100克，
新鮮黑木耳10克，大蒜2瓣，
雞蛋1顆（打成蛋汁）

- 熱量 348.8大卡
- 醣類 20.6克
- 蛋白質 28.3克
- 脂肪 18.3克
- 膳食纖維 2.8克

調味料：

橄欖油、米酒各1大匙，
醬油2大匙，鹽1小匙

作法：

❶ 韭黃切段；黑木耳切絲；大蒜切末。

❷ 豬肉切絲，用醬油和米酒醃10分鐘，放入油
鍋炒至半熟，撈出。

❸ 鍋中留1小匙油，加韭菜翻炒至熟，再加鹽
調味。

❹ 加入豬肉絲、木耳絲和蛋汁炒熟即可。

提升免疫功效

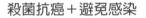

黑木耳可提高T細胞吞噬病毒的
能力，韭菜能增加自然殺手細胞
的數量。多吃這道料理，有助殺
菌、預防感染、抗癌。

黑木耳炒蘑菇

抑制腫瘤＋增加免疫蛋白

材料：

蝦仁100克，蘑菇60克，
黑木耳、小黃瓜各30克，
紅蘿蔔20克，蔥1根

● 熱量 195.8大卡	
● 醣類 7.2克	
● 蛋白質 15.2克	
● 脂肪 11.8克	
● 膳食纖維 3.8克	

調味料：

橄欖油2小匙，鹽、醬油各適量

作法：

❶ 材料洗淨；黑木耳、蘑菇切片；紅蘿蔔、小
　黃瓜切薄片；蔥切段。

❷ 熱油鍋，先將蔥爆香，依序加入黑木耳、紅
　蘿蔔、蝦仁、小黃瓜熱炒，可加少許的水一
　起拌炒。

❸ 最後以鹽、醬油調味，即可起鍋。

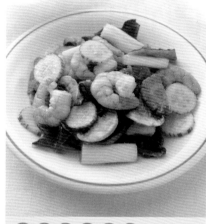

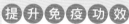

提升免疫功效

木耳多醣能抑制腫瘤，強化免疫
力，增加球蛋白，幫助抗體形
成。小黃瓜可提升細胞抗氧化
力，抑制癌細胞生長。

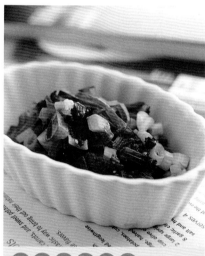

提升免疫功效

黑木耳含多醣體，能加速排除呼
吸道的髒污、腸道的有害，增強
免疫力。番茄中的茄紅素，能保
護細胞免受自由基攻擊。

紅茄燴木耳

保護細胞＋排除毒素

材料：

新鮮黑木耳20克，番茄2顆，
蔥、香茅、芫荽各1根，
辣椒1/3根，胡椒粒1/3小匙，
冷開水250c.c.

● 熱量 84.5大卡	
● 醣類 16.6克	
● 蛋白質 3克	
● 脂肪 0.7克	
● 膳食纖維 4.1克	

調味料：

檸檬汁1大匙，魚露1小匙

作法：

❶ 香茅、芫荽和胡椒粒放入紗布袋中；番茄切
　小塊；黑木耳切絲；蔥、辣椒切末。

❷ 湯鍋加水煮滾，放入紗布袋、檸檬汁和魚
　露，略煮後取出紗布袋，加番茄和黑木耳，
　煮至湯汁略乾。

❸ 最後撒上蔥花和辣椒末，即可食用。

Point 防癌抗腫瘤，使免疫細胞成熟，提升免疫力

巴西蘑菇 *Brazil Mushroom*

提升免疫有效成分
多醣體、麥角固醇
維生素B群

食療功效
抑制癌細胞
調節生理功能

● **別名**：姬松茸、柏氏蘑菇

● **性味**：性平，味甘

● **營養成分**：
蛋白質、多醣類、維生素B群、E、胺基酸、
菸鹼酸、鐵、鋅、鎂、鈣、鉀、磷、膠質、酵素、膳食纖維

○ 適用者：一般人、想預防癌症者　　**✗ 不適用者**：尿酸過高者，腎炎、尿毒症患者

🍎 巴西蘑菇為什麼能提升免疫力？

1 研究顯示，巴西蘑菇所含的高分子多醣體可調節生理功能、促進新陳代謝，同時能減輕疲勞，幫助人體提升免疫力。

2 巴西蘑菇富含麥角固醇，在人體內會轉變為維生素D，在配合多醣類和核酸的作用下，具抗氧化、預防癌症功效。

巴西蘑菇主要營養成分

1 巴西蘑菇含酵素、纖維、蛋白質、多醣類、維生素B群、E、胺基酸、菸鹼酸、鐵、鋅、鎂、鈣、鉀等營養成分。

2 巴西蘑菇含豐富的高分子多醣體，包括 α-D葡聚醣、β-D葡聚醣、β-半乳糖葡聚醣、β-D葡聚醣蛋白質複合體、木糖葡聚醣等。

巴西蘑菇食療效果

1 巴西蘑菇珍貴稀有，含多種維生素、礦物質、胺基酸、微量營養成分，可增強體力、維持健康、預防癌症。

2 巴西蘑菇含相當多的蕈菇類活性物質，具有抑制癌細胞、抗腫瘤生長、提升免疫力、促進免疫細胞成熟等功能。

3 巴西蘑菇富含纖維和膠質，可幫助腸胃蠕動正常，預防腸胃道疾病產生。

4 巴西蘑菇中的植物固醇，可在腸內和脂肪酸結合，使膽固醇由大腸排出，降低血管內膽固醇含量，預防心血管疾病。

5 巴西蘑菇所含的維生素B群、礦物質，是肝細胞再生的重要營養成分，可促進毒素和酒精代謝，減輕肝臟負擔。

巴西蘑菇食用方法

1 生鮮巴西蘑菇含豐富多醣體，容易氧化而發酸變質，購買當天應盡速洗淨、燉煮，再以保鮮容器分裝、冷凍保存，食用前再加熱烹煮即可。

2 巴西蘑菇的鮮品味道清淡、口感滑嫩，適合煎、煮、炒、炸；乾品味道較濃郁，泡發後可蒸、煮、煨、熬醬。

巴西蘑菇飲食宜忌

1 痛風和高尿酸血症患者，要謹慎食用高普林的新鮮巴西蘑菇。

2 巴西蘑菇鉀含量高，腎炎、尿毒症患者也不宜食用。

腰果雙菇湯

活化巨噬細胞＋抗腫瘤

材料：
高麗菜200克，枸杞10克，
生腰果、秀珍菇各50克，
巴西蘑菇30克，紅棗20克，
冷開水750c.c.

● 熱量 463.1大卡	
● 醣類 44.9克	
● 蛋白質 17.1克	
● 脂肪 23.9克	
● 膳食纖維 9.4克	

調味料：
米酒2大匙，低鈉鹽1/2小匙

作法：
1. 將生腰果、紅棗、枸杞放入湯鍋中，加水一起熬煮。
2. 其餘材料加入作法①的湯鍋中一起煮滾。
3. 起鍋前加入調味料略煮即可。

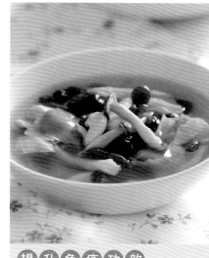

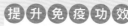
提升免疫功效
巴西蘑菇所含的多醣體，可活化免疫細胞，達到抗腫瘤的功效。腰果含大量蛋白酶抑制劑，可抑制癌細胞增生。

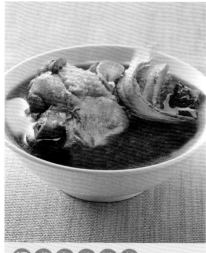

巴西蘑菇燉雞

抗癌補身＋強化免疫力

材料：
巴西蘑菇（乾）50克，
土雞1隻，薑片少許，
冷開水2500c.c.

● 熱量 1327.1大卡	
● 醣類 1.2克	
● 蛋白質 286.3克	
● 脂肪 25.3克	
● 膳食纖維 0.9克	

調味料：
鹽少許

作法：
1. 土雞洗淨切塊，汆燙備用。
2. 巴西蘑菇先以清水沖洗，再以溫水泡軟。
3. 將作法②放入已加水的鍋中，煮滾半小時。
4. 加入作法①和薑片後，再燉煮約半小時，最後加鹽即可起鍋。

提升免疫功效
巴西蘑菇含多醣體，和蛋白質結合的獨特成分，有極佳的抗癌效果；巴西蘑菇的萃取物，可抑制腫瘤血管新生、強化免疫力。

131

Point 強身健體，抑制病毒、細菌繁殖

香菇 *Chinese Mushroom*

提升免疫有效成分
香菇多醣體
膳食纖維、胺基酸

食療功效
增強免疫功能
抗腫瘤

- **別名**：香蕈、冬菇

- **性味**：性平，味甘

- **營養成分**：
蛋白質、胺基酸、醣類、脂肪、菸鹼酸、
維生素A、B_1、B_2、C、D、E、鈣、磷、鐵、鋅、膳食纖維

O 適用者：一般人　　**X 不適用者**：尿酸過高者

香菇為什麼能提升免疫力？

1 維生素B群和免疫力的提升有關，體內維生素B群的含量不足，免疫力也會連帶下降。香菇富含維生素B群，經常食用，可以幫助對抗壓力，提升免疫力，對於熬夜工作引起的火氣大、嘴角破也有療效。

2 從香菇萃取出來的多醣稱為「香菇多醣體」，可活化巨噬細胞、T細胞等免疫細胞的作用，進而對抗腫瘤、抑制癌細胞生長。

香菇主要營養成分

1 香菇含蛋白質、胺基酸、多醣類、脂肪、麥角固醇、鈣、磷、鐵、鋅、膳食纖維等營養成分。

2 香菇還含有維生素A、B_1、B_2、B_6、B_{12}、C、D、E、菸鹼酸等成分。

香菇食療效果

1 香菇含有豐富的膳食纖維，可吸附腸壁上的致癌物、膽固醇，加速糞便排出體外，促進腸道益菌繁殖。

2 無論是新鮮的香菇還是乾貨，都含有豐富的香菇多醣。據日本學者研究，該成分能有效抵抗癌症的侵襲，在所有菇類中，香菇的抗癌功效是最好的。

3 香菇是高鹼性食物，且含有豐富的礦物質和核醣核酸成分，能產生干擾素，促使細菌和病毒失去生長和繁殖的機會，具有強健體質、預防感冒和病毒感染的作用。

4 香菇中的維生素D_2（麥角固醇）含量高於其他菇類，發育中的兒童和青少年多吃香菇，可幫助體內鈣質的吸收，促進骨骼發育，預防佝僂病。

香菇食用方法

1 優質鮮香菇以菇形圓整、菇蓋下捲、菇肉肥厚、菌褶呈乳白色且乾爽、菌柄短粗鮮嫩者為佳。若表面黏滑、菌褶潮濕出水，則不夠新鮮。

2 鮮香菇應在低溫（攝氏7度以下）用透氣紙張包裹存放，保存最好不超過3天。乾香菇則要密封好，置於避風陰涼處，注意防潮以免長黴。

🩺 香菇飲食宜忌

1 香菇屬於高普林食物，每100克的香菇中含306毫克普林。痛風和高尿酸患者若食用過量，容易在體內產生大量尿酸，因此建議謹慎食用。另外，痛風患者在急性發作期，一定要避免食用。

2 香菇的多醣體具有護肝作用，且能增強肝臟的排毒能力，適合肝功能弱的人多加食用。

3 腎臟病患者也不宜大量食用香菇，大量尿酸可能使腎臟在排毒時發生異常。

4 香菇和豬肝不建議一起炒食，香菇中的生物活性物質，會破壞豬肝中的維生素A，使營養價值大打折扣。

5 富含色胺酸的香菇、菸鹼酸的瘦肉非常適合一同烹煮，有助於維持消化、皮膚和神經系統的健康。

6 菇體特別大的香菇不建議購買，因為種植過程中，可能有施用激素催肥，經常過量食用這類香菇，有害健康。

雙菇拌雞肉

2 人份

排除異物＋避免感染

材料：
雞胸肉100克，
蘑菇25克，
小黃瓜30克，
紅蘿蔔20克，
新鮮香菇2朵，
高麗菜50克

● 熱量 313.3大卡
● 醣類 33.8克
● 蛋白質 31.74克
● 脂肪 5.7克
● 膳食纖維 7.6克

調味料：
柴魚醬油2小匙，
糖、醋各1小匙，鹽、黑胡椒各1/3小匙

作法：

❶ 紅蘿蔔切絲；蘑菇、小黃瓜、香菇均切片備用。

❷ 將雞胸肉、高麗菜、紅蘿蔔、香菇、蘑菇分別放入滾水中煮熟，撈出待涼後，將雞胸肉撕成片狀。

❸ 所有材料裝盤，加鹽、糖和醋拌勻，再撒上黑胡椒、淋上柴魚醬油。

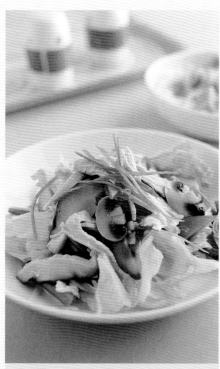

提升免疫功效

菇類含多醣體、維生素B群和鋅，可維持免疫細胞活性，排除身體異物。雞肉亦含維生素B群，能降低呼吸道感染機率。

香菇炒茭白筍

防細胞癌化＋抗氧化

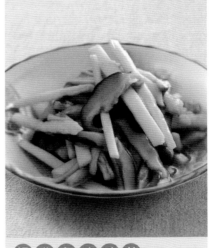

材料：
茭白筍絲200克，
鮮香菇絲100克，蒜末20克

● 熱量 125.2大卡
● 醣類 18.6克
● 蛋白質 6.4克
● 脂肪 2.8克
● 膳食纖維 8.9克

調味料：
橄欖油2小匙，醬油少許，
鹽、麻油各1/4小匙，糖1/5小匙

作法：
❶ 分別將鮮香菇絲、茭白筍絲放入滾水中汆燙，瀝乾備用。
❷ 熱油鍋，加入作法①、蒜末和其他調味料，拌炒均勻即可。

提升免疫功效

研究發現，香菇富含多醣聚合物，而這些聚合物可抑制細胞癌化。白色的茭白筍含有豐富的植化素，具有很強的抗氧化力。

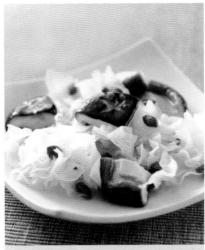

枸杞鮮菇

高纖排毒＋保護細胞

材料：
鮮香菇80克，
泡發白木耳50克，
枸杞20克

● 熱量 169.9大卡
● 醣類 24.1克
● 蛋白質 5.7克
● 脂肪 5.6克
● 膳食纖維 9.3克

調味料：
鹽、米酒各1/2小匙，
橄欖油、香油各1小匙

作法：
❶ 枸杞洗淨瀝乾；鮮香菇汆燙後切塊
❷ 熱油鍋，加入香菇塊略炒，再加入白木耳、枸杞炒熟。
❸ 最後加入其餘調味料拌勻即可。

提升免疫功效

香菇含香菇多醣、β-葡聚醣，能增加免疫力，修復受損細胞，防止細胞突變；豐富的膳食纖維，可幫助排出體內廢物。

皮蛋香菇粥

助製造抗體＋強身抗病

2人份

材料：
白飯1/2碗，高麗菜100克，
紅蘿蔔25克，香菇5朵，
皮蛋1顆，冷開水360c.c.

- 熱量 373.4大卡
- 醣類 52克
- 蛋白質 17.9克
- 脂肪 10.4克
- 膳食纖維 3.7克

調味料：
鹽1/2小匙

作法：
1. 材料洗淨；香菇、高麗菜、紅蘿蔔切絲；皮蛋切瓣。
2. 湯鍋加水煮滾，放入紅蘿蔔，煮軟後再加入香菇、高麗菜、白飯和皮蛋，煮成粥狀。
3. 最後加鹽調味，即可盛出。

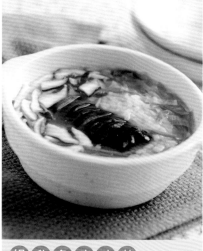

提升免疫功效

皮蛋和香菇能提供豐富蛋白質，幫助人體製造抗體和白血球，提升免疫力。易感冒或生病病程較長的人，可多食用此道料理。

靈芝香菇燉排骨

對抗病毒＋提升免疫

2人份

材料：
靈芝40克，黑棗8顆，
排骨200克，香菇6朵，
生薑2片，冷開水700c.c.

- 熱量 554大卡
- 醣類 14.9克
- 蛋白質 37.8克
- 脂肪 38.2克
- 膳食纖維 3.3克

調味料：
鹽、米酒各1小匙

作法：
1. 靈芝洗淨切片；排骨汆燙後瀝乾水分；黑棗、香菇分別泡溫水，取出洗淨備用。
2. 所有食材和調味料放入燉鍋中，蓋上鍋蓋，移入已預熱的蒸鍋中，以大火煮滾後，改以中火持續燉煮約2小時，即可取出食用。

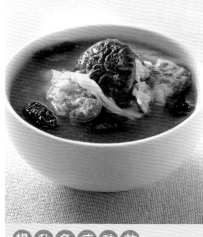

提升免疫功效

靈芝中含多醣體，可強化單核白血球原漿細胞，提升免疫功能，對抑制腫瘤、C型肝炎和對抗病毒，都有明顯的效果。

蘑菇 *Mushroom*

提升免疫有效成分
多醣體、膳食纖維
維生素B群

食療功效
增強免疫功能
安定神經

● **別名**：洋菇

● **性味**：性涼，味甘

● **營養成分**：
蛋白質、醣類、膳食纖維、多醣類、維生素B₁、B₂、B₆、C、
菸鹼酸、鈉、鉀、鈣、鎂、磷、鐵、鋅、胡蘿蔔素、葉酸

○ 適用者：一般人、情緒易焦慮者　　**✗ 不適用者**：痛風、腎臟病患者

🍎 蘑菇為什麼能提升免疫力？

1 蘑菇是一種高蛋白、低脂肪的養生食材，富含人體必需的18種胺基酸、礦物質、維生素B群、C和多醣體成分。

2 蘑菇含有能抗腫瘤細胞的多醣體和硒，可促進人體的免疫細胞活性，具有預防癌症之效。

3 蘑菇富含甘露醇、海藻糖和大量膳食纖維，食用後可幫助腸胃蠕動，促使排便順暢，進而間接增強腸道和身體的免疫功能。

蘑菇主要營養成分

1 蘑菇含有多醣類、膳食纖維、蛋白質、醣類、鐵、鋅、鈉、鈣、鉀、鎂、磷、維生素B₁、B₂、B₆、C、菸鹼酸、胡蘿蔔素、葉酸等營養成分。

2 蘑菇中的磷含量和魚肉差不多，鐵含量也很高。

蘑菇食療效果

1 蘑菇含有蛋白酶和多醣體物質，具有幫助消化、減少呼吸道痰液累積、調節生理功能的作用。

2 蘑菇具有一般新鮮蔬菜所缺少的維生素D，能幫助人體吸收鈣質，使骨骼強健、骨質不易流失。

3 蘑菇富含菸鹼酸和維生素B群，能促進人體新陳代謝、轉換能量、增強體力，也可安定神經、舒緩焦慮的情緒。

4 蘑菇的活性物質萃取液，具有抗菌的作用，能抑制金黃色葡萄球菌、傷寒桿菌和大腸桿菌滋生，預防細菌感染。

蘑菇食用方法

1 挑選蘑菇，最好選表面帶有泥土和自然的米黃色澤，而不要選購色澤太白且無瑕疵者，以免買到泡過化學藥劑的蘑菇，吃了反而有害健康。

2 新鮮蘑菇營養價值最高，乾蘑菇的維生素含量相對較少，建議購買新鮮蘑菇來烹調，而不要用乾品或罐頭蘑菇。

蘑菇飲食宜忌

1 蘑菇普林含量高，尿酸高者和痛風患者不宜多吃。

2 服用四環黴素、紅黴素時，應避免食用蘑菇，以免藥效降低。

香芹拌蘑菇

增強免疫力＋舒緩咳嗽

材料：
蘑菇200克，嫩豆腐1塊，
芹菜2根

● 熱量 400.7大卡
● 醣類 10.8克
● 蛋白質 11.4克
● 脂肪 34.7克
● 膳食纖維 7.4克

調味料：
橄欖油1½大匙，
芝麻醬1大匙，鹽1小匙

作法：
1. 蘑菇、豆腐和芹菜分別放入滾水中汆燙，取出後，蘑菇切片，豆腐切大塊，芹菜切段。
2. 所有材料放入盤中，淋上混合均勻的調味料，即可食用。

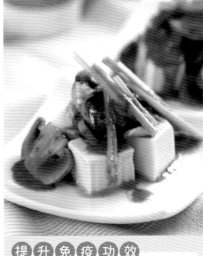

提升免疫功效

蘑菇高蛋白、低脂肪、營養豐富，所含的維生素B群、E，有助於增強免疫力，抑制發炎物質形成，可改善久咳不止的症狀。

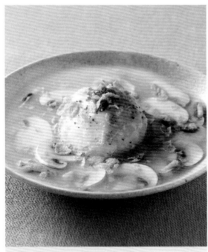

提升免疫功效

蘑菇富含多醣體、膳食纖維，可幫助白血球對抗感染；所含胡蘿蔔素，在人體內可轉變為維生素A，對提升免疫力很有幫助。

蘑菇玉米濃湯

高纖防癌＋預防感染

材料：
玉米醬400克，高湯400c.c.，
馬鈴薯泥120克，
蘑菇片50克，
綜合穀片20克，
熟白煮蛋（切碎）1顆

● 熱量 582大卡
● 醣類 92.8克
● 蛋白質 23.7克
● 脂肪 13.36克
● 膳食纖維 6.16克

調味料：
太白粉水50c.c.，胡椒鹽少許

作法：
1. 馬鈴薯泥和碎白煮蛋拌勻，揉成球狀。
2. 高湯煮滾，放入蘑菇片續煮至沸騰，加玉米醬煮滾，倒入太白粉水勾芡成濃湯後熄火。
3. 濃湯盛碗，放入作法①，撒上綜合穀片和胡椒鹽即可。

杏鮑菇 *King Oyster Mushroom*

提升免疫有效成分
胺基酸、多醣體
膳食纖維

食療功效
增強免疫
抗癌降血脂

● 別名：鳳尾菇、鮑魚菇

● 性味：性涼，味甘

● 營養成分：
蛋白質、胺基酸、寡醣、多醣類、脂肪、維生素A、B群、C、D、菸鹼酸、麥角固醇、鈣、磷、鐵、鎂、膳食纖維、抗菌素

○ 適用者：一般人、高血脂患者　　**✗ 不適用者**：痛風、高尿酸患者

杏鮑菇為什麼能提升免疫力？

1 杏鮑菇營養成分豐富，所含的多醣體，可幫助人體抑制癌細胞增殖、增強淋巴球細胞的活性、強化身體免疫防禦機制，且能減少體內自由基的產生，具有防癌、抗腫瘤的功能。

2 杏鮑菇含有天然抗菌素，具有抑制病毒、細菌之效，對人體免疫系統相當有益處。

杏鮑菇主要營養成分

1 杏鮑菇含蛋白質、必需胺基酸、寡醣、多醣類、脂肪、麥角固醇、鈣、磷、鐵、鎂、銅、鋅、膳食纖維、抗菌素等營養成分。

2 杏鮑菇還含有維生素A、B_1、B_2、B_6、B_{12}、C、D、E、菸鹼酸等營養成分。

杏鮑菇食療效果

1 杏鮑菇含豐富的膳食纖維，食用後容易有飽足感，間接減少熱量、脂肪的吸收，更可縮短糞便在腸道內停留的時間，對肥胖、便祕、糖尿病、高血脂、高血壓等病症有幫助。

2 杏鮑菇富含多種蛋白質、胺基酸，蛋白質是形成身體各種器官和組織的原料。

3 常吃杏鮑菇，可提升身體對疾病的抵抗力，使肌肉有彈性、頭髮強韌、促進生長，並幫助人體製造荷爾蒙。

4 杏鮑菇富含麩胺酸和寡醣，具有降血脂、降膽固醇、促進胃腸消化、防止心血管疾病等功效。

杏鮑菇食用方法

1 杏鮑菇甜脆、多汁，菇柄粗大，色澤乳白，肉質肥厚，質地細膩脆嫩，口感似鮑魚，並有特殊的杏仁香味，由於體型較一般菇類厚實飽滿，用來做菜的變化也更豐富。

2 杏鮑菇肉質肥嫩，適合炒、燒、燴、燉、煮火鍋，亦適宜西餐料理，即使只是稍微烤熟食用，口感都非常好。

杏鮑菇飲食宜忌

1 杏鮑菇的普林含量高，痛風或高尿酸患者，不建議多吃。

2 肥胖症、高血脂、高血壓等慢性病患者，最適合食用杏鮑菇。

美味什錦菇

促進代謝＋增強免疫

材料：
松子18.5克，九層塔10克，大蒜2瓣，柳松菇、杏鮑菇、鴻喜菇、秀珍菇、珊瑚菇各37.5克

- ● 熱量 239.9大卡
- ● 醣類 14.7克
- ● 蛋白質 7.6克
- ● 脂肪 18.9克
- ● 膳食纖維 3.8克

調味料：
橄欖油、意式香料各1小匙，鹽1/4小匙

作法：
1. 材料洗淨，所有菇類切適當大小；九層塔切碎；大蒜切末；松子炒香。
2. 熱油鍋，炒香蒜末，加入所有菇類拌炒，再加鹽、意式香料炒勻。
3. 最後撒上松子和九層塔，即可食用。

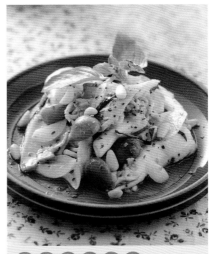

提升免疫功效

菇類富含維生素B群，有助於代謝脂肪和醣類，可預防更年期後的肥胖、代謝遲緩；獨特的多醣體可提高免疫力，預防疾病。

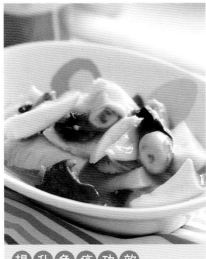

海鮮杏鮑菇

預防高血壓＋強化抗病力

材料：
杏鮑菇塊、鯖魚片各80克，牡蠣50克，蒜末10克

- ● 熱量 393.4大卡
- ● 醣類 6.5克
- ● 蛋白質 18.5克
- ● 脂肪 32.6克
- ● 膳食纖維 2.3克

調味料：
橄欖油2小匙，低鈉鹽1/4小匙

作法：
1. 所有材料洗淨。
2. 熱油鍋，爆香蒜末，加入其餘材料一起拌炒至熟。
3. 起鍋前加鹽略炒即可。

提升免疫功效

杏鮑菇富含纖維、多醣體，能增強免疫力、預防高血壓。牡蠣的萃取物，具有降低實驗動物收縮壓、舒張壓之效。

金針菇 *Golden Mushroom*

提升免疫有效成分
多醣體、胺基酸
膳食纖維

食療功效
增強腦力
幫助毒素代謝

- **別名：**金菇、金絲菇

- **性味：**性涼，味甘

- **營養成分：**
蛋白質、離胺酸、精胺酸、寡醣、多醣類、維生素B群、C、D、E、菸鹼酸、泛酸、鈣、磷、鐵、鎂、鋅、硒、抗菌素

○ **適用者：**一般人，青少年尤其適合　　✗ **不適用者：**免疫疾病、洗腎患者

金針菇為什麼能提升免疫力？

1 金針菇含菇蕈類活性物質、多醣體，具抗腫瘤、抑制癌細胞生長、提升免疫力、促進白血球免疫細胞增殖等功能。

2 金針菇含豐富的膳食纖維和寡醣，可幫助腸胃蠕動，加速有毒物和廢物排出體外，其天然的抗菌素，又可抑制病毒或細菌，有助提升人體的免疫力。

金針菇主要營養成分

1 金針菇含有蛋白質、離胺酸、精胺酸、寡醣、多醣類、鈣、磷、鐵、鎂、鋅、硒、膳食纖維等營養成分。

2 金針菇還含有維生素B_1、B_2、B_6、B_{12}、C、D、E、菸鹼酸、泛酸等營養素。

金針菇食療效果

1 金針菇含高蛋白、高纖維、鋅、人體必需胺基酸，其中離胺酸和精胺酸，有助青少年腦部發育、智力發展。

2 金針菇含人體必需胺基酸，能促進肌肉生成、增加飽足感、維持血糖恆定、降三酸甘油酯、幫助熱量代謝。

3 金針菇含有樸菇素，可增強人體對癌細胞的防禦能力，還可促進體內合成具有抗癌作用的干擾素、巨噬細胞，對降膽固醇、預防肝臟疾病亦有功效。

4 金針菇含豐富的蛋白質，能有效增強人體的生物活性，促進體內新陳代謝；經常食用金針菇，具有消除疲勞、抗菌消炎的作用。

金針菇食用方法

1 金針菇適合炒、燴、煮、涼拌，但最常被拿來當作火鍋配料。

2 生鮮的金針菇中含有秋水仙鹼，食用後容易產生有毒物質，造成腹瀉、腹痛等症狀，一定要煮熟、煮透，才可以放心食用。

金針菇飲食宜忌

1 金針菇適合老人、兒童、肝病和胃、腸道潰瘍疾病患者食用。

2 金針菇有助發揮免疫細胞的作用，紅斑性狼瘡、免疫風濕性關節炎患者，最好少吃金針菇，以免加重病情。

清炒蘆筍金菇

2人份

協助肝解毒＋活化巨噬細胞

材料：
蘆筍150克，金針菇、
新鮮黑木耳、紅色彩椒各30克

● 熱量 162.1大卡
● 醣類 18.7克
● 蛋白質 4.7克
● 脂肪 7.6克
● 膳食纖維 6.3克

調味料：
橄欖油、米酒各1小匙，
鹽、麻油、黑胡椒各1/3小匙

作法：

❶ 材料洗淨；蘆筍切長段，汆燙後撈起瀝乾；
紅色彩椒、黑木耳切絲；金針菇切段。

❷ 熱油鍋，炒熟紅色彩椒、黑木耳和金針菇。

❸ 加蘆筍、鹽、麻油、黑胡椒和米酒，拌炒均
勻即可。

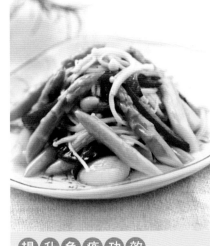

提 升 免 疫 功 效

金針菇含植化素—樸菇素，能促
進體內活化抗癌作用的干擾素、
巨噬細胞。蘆筍中所含的麩胱甘
肽，可協助肝臟進行解毒功能。

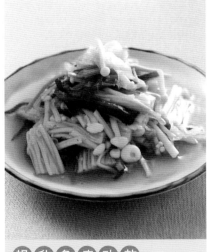

提 升 免 疫 功 效

研究發現，金針菇含可調節免疫
功能的蛋白質，具有活化免疫
力、抑制腫瘤的功效。木耳富含
多醣體，能增強免疫力、抗癌。

紅燒木耳金菇

2人份

增強免疫力＋抑制腫瘤

材料：
金針菇50克，
白木耳、黑木耳各30克，
紅蘿蔔20克，冷開水30c.c.

● 熱量 57.9大卡
● 醣類 10.2克
● 蛋白質 1.9克
● 脂肪 1.5克
● 膳食纖維 5.9克

調味料：
素蠔油1大匙，麻油1/4小匙

作法：

❶ 所有材料洗淨；金針菇切段；白木耳、黑木
耳、紅蘿蔔均切絲。

❷ 作法①所有材料汆燙備用。

❸ 熱油鍋，加入調味料、水、作法②略微燒煮
即可。

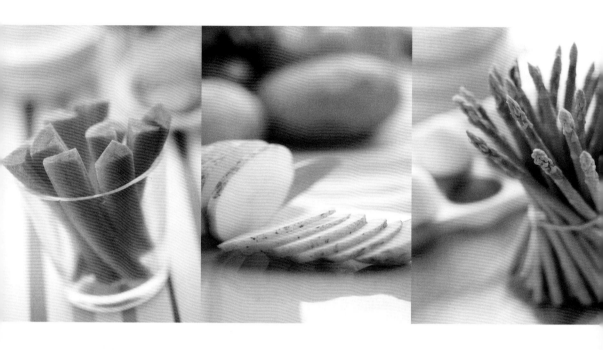

元氣根莖類

含有大量膳食纖維的根莖類蔬菜，能促進排除腸道有毒物和廢物，可提升人體免疫力。

本篇介紹的白蘿蔔含揮發油和抗菌物質，可促進消化、抗菌消炎、預防感冒和流行性病毒的感染；番薯含生物類黃酮和維生素E，有助於增加T細胞的活性，遠離癌症；牛蒡含具有抗癌效果的木質素、綠原酸，可抑制癌細胞繁殖；紅蘿蔔含β-胡蘿蔔素，可保護身體細胞膜免受自由基侵害，並維持上皮組織和視力的健康。

吃出免疫力，根莖類蔬菜絕對不能少！

Point 保護肺部，排除體內毒素，宜用油脂烹調

紅蘿蔔 *Carrot*

提升免疫有效成分
維生素C、胡蘿蔔素
硒、木質素

食療功效
保護氣管
維護眼睛健康

● **別名**：紅菜頭、胡蘿蔔

● **性味**：性平，味甘

● **營養成分**：
蛋白質、脂肪、醣類、纖維、果膠、維生素B群、C、菸鹼酸、
β-胡蘿蔔素、葉酸、鈣、磷、鐵、鉀、鈉、錳、鈷、氟、硒

○ 適用者：一般人、兒童、青少年　　**✗ 不適用者**：無

紅蘿蔔為什麼能提升免疫力？

1 紅蘿蔔富含胡蘿蔔素、硒和維生素C，
其抗氧化作用，可減少自由基產生，抑
制癌細胞生長，並提升免疫功能。

2 紅蘿蔔含果膠和大量纖維，能促進胃腸
蠕動，使腸道中多餘的有毒物和廢物排
出，有助提升人體免疫力。

紅蘿蔔主要營養成分

紅蘿蔔含蛋白質、脂肪、醣類、纖維、
維生素B$_1$、B$_2$、B$_6$、C、菸鹼酸、β-胡
蘿蔔素、葉酸、鈣、磷、鐵、鉀、鈉、
錳、鈷、氟、硒等營養成分。

紅蘿蔔食療效果

1 紅蘿蔔富含β-胡蘿蔔素，在體內轉化
為維生素A後，能明目、防治呼吸道感
染、調節代謝、增強抵抗力。

2 紅蘿蔔含胡蘿蔔素、木質素，可預防肺
癌。日飲半杯紅蘿蔔汁，能保護肺部。

3 脂溶性的β-胡蘿蔔素，具有良好的脂
質親和力，可保護身體細胞膜免受自由
基的侵害，並維持上皮組織、內臟器官
和視力的健康。

4 身處空氣差的環境中、氣管不好者，多
吃紅蘿蔔，能促進上皮組織和黏膜組織
細胞完整，達到保護氣管的效果。

5 紅蘿蔔中含大量果膠物質，可和汞結
合，使人體內有害的汞成分得以排除。

紅蘿蔔食用方法

1 紅蘿蔔適合煮、炸、炒、燴、燉、涼拌
等各種烹調方式，也可以和其他蔬果一
同榨汁飲用。

2 家中小孩怕吃紅蘿蔔，可將紅蘿蔔剁碎
或打成泥，拌入肉餡做成漢堡，或包成
餛飩、水餃。如此一來小孩較容易接受
紅蘿蔔的味道。

紅蘿蔔飲食宜忌

1 紅蘿蔔不宜生吃，因所含的β-胡蘿蔔
素為脂溶性，需以油脂烹調或加熱，才
易被人體吸收，若生吃，大部分的胡蘿
蔔素會被排泄掉，無法有效吸收。

2 紅蘿蔔吃太多，皮膚會變黃，但只要停
吃幾天，就可恢復原本的膚色。

洋蔥紅蘿蔔炒蛋

預防大腸癌＋提升免疫力

3人份

材料：

洋蔥（小）2顆，紅蘿蔔2根，
雞蛋2顆，冷開水少許

● 熱量 385.3大卡
● 醣類 18.5克
● 蛋白質 20.2克
● 脂肪 25.7克
● 膳食纖維 3.2克

調味料：

橄欖油2小匙，鹽1小匙，
黑胡椒適量

作法：

① 洋蔥切絲，泡水去辛辣味；紅蘿蔔切絲。

② 熱油鍋爆香洋蔥，再放紅蘿蔔絲下鍋拌炒。

③ 加水讓洋蔥和紅蘿蔔絲燜煮一下。

④ 雞蛋打成蛋液，加鹽、黑胡椒調味。

⑤ 最後將作法④倒入作法③中快速拌炒，炒熟
後即可盛盤食用。

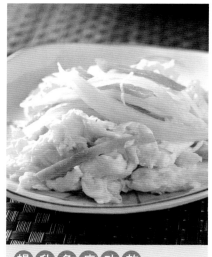

提升免疫功效

洋蔥含植化素、槲皮素、山奈
酚，能提升免疫力，降低大腸癌
罹患率。紅蘿蔔的胡蘿蔔素，能
降低停經後婦女乳癌罹患率。

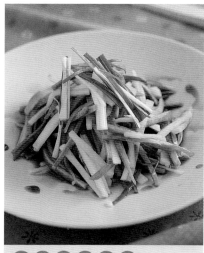

香炒紅蘿蔔

減少自由基＋抗老化

3人份

材料：

紅蘿蔔80克，
蔥絲、薑絲各適量，
冷開水少許

● 熱量 82.2大卡
● 醣類 6.2克
● 蛋白質 0.9克
● 脂肪 5.4克
● 膳食纖維 2.1克

調味料：

橄欖油1大匙，麻油、米酒各1小匙，鹽適量

作法：

① 紅蘿蔔洗淨，去皮，切細條狀。

② 熱油鍋，爆香蔥絲、薑絲，放入紅蘿蔔條拌
炒片刻。

③ 倒入米酒拌炒，再加入鹽、水，燜煮片刻。

④ 紅蘿蔔條熟透後，加入麻油拌炒即可。

提升免疫功效

紅蘿蔔富含胡蘿蔔素、硒和維生
素C，其抗氧化作用，可減少自
由基產生，抑制癌細胞成長，並
強化免疫功能。

翠綠炒三絲

提高抗菌力＋控制血糖

材料：
蘆筍200克，
紅蘿蔔、寒天各50克

● 熱量 242.2大卡
● 醣類 37.7克
● 蛋白質 5.6克
● 脂肪 7.7克
● 膳食纖維 27.2克

調味料：
橄欖油1小匙，鹽、麻油各1/4小匙

作法：
❶ 材料洗淨；蘆筍去老皮，切段；紅蘿蔔切條，分別用滾水汆燙。
❷ 熱油鍋，加入蘆筍、紅蘿蔔、鹽和麻油一起拌煮均勻。
❸ 最後加入寒天拌炒即可。

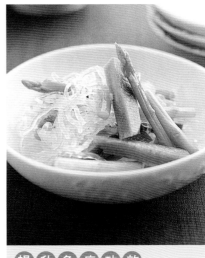

提升免疫功效

紅蘿蔔含木質素，能提高巨噬細胞吞噬細菌的能力，進而增強免疫力。寒天可延緩血糖上升速度，協助糖尿病患者控制血糖。

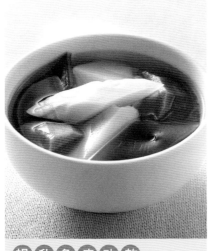

鮮筍蘿蔔湯

抑菌防癌＋增強抵抗力

材料：
紅蘿蔔250克，竹筍120克，
海帶25克，冷開水600c.c.

● 熱量 36.99大卡
● 醣類 7.06克
● 蛋白質 2.35克
● 脂肪 0.4克
● 膳食纖維 6.8克

調味料：
鹽適量

作法：
❶ 將所有材料洗淨，切小塊。
❷ 將作法①放入鍋中，加水熬煮成湯，最後加鹽調味即可。

提升免疫功效

紅蘿蔔含硫配醣體，消化後會產生辛辣成分，能抗癌；萊菔子素、維生素C可抗菌，並抑制過氧化物生成，提升免疫力。

白蘿蔔 *Radish*

提升免疫有效成分
木質素、分解酶
維生素C

食療功效
排除毒素
保護氣管

● **別名**：菜頭、萊菔

● **性味**：性涼，味甘辛

● **營養成分**：
蛋白質、醣類、膳食纖維、維生素B群、C、
菸鹼酸、木質素、揮發油、鈣、鎂、磷、鉀、鋅、硒

○ 適用者：一般人、喉痛和酒醉者　　**✗ 不適用者**：體質寒涼者、服用中藥期間

🍎 白蘿蔔為什麼能提升免疫力？

1 白蘿蔔含木質素和分解酶，能提高巨噬細胞的活性，分解致癌的亞硝酸胺，減少癌細胞形成的機率，具有防癌作用。

2 白蘿蔔含揮發油、亞油酸和抗菌物質，生吃可促進消化、消除脹氣，並具抗菌消炎之效，可預防感冒和流行性病毒的感染，幫助提升抵抗力。

白蘿蔔主要營養成分

1 白蘿蔔含大量纖維、水分、蛋白質、醣類、維生素B群、C、菸鹼酸、泛酸、揮發油類、木質素等營養成分。

2 白蘿蔔還含鈣、鎂、磷、鉀、鋅、硒等礦物質。

白蘿蔔食療效果

1 白蘿蔔含豐富的鉀和維生素B群，可幫助身體排除多餘的鹽分和水分，維持血壓正常，並且能減輕壓力所造成的憂鬱症狀。

2 白蘿蔔含維生素C，和微量元素鈣、鎂、鉀。吃白蘿蔔可以預防感冒，消除緊張、疲勞，醒酒利尿。

3 白蘿蔔所含的澱粉酶、氧化酶，能分解食物中的脂肪，幫助脂肪代謝，對於肥胖症和高血脂症，具有一定療效。

4 白蘿蔔屬涼性食材，對於熬夜造成的肝火上升，和火氣大造成的牙齦出血、嘴破，有緩解的效果。

5 長期乾咳導致咽喉腫痛者，可把白蘿蔔刨成絲，加入鹹麥芽膏，1、2個小時後，白蘿蔔即會滲出汁液，服用此汁，對緩解喉痛乾咳有助益。

☀ 白蘿蔔食用方法

1 白蘿蔔最適合燉、煮、燴、做成泡菜等烹調方式。

2 民間常將白蘿蔔晒乾做成蘿蔔乾，以確保一年到頭都能吃到美味的蘿蔔。

3 買回來的白蘿蔔，直接用報紙包好，放入冰箱冷藏，可保存1～2週。

✚ 白蘿蔔飲食宜忌

1 服用中藥或人參，要避免食用白蘿蔔，以免減低補益的效果。

2 白蘿蔔屬性寒涼，女性生理期、產後，和體質虛冷的人不宜常吃。

白玉蘿蔔鑲肉

②人份

抑菌排毒＋高C抗氧化

材料：
白蘿蔔150克，絞肉50克，
毛豆、紅蘿蔔末各10克，
高湯80c.c.

● 熱量 111.7大卡
● 醣類 10.2克
● 蛋白質 13.1克
● 脂肪 2.1克
● 膳食纖維 2.7克

調味料：
鹽、醬油各1/4小匙

作法：

❶ 白蘿蔔洗淨切成厚片，放入滾水中煮熟，撈出後挖空。

❷ 毛豆煮熟，去皮膜，取出毛豆仁。

❸ 將絞肉和高湯、鹽、醬油拌勻，再拌入毛豆仁和紅蘿蔔。

❹ 作法③填入白蘿蔔厚片裡，蒸15分鐘至熟。

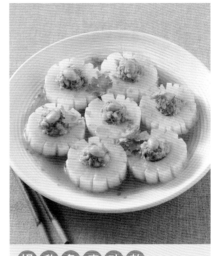

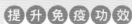
提 升 免 疫 功 效

白蘿蔔含萊菔子素，抗菌力強，能消滅胃腸道中有害成分；豐富的維生素C，可抑制體內過氧化物生成，幫助提升免疫力。

韓式辣味蘿蔔

①人份

清除自由基＋預防心臟病

材料：
紅蘿蔔、白蘿蔔各2根，
薑泥3大匙

● 熱量 446.1大卡
● 醣類 84.7克
● 蛋白質 13.3克
● 脂肪 6克
● 膳食纖維 18.5克

調味料：
辣椒粉60克，味噌40克，糖1大匙

作法：

❶ 白蘿蔔洗淨，連皮切塊狀；紅蘿蔔洗淨去皮，切小塊狀。

❷ 將薑泥、味噌、糖、辣椒粉加入白蘿蔔和紅蘿蔔中拌勻，一段時間後會釋出水分。

❸ 等水分剛好醃過紅、白蘿蔔時，將盒蓋蓋上，放入冰箱中冰鎮，隔天就可取出食用。

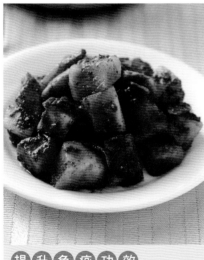

提 升 免 疫 功 效

白蘿蔔中的異硫氫酸鹽，可增加免疫力，減低癌症和心臟病發生率。味噌所含皂苷，可排除自由基所導致的疾病。

番薯 *Sweet Potato*

提升免疫有效成分
生物類黃酮
維生素B群

食療功效
幫助排便
保護眼睛

● **別名**：地瓜、甘薯

● **性味**：性平，味甘

● **營養成分**：
蛋白質、脂肪、醣類、膳食纖維、鈣、鈉、磷、鐵、胡蘿蔔素、維生素B_1、B_2、C

○ 適用者：一般人　　**✗ 不適用者**：易脹氣者

番薯為什麼能提升免疫力？

1 番薯含特殊的生物類黃酮、維生素E，有助於增加T細胞活性，能有效抑制癌細胞增殖，幫助人體遠離癌症威脅。

2 番薯含大量維生素B群，可供應細胞製造免疫功能的抗體，且番薯為鹼性食物，可以調整常吃米、麵、肉類的酸性體質，減輕人體負擔，提升免疫力。

番薯主要營養成分

番薯含有蛋白質、醣類、膳食纖維、類黃酮素、胡蘿蔔素、維生素A、B群、C、鈣、磷、銅、鉀等營養成分。

番薯食療效果

1 番薯含豐富的胡蘿蔔素，和紅蘿蔔相比毫不遜色。胡蘿蔔素被人體吸收後，會轉化為維生素A，可保護眼睛和黏膜組織的健康。

2 番薯含大量膳食纖維，習慣性便祕、大便乾硬者，每天可以吃1條蒸熟或烤熟的番薯，約2～3天即能發揮通暢大便之效。

3 番薯含異黃酮素，是一種植物性雌激素，常吃可幫助更年期女性，減輕熱潮紅、情緒不穩等症狀。

4 番薯含有一種特殊的多醣黏液蛋白，能維持人體血管壁的彈性，防止動脈粥狀硬化，促進膽固醇的排泄，可預防心血管疾病的發生。

番薯食用方法

1 番薯最簡單的吃法是蒸熟或烤熟，剛蒸好或烤好的番薯，入口甘香甜美，令人有滿足感。

2 番薯也可煮成番薯粥，或炸成番薯餅，是很好的下午茶點心。

3 番薯製成的澱粉叫做「地瓜粉」，可以用來當作炸物的裹粉。

番薯飲食宜忌

1 番薯不新鮮而發黑變爛時，不可食用，因其含有黑斑病毒素，誤食可使人中毒，出現噁心、嘔吐、腹瀉等症狀，就算煮熟也無法消除毒素。

2 番薯纖維多，食後易脹氣、消化不良者不宜多吃。

甘薯甜粥

2人份

幫助消化＋防心血管病

材料：
麥片100克，
紅、黃番薯（小）各1條，
薑2片，冷開水600c.c.

調味料：
冰糖2小匙

- 熱量 569.8大卡
- 醣類 112.9克
- 蛋白質 12克
- 脂肪 7.8克
- 膳食纖維 4.5克

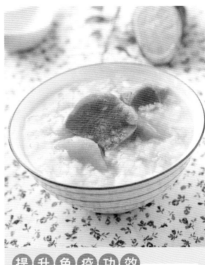

作法：

1. 紅、黃番薯洗淨、去皮、切小塊，放入電鍋中，加入麥片、薑片和水，外鍋加1杯水，煮成粥狀。

2. 冰糖加入作法①中，攪拌至溶化即可。

提升免疫功效

番薯中的脫氫表雄酮，能提升免疫系統功能，預防心血管疾病、糖尿病和癌症。麥片中所含膳食纖維，可幫助消化。

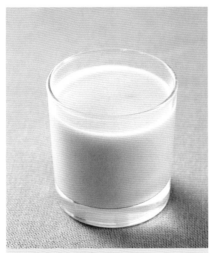

提升免疫功效

番薯富含膳食纖維，有助於清除腸胃道廢物，預防罹患腸胃疾病；酚類抗氧化力強，可清除體內過多的自由基，提升免疫力。

番薯牛奶

6人份

高纖排毒＋提升免疫力

材料：
番薯2條（約600克），
低脂牛奶1000c.c.

- 熱量 916大卡
- 醣類 177.4克
- 蛋白質 39克
- 脂肪 4.2克
- 膳食纖維 9.6克

調味料：
果糖少許

作法：

1. 將番薯洗淨去皮，切塊蒸熟。

2. 將作法①放入調理機中，加入低脂牛奶攪拌均勻。

3. 倒入杯中，可依個人口味加入果糖調味。

馬鈴薯 *Potato*

提升免疫有效成分
纖維
維生素B群、C

食療功效
降低血壓
增強體力

- **別名**：洋芋、土豆
- **性味**：性平，味甘
- **營養成分**：
  蛋白質、脂肪、醣類、胺基酸、泛酸、膳食纖維、
  維生素B_1、B_2、B_6、C、磷、鐵、鈣、鉀

○ 適用者：一般人、胃潰瘍患者　　**✗ 不適用者**：糖尿病患者、肥胖者

馬鈴薯為什麼能提升免疫力？

1 馬鈴薯所含植物多酚、胡蘿蔔素具抗氧化作用，可抑制自由基攻擊正常細胞；其豐富的膳食纖維，可降低大腸癌、直腸癌的罹患率。

2 馬鈴薯所含有機酸、維生素C具抗氧化作用，可提高白血球的吞噬能力，抑制癌細胞繁殖，延緩癌症惡化。

馬鈴薯主要營養成分

1 馬鈴薯的主要營養成分有：維生素B_1、B_2、B_6、C、蛋白質、脂肪、胺基酸、泛酸等。

2 馬鈴薯還含磷、鐵、鈣、鉀等礦物質。

馬鈴薯食療效果

1 馬鈴薯含有豐富的鉀，能幫助降低血壓，強化心臟功能；還有利尿的作用，可以減輕水腫的情形。

2 馬鈴薯高含量的蛋白質、維生素B群可增強體力，同時還具有提高記憶力，和讓思維清晰等作用。

3 中醫認為馬鈴薯能和胃調中、健脾益氣，對治療胃潰瘍、習慣性便祕等疾病有幫助，還具有解毒、消炎功效。

4 馬鈴薯中的胺基酸和微量元素，對於胃潰瘍、十二指腸潰瘍，具有鎮定消炎的作用。

馬鈴薯食用方法

1 馬鈴薯最常見的吃法，是西式的炸薯條和薯泥，中式作法則以煎、煮、炒、炸、燉為主。

2 切好的馬鈴薯不能長時間浸泡於水中，因泡水太久會造成水溶性維生素B群、C等營養成分流失。

3 馬鈴薯製成的澱粉叫做「太白粉」，可用來勾芡或當作炸物的裹粉。

馬鈴薯飲食宜忌

1 馬鈴薯發芽時，在芽眼周圍會產生一種劇毒的物質「龍葵素」，不小心誤食，就會產生嘔吐、腹痛、冒冷汗等中毒反應，故發芽的馬鈴薯不可食用。

2 馬鈴薯屬於升糖指數高的食物，糖尿病患者不宜多吃。

馬鈴薯烘蛋

對抗感染＋保護細胞

材料：
雞蛋6顆，馬鈴薯3顆，
洋蔥1顆，脫脂牛奶60c.c.

調味料：
橄欖油2小匙，鹽少許

- 熱量 986大卡
- 醣類 96.9克
- 蛋白質 52.6克
- 脂肪 42克
- 膳食纖維 10克

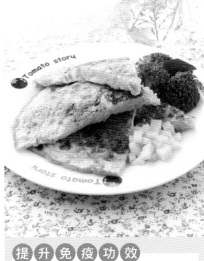

作法：
1. 洋蔥、馬鈴薯洗淨去皮，切丁，放入油鍋中炒軟。
2. 雞蛋加入牛奶中，攪拌至發泡，加鹽調勻。
3. 將作法②倒入作法①中。
4. 待作法③略凝固，邊緣呈金黃色時，轉小火燜煮片刻，讓中心熟透即可。

提升免疫功效
馬鈴薯不只是強效的抗氧化劑，還可促進鐵質吸收；豐富的維生素B6、C，可維護免疫系統功能，並具有抵抗感染的功效。

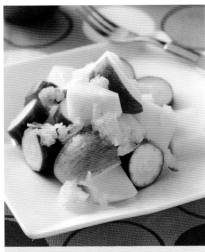

提升免疫功效
馬鈴薯中的植酸，會抑制體內銅、鐵等變成自由基，協助提升免疫力，阻止致癌物質生成。蘋果中的膠質可促進腸道健康。

陽光鮮果沙拉

預防癌症＋促進腸道健康

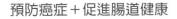

材料：
蘋果、馬鈴薯各150克，
小黃瓜50克，冷開水1小匙

調味料：
醋2大匙，橄欖油、糖、鹽各1小匙

- 熱量 267.4大卡
- 醣類 51.1克
- 蛋白質 4.8克
- 脂肪 5.7克
- 膳食纖維 5.1克

作法：
1. 蘋果去皮，100克切塊、泡鹽水，50克磨泥；小黃瓜切塊，加少許鹽醃片刻。
2. 馬鈴薯放入滾水中煮軟，去皮切丁。
3. 將蘋果泥、醋、橄欖油、糖、鹽、水拌成醬汁備用。
4. 黃瓜塊、馬鈴薯丁、蘋果丁放入碗中，淋上作法③即可。

南瓜 *Pumpkin*

提升免疫有效成分
β-胡蘿蔔素
鈷、維生素B群

食療功效
補血壯陽
防止動脈硬化

● 別名：金瓜、飯瓜

● 性味：性溫，味甘

● 營養成分：
蛋白質、醣類、葫蘆巴鹼、胺基酸、天門冬素、胡蘿蔔素、磷、鉀、鈣、鎂、鐵、鋅、硒、鈷、維生素B群、C、E、纖維

○ 適用者：一般人、成年男性　　✗ 不適用者：皮膚容易過敏者

南瓜為什麼能提升免疫力？

1 南瓜中含豐富的鋅，人體內的鋅含量若不足，就會出現血中免疫球蛋白降低等情形，多吃南瓜可幫助提升免疫力。

2 南瓜中的鋅，能促進男性生殖系統的健康，並加快傷口的癒合速度。

3 南瓜中的β-胡蘿蔔素，具抗氧化作用，能增強免疫力，有效防癌。

4 南瓜含β-胡蘿蔔素，在體內會轉化為維生素A，可保護皮膚、眼睛、肝臟。

南瓜主要營養成分

1 南瓜含有蛋白質、醣類、葫蘆巴鹼、精胺酸、瓜胺酸、天門冬素、胡蘿蔔素、茄紅素、磷、鉀、鈣、鎂、鐵、鋅、硒、鈷、膳食纖維等營養成分。

2 南瓜還含維生素B_1、B_2、B_6、C、E、菸鹼酸、葉酸等營養成分。

南瓜食療效果

1 南瓜含維生素B群，能維持神經系統正常、促進腸胃蠕動、幫助脂肪代謝、增進食慾、消除疲勞、穩定情緒。

2 南瓜含人體造血必需的微量元素銅、鈷、鐵和維生素B_{12}，經常食用可預防貧血。

3 南瓜含有多種單元不飽和脂肪酸，在人體中能幫助脂肪和膽固醇的利用，可防止粥狀動脈硬化，對治療心血管疾病，和預防攝護腺肥大也有功效。

南瓜食用方法

1 挑選南瓜以選擇外觀圓弧飽滿、無蟲叮咬者為佳。南瓜擺放在乾燥陰涼處，保存期可長達數週至1個月。

2 南瓜可燉湯、煮粥、蒸食、煎炸，亦可作成各式點心。南瓜花可油炸成日式天婦羅，南瓜子可製成零嘴或榨油。

南瓜飲食宜忌

1 南瓜含較多糖分，會刺激胃酸分泌，胃酸過多或消化不良者，一餐別吃太多。

2 南瓜澱粉和醣類含量較高，糖尿病患者、減肥者最好不要多吃。

3 南瓜含大量胡蘿蔔素，吃多時皮膚會轉變成黃色，但只要停吃幾天即可恢復正常，對身體不致有害。

南瓜乳酪沙拉

保健腸道＋抑制癌細胞

材料：
脫脂乳酪200克，
南瓜50克，葡萄乾20克

調味料：
蜂蜜1大匙，鹽少許

- 熱量 298.9大卡
- 醣類 64.1克
- 蛋白質 5.9克
- 脂肪 2.1克
- 膳食纖維 2克

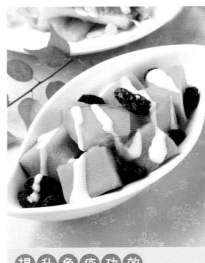

作法：
1. 南瓜洗淨，連皮切成約1.5公分厚。
2. 將南瓜塊放入電鍋內蒸至熟軟。
3. 作法②盛碗，撒上鹽調味。
4. 乳酪和蜂蜜拌勻，淋在作法③上，再加入葡萄乾即可食用。

提升免疫功效

連皮烹調的南瓜，富含膳食纖維，更能抑制腸道癌細胞。葡萄乾含葡萄多酚類，抗氧化能力強，能有效抑制癌細胞生長。

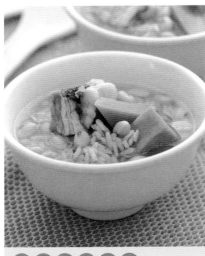

提升免疫功效

糙米在米糠和胚芽部分，富含維生素B群、E，能提升人體免疫力，促進血液循環；維生素B群還有助消除沮喪、煩躁情緒。

金瓜黃豆糙米粥

提升免疫＋促進血液循環

材料：
小排骨150克，
糙米、南瓜各100克，
黃豆50克，冷開水1500c.c.

- 熱量 880.6大卡
- 醣類 106.7克
- 蛋白質 46.1克
- 脂肪 30克
- 膳食纖維 11.7克

調味料：
鹽適量

作法：
1. 小排骨汆燙去血水；黃豆洗淨後浸泡3～4小時；糙米洗淨約泡1小時；南瓜去皮切塊。
2. 鍋中加入黃豆和水，用中火煮至黃豆熟軟。
3. 加入糙米、南瓜塊、小排骨，大火煮滾後，改成小火慢煮至材料熟透。
4. 最後加鹽調味即可。

Point 增加免疫T細胞數量和活性，明顯抑制細胞突變

山藥 *Yam*

提升免疫有效成分
醣類、皂苷
澱粉酶

食療功效
固精止瀉
穩定血糖

● 別名：淮山、薯蕷

● 性味：性平，味甘

● 營養成分：
醣類、蛋白質、皂苷、澱粉酶、山藥鹼、維生素A、B群、C、E、
鈣、鐵、磷、鉀、鈉、鎂、鋅、甘露聚醣、植酸、纖維

○ 適用者：一般人　✗ 不適用者：容易胃脹者

山藥為什麼能提升免疫力？

1 山藥含有豐富的胺基酸、礦物質、黏液多醣體，能提高人體T淋巴細胞作用，增強免疫功能，延緩細胞衰老，是人體免疫功能的天然調節劑。

2 山藥含皂苷、山藥鹼、醣蛋白等活性成分，具抗腫瘤和抗關節炎之效，可促進干擾素，和增加免疫T細胞的數量和活性，抑制細胞突變、增強免疫功能，並改善動脈硬化、防止癌症發生。

山藥主要營養成分

1 山藥含澱粉、蛋白質、皂苷、澱粉酶、多巴胺、山藥鹼、鈣、鐵、磷、鉀、鈉、鎂、鋅、甘露聚醣、植酸和膳食纖維等營養成分。

2 山藥還含維生素A、B_1、B_2、B_6、C、E等營養成分。

山藥食療效果

1 山藥中含有植物性雌激素，功效類似女性荷爾蒙，可補充女性更年期缺乏的荷爾蒙量，近年來，被添加於熟齡女性化妝品和豐胸產品中，具美容健胸功效。

2 中國醫藥界的研究報告發現，山藥萃取液有助改善、預防肝、腎的代謝損傷。

3 山藥含豐富的醣類、消化酵素，能幫助消化，穩定腸道蠕動速度，除能健胃止瀉，還能延緩衰老。

4 山藥中含有黏液醣蛋白、多巴胺，具有擴張血管、改善血液循環作用，有助保持血管彈性，防止動脈粥狀硬化，減少脂肪沉積於血管壁，可避免心血管疾病和中風的發生機率。

山藥食用方法

1 山藥可生食，最簡單的作法是：洗淨削皮後切片或切絲，蘸取芥末醬油食用。

2 山藥也可燉湯，湯鍋加入排骨或雞骨燉約1小時後，再放入切塊的山藥，燉煮30分鐘即可。

山藥飲食宜忌

1 生山藥中所含的澱粉酶，對糖尿病有一定療效，糖尿病患者適合多吃山藥。

2 山藥含有較多澱粉質，便祕、腹部容易脹氣者不宜多食。

淮山紫米粥

預防腫瘤＋增強免疫力

材料：
紫米50克，晒乾山藥片40克，
熱水500c.c.

調味料：
冰糖10克

● 熱量 249.6大卡
● 醣類 50.2克
● 蛋白質 6.2克
● 脂肪 2.7克
● 膳食纖維 2.3克

作法：

❶ 紫米洗淨，放入容器中，加水移入蒸鍋中，先以大火煮滾，再改中火蒸40分鐘左右，取出備用。

❷ 山藥片洗淨，放入適量熱水中煮約15分鐘後，加入作法①、冰糖，再轉小火煮約5分鐘，即可熄火。

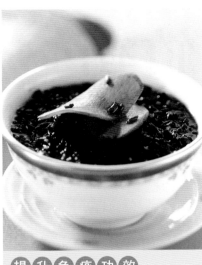

提升免疫功效

山藥特有的植化素——薯芋皂苷，能增強免疫系統功能，抑制腫瘤生長；紫米含花青素，可阻斷自由基，維護免疫系統功能。

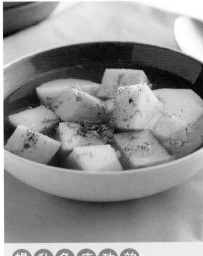

洋芋山藥湯

抑制自由基＋防癌抗氧化

材料：
馬鈴薯100克，山藥40克，
冷開水500c.c.

調味料：
麥芽糖10克

● 熱量 108.7大卡
● 醣類 22.5克
● 蛋白質 1.8克
● 脂肪 1.3克
● 膳食纖維 2克

作法：

❶ 材料洗淨，去皮切塊備用。

❷ 所有材料放入鍋中，加適量清水熬煮，再加麥芽糖調味，煮至熟透即可食用。

提升免疫功效

馬鈴薯含酸性物質，可抑制體內自由基生成，預防細胞癌化。含豐富纖維的山藥，則可促進免疫細胞增生，並抑制細胞突變。

竹筍 *Bamboo Shoot*

提升免疫有效成分
醣類、胺基酸
膳食纖維

食療功效
消脂助排便
降低膽固醇

● **別名**：筍、筍子

● **性味**：性寒，味甘

● **營養成分**：
蛋白質、醣類、胺基酸、鈉、鉀、鈣、鎂、磷、鐵、鋅、維生素B_1、B_2、B_6、C、菸鹼酸、泛酸、膳食纖維

○ **適用者**：一般人、小便不利者　✗ **不適用者**：過敏體質者、胃潰瘍患者

🍎 竹筍為什麼能提升免疫力？

1 竹筍含有人體必需的8種胺基酸，為優良的保健蔬菜，常吃有助於新陳代謝，增強人體的免疫功能，提高抗病能力。

2 竹筍富含膳食纖維，可以阻礙腸道吸附油脂，減少體內脂肪囤積，降低膽固醇，對於預防肥胖症、高血脂症、心血管疾病特別有益。

竹筍主要營養成分

竹筍含蛋白質、醣類、鈉、鉀、鈣、鎂、磷、鐵、鋅、維生素B_1、B_2、B_6、C、菸鹼酸、泛酸、膳食纖維、人體必需的8種胺基酸。

竹筍食療效果

1 竹筍含鉀，可以利尿消腫，對於臉部、四肢浮腫，和小便不利等症狀具有緩解效果。

2 從中醫的角度來看，竹筍有益氣和胃、清熱化痰、治消渴、利膈爽胃等功效，適合急性腎炎、糖尿病患者，和容易浮腫者食用。

3 竹筍所含的膳食纖維，可以增加腸道水分，促進胃腸蠕動，降低廢物囤積於腸壁，使糞便利於排出，常吃竹筍可預防便祕、腸癌。

☀ 竹筍食用方法

1 好吃的竹筍，以新鮮質嫩、肉厚角彎如牛角，肉質呈乳白色或淡黃色，無霉爛、無病蟲蛀者為佳。

2 想煮出鮮甜的竹筍，可將帶殼竹筍放入冷水中烹煮，若能用洗米水烹煮更好，口感會更細緻鮮甜。

3 竹筍適合炒、煮湯或做竹筍沙拉；桂竹筍可製作成筍乾，或調味即食竹筍。

竹筍飲食宜忌

1 竹筍屬性寒涼，產後婦女、脾胃虛弱者，不適合吃竹筍。

2 竹筍含有較多粗纖維，胃潰瘍、十二指腸潰瘍和胃出血的人，不宜吃竹筍。

3 竹筍不適合和豆腐等高鈣食材一起食用，以免所含的草酸和鈣質結合成草酸鈣，降低人體對鈣質的吸收。

紅燒竹筍

消炎抗菌＋降低膽固醇

材料：
竹筍200克，新鮮香菇2朵，
辣椒、蔥各1根，薑2片，
冷開水120c.c.

● 熱量 206.8大卡	
● 醣類 12克	
● 蛋白質 4.9克	
● 脂肪 15.5克	
● 膳食纖維 4克	

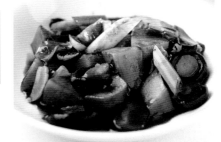

調味料：
橄欖油、醬油各1大匙，
糖、鹽各1/2小匙

作法：

❶ 竹筍、香菇洗淨切片；辣椒和蔥洗淨切段。

❷ 熱油鍋，爆香薑片，加入竹筍、香菇、辣椒、醬油、糖略炒。

❸ 加水，用小火煮至入味，再加入鹽、蔥炒勻即可起鍋。

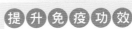
提升免疫功效

竹筍中的木酚素，能增強免疫力，幫助消炎、止痛、放鬆肌肉；植物固醇可抑制人體製造膽固醇，降低血中膽固醇濃度。

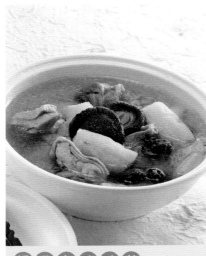

提升免疫功效

竹筍含多醣體，可抗病毒，增強免疫力，但所含草酸易影響鈣質吸收，胃潰瘍、腎炎、尿道結石、肝硬化患者宜少食用。

鮮筍香菇雞湯

抗病強身＋補充體力

材料：
土雞半隻，鮮香菇8朵，
竹筍200克，竹笙少許，
冷開水1000c.c.

● 熱量 639.4大卡	
● 醣類 10.4克	
● 蛋白質 124.6克	
● 脂肪 11.1克	
● 膳食纖維 6.2克	

調味料：
鹽1大匙

作法：

❶ 土雞剁成塊狀，先以滾水汆燙過濾血水，再用冷水洗淨。

❷ 鮮香菇洗淨去蒂、切塊；竹筍洗淨切塊。

❸ 鍋內加水煮滾，放入作法①、②、竹笙，約煮20分鐘，最後加鹽調味即可。

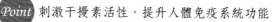

Point 刺激干擾素活性，提升人體免疫系統功能

蘆筍 *Asparagus*

提升免疫有效成分
多種胺基酸
胡蘿蔔素、硒

食療功效
生津解渴
消除疲勞

● **別名**：蘆笋、露笋

● **性味**：性寒，味甘

● **營養成分**：蛋白質、多種胺基酸、醣類、維生素B群、C、E、葉酸、鈣、鐵、磷、鉀、鎂、鋅、硒、菸鹼酸、葉酸、泛酸、胡蘿蔔素

○ 適用者：一般人、懷孕婦女、癌症化療者　　**✗ 不適用者**：痛風、高血鉀症患者

蘆筍為什麼能提升免疫力？

1. 蘆筍含有豐富的配醣體，可以抑制葡萄糖轉化為脂肪，對於改善肥胖體質、降低血脂肪有效，且能促使人體產生對抗癌症的酵素，有助於預防癌症和心血管疾病。

2. 蘆筍含硒，能幫助人體排除自由基，減輕癌症化療後引起的食慾不振、噁心嘔吐、口乾舌燥等副作用。常吃蘆筍還能提高免疫力。

蘆筍主要營養成分

1. 蘆筍含膳食纖維、蛋白質、醣類、維生素B群、C、E、菸鹼酸、葉酸、泛酸、胡蘿蔔素、天門冬素、芸香素、甘露聚醣、人體必需胺基酸。

2. 蘆筍還含鈣、鐵、磷、鉀、鎂、鋅、硒等礦物質。

蘆筍食療效果

1. 蘆筍富含葉酸，是維持胎兒正常生長、發育的重要營養成分，此外，還能製造紅血球，預防貧血症狀產生。

2. 蘆筍所含的 β-胡蘿蔔素，能保護上皮組織、內臟器官、神經組織，刺激干擾素的活性，提升人體免疫系統的功能。

3. 經常吃新鮮的蘆筍，有助於減少癌症、慢性疾病的發生率。

4. 蘆筍含有天門冬胺酸，有助於保護中樞神經系統，能增強人體的活力、消除疲勞，是一種能紓壓的蔬菜。

蘆筍食用方法

1. 蘆筍含豐富的胺基酸，容易腐敗，最好在購買後立即烹調食用。如果當天不吃，可先削去根部硬皮，以滾水汆燙後放涼，用保鮮盒裝好放入冰箱冷藏，即能保存3～5天。

2. 蘆筍適合清炒、水煮，或當作西餐中的配菜；鮮嫩的白蘆筍還可榨汁，當作清涼飲料。

蘆筍飲食宜忌

1. 蘆筍的普林含量高，高尿酸者和痛風患者應少吃。

2. 蘆筍含高鉀，腎臟病、高血鉀症患者要少吃，以免使病情加重。

蘆筍炒牛肉絲

2 人份

強化免疫力＋修復細胞

材料：
牛肉絲200克，蘆筍100克，
薑絲、紅辣椒絲各20克

- 熱量 237.1大卡
- 醣類 15.6克
- 蛋白質 43.7克
- 脂肪 14.7克
- 膳食纖維 2.5克

調味料：
Ⓐ 太白粉、冷開水各1大匙，
　醬油、米酒各1小匙，蛋白少許
Ⓑ 醬油2小匙，砂糖1小匙，蘑菇粉1/2小匙

作法：
❶ 牛肉絲放入小碗中，以調味料Ⓐ醃漬5分
　鐘；蘆筍洗淨切段。
❷ 蘆筍和牛肉絲分別汆燙備用。
❸ 不沾鍋加熱，爆香薑絲，再加牛肉絲、蘆筍
　段、紅辣椒絲、調味料Ⓑ，稍加拌炒即可。

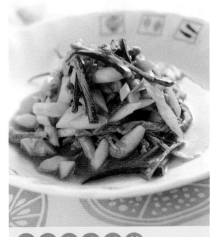

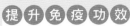

提升免疫功效

蘆筍所含的天門冬素，可使變異
細胞回復正常狀態，控制細胞異
常增生，強化身體免疫力，對人
體具有特殊的生理作用。

清炒蝦仁蘆筍

2 人份

穩定血壓＋控制體重

材料：
蝦仁50克，蘆筍段30克，
紅色彩椒（切片）20克

- 熱量 67.1大卡
- 醣類 2.6克
- 蛋白質 6.9克
- 脂肪 3.3克
- 膳食纖維 1克

調味料：
橄欖油1小匙，香油1/2小匙，
鹽、胡椒粉各1/4小匙

作法：
❶ 蝦仁挑去腸泥，洗淨瀝乾，汆燙備用。
❷ 熱油鍋，放入蝦仁和其餘材料，再加鹽、胡
　椒粉拌炒。
❸ 起鍋前，淋上香油即可。

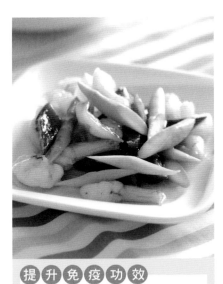

提升免疫功效

蘆筍含天門冬素，能增強免疫
力，使細胞恢復正常；膳食纖
維、鉀能穩定血壓。此道料理有
助降低血壓和控制體重。

洋蔥 *Onion*

提升免疫有效成分
硫化物、硒
維生素B群

食療功效
降血糖
增強體力

● 別名：胡蔥、玉蔥

● 性味：性平，味甘辛

● 營養成分：
蛋白質、醣類、鈣、鐵、磷、硒、
維生素A、B群、C、E、菸鹼酸、葉酸、泛酸、胡蘿蔔素

○ 適用者：一般人、常感冒者　　**✗ 不適用者**：消化性潰瘍、眼疾患者

🍎 洋蔥為什麼能提升免疫力？

1 洋蔥中的二烯丙基二硫化物、含硫胺基酸，對金黃色葡萄球菌、痢疾桿菌、大腸桿菌具有抑制作用，能有效增強人體對腸炎、痢疾、陰道炎等感染性疾病的抵抗力。

2 洋蔥中含有硒和檞皮素，能清除自由基、抗氧化、抗衰老，並能刺激人體免疫反應，抑制癌細胞的分裂和生長，同時還可降低致癌物的毒性。

😊 洋蔥主要營養成分

1 洋蔥含有蛋白質、醣類、維生素A、B_1、B_2、B_6、C、E、菸鹼酸、葉酸、泛酸、胡蘿蔔素、硫化物等營養成分。

2 洋蔥還含鈣、鐵、磷、硒、鎂、鋅、鈉、鉀、銅等礦物質。

洋蔥食療效果

1 洋蔥中含有殺菌力很強的蒜素（Allicin），具有抗氧化、抗衰老的作用，且蒜素還能刺激消化液的分泌，有助消化、增進食慾、加速新陳代謝。

2 洋蔥含有豐富的膳食纖維，有助大腸蠕動，能幫助清除體內的廢物，使肌膚潔淨，減少老年斑、肝斑。

3 洋蔥富含硫醇、硫化丙烯等硫化物，可幫助燃燒脂肪，防止脂肪囤積，並可促進細胞對醣類的利用，有效降低血糖，並刺激胰島素的合成和釋放，糖尿病、肥胖症患者適合多吃洋蔥。

4 洋蔥中含有對肝臟有益的胺基酸，能幫助肝臟維持造血功能，是肝臟解毒不可缺少的重要成分。

5 洋蔥含維生素B群，能促進脂肪、蛋白質、醣類的代謝，有助維護心臟、神經系統的功能，增強體力、減輕疲勞、保持精神旺盛，還可幫助舒緩情緒、減低壓力。

6 洋蔥含有二烯丙基二硫化合物等成分，具有殺菌、抗血管硬化和降低血脂等特殊功能。

7 中醫認為洋蔥性溫味辛，具有溫通解表、發散風寒、燥濕解毒的功效，可用於治療外感風寒、受涼感冒等病症。

☀ 洋蔥食用方法

1 洋蔥具有強烈的香氣和辛辣的味道，含有醣類物質，經加熱後會轉化成甜味，適合煎、煮、炒、炸、熬湯、涼拌等。

2 購買洋蔥應選擇球體完整、表皮乾燥光滑、鱗片緊密，具有紮實重量者。一般來說，洋蔥貯藏在乾燥陰涼處，保存期限可長達6個月以上。

3 洋蔥除可作為蔬菜食用，還可當作辛香料，能去除肉腥味、增加甜度。生洋蔥末是漢堡不可或缺的配料。

✚ 洋蔥飲食宜忌

1 生洋蔥比較刺激，腸胃不好或消化性潰瘍患者，不宜吃太多。

2 洋蔥含刺激過敏反應的硫化物，皮膚易過敏和患有眼疾者應少食用。

3 洋蔥容易產生揮發性氣體，過量食用，可能出現脹氣、排氣過多等現象。洋蔥雖有益健康，仍不建議一次吃太多。

4 洋蔥搭配豬排、牛排等高脂肪的食物一起食用，可避免高脂肪食物引起的血液凝塊。

洋蔥咖哩飯

抗細胞病變＋預防腸癌

材料：
豬肉100克，
紅蘿蔔、蘑菇各30克，
洋蔥、馬鈴薯各1顆，
冷開水1000c.c.，
白飯3碗

● 熱量 263.3大卡
● 醣類 31.9克
● 蛋白質 25.4克
● 脂肪 3.8克
● 膳食纖維 4.8克

調味料：
橄欖油2小匙，咖哩3小塊

作法：

❶ 將豬肉、紅蘿蔔、馬鈴薯、洋蔥切丁；蘑菇燙熟備用。

❷ 熱油鍋，爆香洋蔥丁後，加入豬肉丁略炒，再放入紅蘿蔔丁、馬鈴薯丁，加水煮滾。

❸ 待馬鈴薯丁、紅蘿蔔丁變軟後，加入咖哩和蘑菇，攪拌至咖哩完全溶解，最後淋在飯上即可。

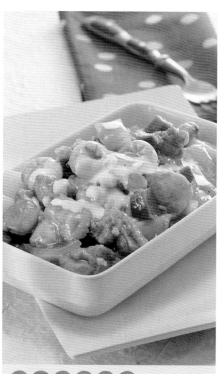

提升免疫功效

馬鈴薯表皮含綠原酸，能對抗細胞變異；膳食纖維能降低大腸癌、直腸癌的罹患率。洋蔥含硫化物，可抑制癌細胞生長，強化免疫力。

玉蔥炒蛋

殺菌抗氧化＋促腸蠕動

材料：

洋蔥（大）1顆，雞蛋3顆

調味料：

橄欖油2小匙，鹽1小匙

作法：

❶ 洋蔥洗淨去皮切絲；雞蛋打成蛋汁備用。

❷ 熱油鍋，放入洋蔥絲，以小火把洋蔥絲炒軟至呈透明狀。

❸ 蛋液加入鍋中和洋蔥絲拌勻，再加鹽調味。

❹ 改用大火，等蛋液半凝固時，將蛋炒散，即可盛盤食用。

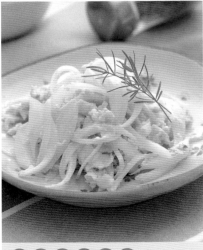

● 熱量 385.3大卡
● 醣類 18.5克
● 蛋白質 20.2克
● 脂肪 25.7克
● 膳食纖維 3.2克

提升免疫功效

洋蔥含纖維，可促進腸道蠕動，預防細胞癌化；硫化物具強效抗氧化力、抑菌力；微量元素硒，有助於大幅提升免疫力。

洋蔥炒牛肉

增強免疫＋降低血脂

材料：

牛肉140克，洋蔥1顆，辣椒1根，冷開水50c.c.

調味料：

橄欖油2小匙，砂糖1小匙，醬油1½小匙，米酒20c.c.

作法：

❶ 牛肉切薄片；洋蔥洗淨去皮，切片；辣椒洗淨，切斜片備用。

❷ 熱油鍋，放入牛肉片煎2分鐘，加入洋蔥片、水、其他調味料，煮約3分鐘。

❸ 最後放入辣椒片，燜煮1分鐘即可。

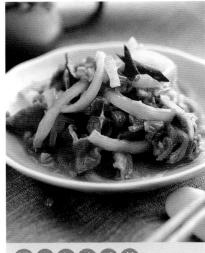

● 熱量 337.4大卡
● 醣類 22.07克
● 蛋白質 24.4克
● 脂肪 17.7克
● 膳食纖維 2.6克

提升免疫功效

洋蔥富含纖維，能降血脂、促進腸胃蠕動，有助於調節腸道菌叢生態，增強免疫力；天然硫化合物可降低膽固醇、抗氧化。

Point 提升體內細胞活力，增強白血球、T細胞功能

牛蒡 *Great Burdock*

提升免疫有效成分
綠原酸、硒
維生素B群

食療功效
降糖降壓
體內環保

● **別名**：大力子、牛子

● **性味**：性寒，味甘

● **營養成分**：
纖維、蛋白質、菊醣、
維生素B群、C、E、鈣、磷、鐵、鉀、胡蘿蔔素、胺基酸

○ **適用者**：一般人、糖尿病患者　✗ **不適用者**：消化功能弱、體質較虛寒者

牛蒡為什麼能提升免疫力？

1 牛蒡所含的膳食纖維和寡醣，可幫助腸胃蠕動，為腸道的益生菌提供良好的生長環境，能消除脹氣，改善便祕，避免宿便和毒素累積，降低膽固醇吸收，幫助預防腸胃道癌症、高血脂症。

2 牛蒡含具有抗癌效果的木質素、綠原酸，可提升體內細胞活性，增強白血球、T細胞功能，進而強化免疫力，抑制癌細胞增生。

牛蒡主要營養成分

1 牛蒡含膳食纖維、蛋白質、醣類（菊醣、牛蒡醣、寡醣）、維生素B群、C、E、鈣、磷、鐵、鉀、胡蘿蔔素、木質素、綠原酸、咖啡酸、人體必需胺基酸等營養成分。

2 牛蒡纖維含量是同重量竹筍的3倍。

牛蒡食療效果

1 用牛蒡、紅蘿蔔、白蘿蔔、白蘿蔔葉、香菇等5種蔬菜所熬煮出來的湯，就是俗稱的「五行蔬菜湯」，常喝可增強免疫力、預防癌症。

2 牛蒡含可促進性荷爾蒙分泌的精胺酸，能增強體力、壯陽補身、穩定血糖。

3 牛蒡汁含可殺菌的木質素，以其當作漱口水，可減緩喉痛、防流行性感冒。

4 牛蒡的綠原酸、咖啡酸等多酚類成分，有助於降低心血管疾病、腫瘤、糖尿病、關節炎等，也可延緩老化。

牛蒡食用方法

1 挑選牛蒡，以形態筆直、整體粗細均勻一致，且無病蟲害和裂根者為佳。

2 買回來的牛蒡若還帶有葉子，須先將葉子切除再保存，否則葉子會繼續吸收水分，讓牛蒡可食用的部分變得乾枯。

3 切好的牛蒡要立刻放入清水中浸泡，才不會褐化。剩餘的牛蒡不要削皮也不要碰到水，用報紙或保鮮膜包住，放在冰箱冷藏室即可保持新鮮。

牛蒡飲食宜忌

1 牛蒡性寒，婦女產後、女性生理期或體質較虛寒者，不宜多吃。

2 牛蒡富含纖維，易刺激腸胃蠕動，腹瀉者不宜食用；亦不宜生食以免反胃。

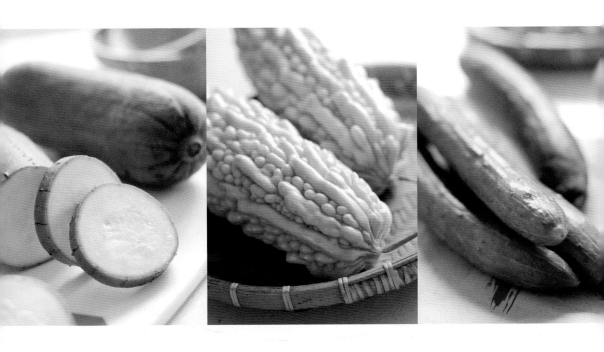

可口瓜類

　　炎熱的夏天，吃瓜類清爽又開胃！瓜類富含維生素C，可幫助免疫系統消滅病毒，增強人體對病原體的抵抗力。

　　本篇介紹的黃瓜含綠原酸，為強效抗氧化物，能清除自由基，增強抗癌力；苦瓜中的三萜類化合物，對抑制腫瘤細胞、降低發炎反應有特效；絲瓜含干擾素誘生劑，具抑制細胞突變、抗病毒感染的作用，能預防胃癌和鼻咽癌等。

　　瓜類極易取得且價格便宜，但大多性質寒涼，宜和溫熱食材一起烹調。

Point 清涼解暑，可幫助免疫系統消滅病毒

黃瓜 *Cucumber*

提升免疫有效成分
醣類、綠原酸
維生素C

食療功效
減少發炎
鎮痛解熱

● 別名：花瓜、胡瓜

● 性味：性寒，味甘

● 營養成分：
蛋白質、脂肪、醣類、胺基酸、胡蘿蔔素、葉酸、
鈣、磷、鐵、鉀、鈉、維生素B群、C、E、K、泛酸、菸鹼酸

○ 適用者：一般人　　**✗ 不適用者：**腎臟病患者、體質虛寒者

黃瓜為什麼能提升免疫力？

1 黃瓜含維生素C，可提高白血球的吞噬能力，促進體內干擾素的產生，具有抗病毒作用，可幫助免疫系統消滅病毒，增強人體對病原體的抗感染能力，縮短感染性疾病的病程。

2 黃瓜的綠色外皮含有綠原酸、咖啡酸，具有消炎、鎮痛、解熱的作用。綠原酸也是強效的抗氧化物，能清除對正常細胞有害的自由基，有助於人體抗癌。

黃瓜主要營養成分

1 黃瓜分為「大黃瓜」、「小黃瓜」2個品種，皆含維生素C、丙醇二酸等促進新陳代謝的營養成分。

2 黃瓜富含蛋白質、脂肪、醣類、胺基酸、胡蘿蔔素、植物類黃酮、鈣、磷、鐵、鉀、鈉、銅、鎂、鋅、硒、葉酸、泛酸、菸鹼酸、果膠等營養成分。

黃瓜食療效果

1 黃瓜性甘寒，具有清涼解暑之效，民間視為消火聖品，常吃可促進食慾、淨化血液、防止中暑。

2 黃瓜含鉻，可以降血糖；還含鉀，能加速血液新陳代謝、排除體內多餘的鈉；其中所含的纖維，有助腸胃排出有害的廢物，緩解便祕的情形。

3 黃瓜中含有丙醇二酸，能抑制體內醣類轉變為脂肪，減少脂肪和膽固醇的吸收，降低血液中的脂肪和膽固醇。

4 黃瓜中所含的多種胺基酸，能促進肝臟代謝的功能，對酒精性肝硬化、肝病患者，具有一定的療效。

黃瓜食用方法

1 最簡單的黃瓜吃法，即洗乾淨直接吃，也可以涼拌、醃漬；亦能炒肉、烤派或煮湯。

2 挑選黃瓜，以瓜體沉重勻稱，帶有細刺，且無蟲蛀者為上品。黃瓜農藥較多，需以流動的清水多加洗滌，才能確保吃得安心。

黃瓜飲食宜忌

1 黃瓜性寒，女性產後、生理期，或感冒體虛、脾胃弱、容易腹瀉者宜少吃。

2 黃瓜含鉀量高，腎臟病患者不宜多吃。

碧玉黃瓜飯糰

促進代謝＋防細胞突變

材料：
小黃瓜（切成長片）100克，
白飯1碗，紅色彩椒條30克，
熟芝麻5克

調味料：
果醋2大匙，糖1大匙

作法：
1. 先將白飯和調味料拌勻備用。
2. 用小黃瓜長片、把作法①和紅色彩椒條包捲起來。
3. 熟芝麻撒在作法②上，即可食用。

- 熱量 475.7大卡
- 醣類 102.1克
- 蛋白質 8.6克
- 脂肪 3.6克
- 膳食纖維 3.2克

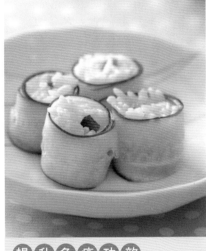

提升免疫功效

小黃瓜所含的黃瓜酶，可促進人體新陳代謝；蒂頭中的葫蘆素，能加強免疫功能，增進巨噬細胞吞噬能力，並防止細胞突變。

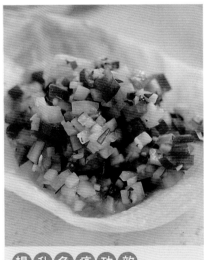

提升免疫功效

番茄含維生素A，可維護呼吸道上皮細胞、黏膜組織的完整，結合小黃瓜的維生素C，能強化抵抗力，保護呼吸系統。

番茄黃瓜蔬菜卷

強化抵抗力＋保護呼吸道

材料：
小黃瓜60克，番茄1顆，
巴西利1根，美生菜4片，
大蒜2瓣

- 熱量 166.1大卡
- 醣類 18.8克
- 蛋白質 4.6克
- 脂肪 8.1克
- 膳食纖維 4.7克

調味料：
橄欖油1½小匙，糖、白醋各1小匙，
胡椒粉1/2小匙

作法：
1. 材料洗淨；番茄、小黃瓜切小丁；大蒜、巴西利切末。
2. 番茄、小黃瓜、蒜末、巴西利、橄欖油、白醋、糖和胡椒粉倒入碗中，攪拌均勻。
3. 將作法②放在美生菜上，即可食用。

薏仁黃瓜沙拉

4人份

預防癌症＋降低血脂

材料：
薏仁40克，小黃瓜2根，
小番茄12顆，美生菜4大片，
冷開水150c.c.

- 熱量 298大卡
- 醣類 34.9克
- 蛋白質 7.5克
- 脂肪 13.8克
- 膳食纖維 2.5克

調味料：
和風醬2大匙，鹽1小匙，
橄欖油、烏醋、太白粉各2小匙

作法：

1. 薏仁泡水3小時；小黃瓜洗淨，切丁；小番茄洗淨，切半；美生菜洗淨瀝乾。

2. 鍋內加入鹽、水煮滾，以太白粉勾芡，冷卻後倒入橄欖油、烏醋拌勻。

3. 將美生菜鋪於碗中，依序放入小黃瓜、小番茄、薏仁，最後淋上和風醬即可。

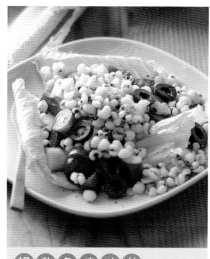

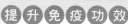
提升免疫功效

研究發現，薏仁可增強免疫力，更富含膳食纖維，能預防癌症、降低血脂；其豐富的纖維還能幫助排除體內廢物。

黃瓜炒肉片

2人份

清除自由基＋潤腸排毒

材料：
小黃瓜200克，豬瘦肉80克，
蔥段適量

- 熱量 178.7大卡
- 醣類 9.1克
- 蛋白質 18.4克
- 脂肪 7.6克
- 膳食纖維 1.8克

調味料：
橄欖油2小匙，鹽、醬油、米酒、太白粉各適量

作法：

1. 小黃瓜洗淨切滾刀塊；醬油、太白粉和鹽混勻，調成醃料。

2. 豬瘦肉洗淨切成片狀，放入作法①醃料中。

3. 熱油鍋，放入作法②和蔥段，以大火拌炒。

4. 作法③炒至8分熟後，放入小黃瓜拌炒，再加入米酒拌炒，即可盛盤食用。

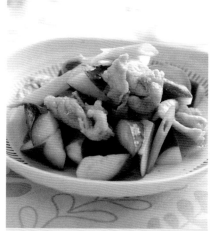

提升免疫功效

小黃瓜含維生素C，可清除自由基，具有抗癌作用；小黃瓜富含水溶性纖維，能在腸道中和致癌物結合，一起排出體外。

苦瓜 *Bitter Gourd*

提升免疫有效成分
三萜類化合物
維生素C

食療功效
有效控制血糖
保護肝臟

● **別名**：涼瓜、錦荔枝

● **性味**：性寒，味苦

● **營養成分**：
蛋白質、鈣、磷、鐵、胡蘿蔔素、維生素B$_1$、C、苦瓜素、苦瓜苷、苦瓜鹼、類黃酮素、奎寧素、植物性胰島素、果膠、膳食纖維

○ 適用者：一般人、糖尿病患者　　**✗ 不適用者**：生理期婦女、手腳冰冷者

🍎 苦瓜為什麼能提升免疫力？

1 苦瓜所含的天然三萜類化合物，可抑制腫瘤細胞、降低發炎反應、抗過敏、調節免疫力、防止發炎、保護肝臟。

2 苦瓜的維生素C含量居瓜類之冠，具美白、預防黑斑和抗氧化之效，常吃能促進新陳代謝、預防感冒、提升抵抗力。

😊 苦瓜主要營養成分

1 苦瓜含有蛋白質、脂肪、鈣、磷、鐵、胡蘿蔔素、維生素B$_1$、C、多種胺基酸、類黃酮素、纖維等營養成分。

2 苦瓜還含苦瓜素、苦瓜苷、奎寧素、苦瓜鹼、植物性胰島素等營養成分。

🍈 苦瓜食療效果

1 苦瓜中含有類似奎寧的活性物質，能刺激唾液、胃液分泌，促進新陳代謝，提高免疫功能，同時還有利於受創皮膚新生、傷口癒合。

2 由於苦瓜含有苦瓜鹼，能清涼解渴、解毒消腫，眼屎多、尿少、熬夜火氣大的人，可以喝苦瓜汁降火氣。

3 苦瓜含鉻，常吃苦瓜能有效控制血糖，減輕糖尿病和其併發症的發生。

4 苦瓜含苦瓜素（Momordicine），能在小腸、血液中阻止過多脂肪的吸收，對高血脂症、肥胖症有明顯的改善作用。

5 李時珍在《本草綱目》中記載，苦瓜具除邪熱、解勞乏、清新明目之效，可治中暑、膿瘡、眼睛發紅等熱病。

☀ 苦瓜食用方法

1 烹調苦瓜的方式，以大火快炒或涼拌為宜，若想去除苦味，可在吃之前先汆燙，然後以清水沖洗再煮食。

2 挑選苦瓜最好以表皮光亮飽滿，沒有病斑、傷疤者為佳。苦瓜外皮的顆粒越飽滿，則瓜肉越厚實、味美，反之則口感較差。

🩺 苦瓜飲食宜忌

1 苦瓜性寒，婦女生理期或手腳冰冷者不建議吃；體質虛寒、胃弱者不宜多吃。

2 苦瓜內含奎寧素，會刺激子宮收縮，可能引起流產，懷孕婦女要慎食。

涼拌蒜味苦瓜

排毒降壓＋增強抵抗力

材料：
苦瓜300克，大蒜30克，
辣椒10克

調味料：
糖、醋、香油各1/2小匙，
胡椒粉1/4小匙

- 熱量 92.6大卡
- 醣類 15克
- 蛋白質 2.6克
- 脂肪 3.1克
- 膳食纖維 6.4克

作法：

1 材料洗淨：苦瓜去籽洗淨，切薄片，浸泡冰
水備用。

2 辣椒切末：大蒜拍碎，兩者加上調味料攪拌
均勻。

3 苦瓜瀝乾裝盤，淋上作法②即可食用。

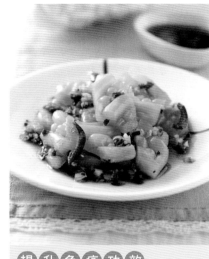

提升免疫功效

熱量極低的苦瓜，富含維生素
C、葉酸和鉀，有助身體代謝毒
素、降低血壓、增強抵抗力，高
血壓、失眠者可多吃此道料理。

苦瓜鮮肉湯

強化免疫功能＋修復組織

材料：
苦瓜150克，豬肉100克，
冷開水750c.c.

- 熱量 149.3大卡
- 醣類 8.5克
- 蛋白質 21.9克
- 脂肪 3.1克
- 膳食纖維 2.9克

調味料：
鹽1/2小匙

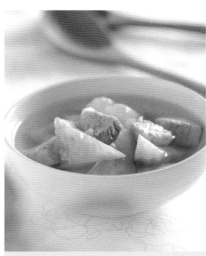

作法：

1 苦瓜洗淨，去籽切塊；豬肉洗淨切塊備用。

2 鍋中加水煮滾後，放苦瓜燉煮15分鐘。

3 加豬肉和鹽煮至豬肉熟透，即可起鍋。

提升免疫功效

苦瓜中的維生素A，有助於修復
受損的上皮組織；維生素B群和
C，能強化免疫功能，減輕病菌
或異物入侵身體時的傷害。

絲瓜 *Loofah*

提升免疫有效成分
黏液多醣體
皂苷、維生素B群

食療功效
幫助乳汁分泌
退火消腫

● **別名**：菜瓜、天羅瓜

● **性味**：性溫，味甘辛

● **營養成分**：
蛋白質、醣類、維生素A、B₁、B₂、B₆、C、E、K、菸鹼酸、葉酸、泛酸、胡蘿蔔素、鈣、鐵、鎂、鋅、鈉、鉀、銅、磷、硒、纖維

○ **適用者**：一般人、哺乳婦女　✗ **不適用者**：體質虛寒者、手腳冰冷者

絲瓜為什麼能提升免疫力？

1 絲瓜中含有一種干擾素誘生劑，可刺激人體細胞產生干擾素，提高免疫力，具有抑制細胞突變和抗病毒感染的作用，能預防口腔癌、食道癌、胃癌和鼻咽癌，是人體正常細胞的守護者。

2 絲瓜含皂苷（Saponin）、苦味質（Luffein），能維護中樞神經系統、心血管系統，且具有刺激免疫系統、抗癌、消炎、抗過敏、降血糖的作用。

絲瓜主要營養成分

1 絲瓜含蛋白質、醣類、多種胺基酸、黏液多醣體、皂苷、維生素A、B₁、B₂、B₆、C、E、K、菸鹼酸、葉酸、泛酸、胡蘿蔔素、膳食纖維等營養成分。

2 絲瓜還含鈣、鐵、磷、硒、鎂、鋅、鈉、鉀、銅等礦物質。

絲瓜食療效果

1 絲瓜含有膳食纖維和黏液多醣體，能幫助腸胃蠕動、促進排便，且對於預防肥胖症、心血管疾病和動脈硬化，均具有良好的功效。

2 絲瓜含維生素B群和葫蘆素，對火氣大造成的青春痘、便祕、口乾、口臭、牙齦腫脹、濃痰、小便不利等有療效。

3 絲瓜藤切口滴下的絲瓜水，因含蛋白質、黏液多醣體、皂苷、維生素等物質，具有清肝解毒、降火氣、殺菌、幫助退燒、防止皮膚缺水等功能。

4 中醫認為絲瓜有清熱涼血、通經活絡、潤膚美容、幫助乳汁分泌等功效。

絲瓜食用方法

1 購買絲瓜應選擇形體飽滿、外觀完整、無蟲叮咬，且瓜身大小均勻，越重越好。以手指輕壓，富彈性者肉質較嫩。

2 絲瓜滋味甘美，除了果實可供炒食、煮湯，絲瓜露還可當作清肝退火的飲料，絲瓜花可以油炸或製作沙拉菜。

絲瓜飲食宜忌

1 絲瓜性寒，體質虛寒或手腳容易冰冷者，盡量少吃絲瓜。

2 絲瓜具有清熱解毒、消腫止痛的作用，類風濕性關節炎患者多吃，有助緩解關節炎症狀。

元氣絲瓜飯

增強免疫力＋調節血壓

材料：

絲瓜50克，紅豆120克，
白米、玉米粒各80克，
冷開水320c.c.

- 熱量 633.9大卡
- 醣類 127.6克
- 蛋白質 26.7克
- 脂肪 1.9克
- 膳食纖維 11.9克

作法：

1. 絲瓜洗淨，去皮切片。
2. 紅豆、白米、玉米粒洗淨，和絲瓜片放入電鍋中略拌。
3. 作法②中加入水，煮熟即可食用。

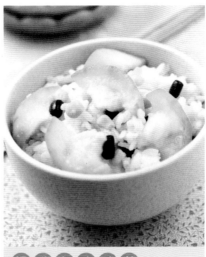

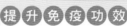
提升免疫功效

絲瓜能刺激人體產生干擾素，可增強免疫力抗病毒、防治癌症；搭配紅豆，有助於減少水腫，和體內血鈉滯留的情形。

絲瓜炒沙丁魚柳

降膽固醇＋改善體質

材料：

絲瓜200克，沙丁魚80克，
蝦仁20克

- 熱量 282.7大卡
- 醣類 3.4克
- 蛋白質 58.8克
- 脂肪 3.8克
- 膳食纖維 0.6克

調味料：

橄欖油2小匙，低鈉鹽、胡椒粉各1/4小匙

作法：

1. 材料洗淨；絲瓜切片；沙丁魚切條備用。
2. 熱油鍋，加作法①和蝦仁一起翻炒。
3. 最後起鍋前加入低鈉鹽、胡椒粉，略炒即可食用。

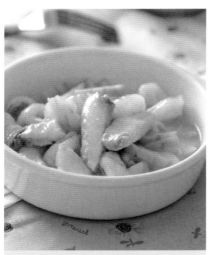

提升免疫功效

絲瓜可排除體內多餘的水分。沙丁魚含特殊胺基酸、深海魚油和核酸，能降低血液中的膽固醇，並提升免疫力，改善過敏體質。

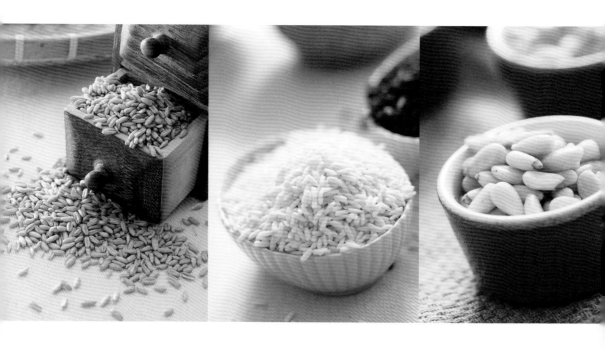

穀糧堅果類

　　五穀雜糧含豐富的醣類和蛋白質，是提供體力和抵抗力的基礎食物；其中有大量的膳食纖維，可將腸內的廢物和油脂排出體外。有些穀類還含有強力抗氧化劑—花青素，能保護人體，增強細胞活力，抑制發炎和過敏。

　　非精製的穀類，富含維生素B群、多種礦物質和微量元素，可預防過敏，還能促進生長、幫助肝臟解毒，並能調節免疫功能，幫助人體抵禦外來病毒和疾病。穀類的不飽和脂肪酸和膽鹼，能消除過多脂肪、預防「三高」疾病的產生。

Point 含胺基酸、醣類，可加快身體復原速度

白米 *Milled Rice*

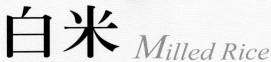

提升免疫有效成分
蛋白質
醣類、胺基酸

食療功效
補脾和胃
益氣潤燥

● 別名：米飯、大米

● 性味：性平，味甘

● 營養成分：
蛋白質、醣類、胺基酸、磷、鈣、鎂、鐵、
維生素B$_1$、B$_2$、E、菸鹼酸、膳食纖維

○ 適用者：一般人　　✗ 不適用者：無

🍎 白米為什麼能提升免疫力？

1 大病初癒、剛動過手術的人，宜喝米粥作為補充體力的來源。白米質純溫和，且含大量胺基酸和醣類，喝米粥不但可幫助恢復體力，還能加快復原速度。

2 經常食用白米，能在體內累積有效的營養成分，特別是豐富的醣類和蛋白質，是提供人們體力和抵抗力的基礎食物。

白米主要營養成分

白米含有蛋白質、醣類、胺基酸、維生素B$_1$、B$_2$、E、菸鹼酸、磷、鈣、鎂、鐵、膳食纖維等營養成分。

白米食療效果

1 白米所含的水溶性膳食纖維，可將腸內的廢物和多餘油脂排出體外，預防便祕、動脈硬化等疾病。

2 白米富含醣類和蛋白質，具有增進食慾、容易消化的特色。6個月以上嬰幼兒，由於腸胃尚未發育完全，以清淡柔軟的米粥或米湯作為副食品，有助於增加飽足感、幫助營養吸收。

3 白米所含的鈣、鐵、磷，和維生素B$_1$、B$_2$，可使血管保持柔軟，達到防止動脈硬化的目的，也可強健肌肉組織和血管，預防心血管疾病。

白米食用方法

1 白米若變黃，是因為存放時間過長，導致某些營養成分發生化學變化。發黃的米色澤暗淡，香味、口感和營養價值都較差。若有霉味或生蟲，最好不要再吃，以免影響健康。

2 煮好的米飯不宜保溫久放，否則飯很容易變餿。若在蒸飯時放些食醋，可使煮好的米飯耐存放，而且蒸過的米飯不會有醋味，反而更香、更潔白。

3 煮飯時加入1湯匙的植物油，可使米飯色、香、味俱佳，並具有增加脂溶性維生素的好處。

白米飲食宜忌

1 白米的升糖指數較高，糖尿病患者不宜多吃白米飯。

2 白米含澱粉較高，減肥者最好不要多吃，以免發胖。

糯米 *Glutinous Rice*

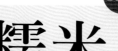

提升免疫有效成分
蛋白質、醣類
維生素B群

食療功效
補血止瀉
健脾暖胃

● **別名**：江米、元米

● **性味**：性溫，味甘

● **營養成分**：
蛋白質、醣類、胺基酸、鐵、磷、鈣、鎂、
鋅、銅、錳、硒、維生素B群、E、菸鹼酸、膳食纖維

○ **適用者**：一般人、產後補身婦女　✕ **不適用者**：胃弱、便祕者

糯米為什麼能提升免疫力？

1 糯米含有鎂、鋅、銅、錳等礦物質，可活化人體能量轉換的酵素，使維生素能順利被人體利用，提升人體抵抗力。

2 中醫認為，糯米性溫、味甘，入肺、脾經，是一種溫和的滋補食物，有療虛勞、補血、健脾暖胃等作用。身體虛弱者常吃糯米粥能增強體力，民間更常將糯米作為婦女坐月子時的滋補主食。

糯米主要營養成分

1 糯米含有蛋白質、醣類、胺基酸、維生素B_1、B_2、B_6、E、菸鹼酸、膳食纖維等營養成分。

2 糯米還含鐵、磷、鈣、鎂、鋅、銅、錳、硒等礦物質。

糯米食療效果

1 糯米常被當作養生藥膳的主角，對於老年人來說更是滋補珍品，糯米不但能補虛益氣，且具有止瀉、止汗的作用。老人體虛、頻尿，多因脾胃虛寒，經常食用糯米可改善症狀。

2 糯米富含鈣和磷，能幫助骨質的生長和發育，提供身體能量，常感覺腰痠腿軟、四肢無力的人可多食用。

3 糯米含有維生素B群和鐵，對神經系統的運作有益，常吃糯米可補血、穩定情緒，並有助於增加食慾、提高活動力。

4 糯米所含的鈣，對於骨骼形成、蛋白質和脂肪代謝、腦部發育也有幫助。

糯米食用方法

1 糯米烹煮後黏性大，多為製作糕點、元宵，和釀酒的原料。一般來說，長糯米多半做成鹹食，如米糕、鹹粽；圓糯米多半做成甜食，如八寶飯、甜粽等。

2 糯米的吸水量、硬度都高於白米，烹煮糯米飯時，最好先浸泡1小時再煮，且需要比煮白米飯多放1成的水，如此可使糯米飯容易煮透，且較為軟Q可口。

糯米飲食宜忌

1 糯米可暖脾胃，脾肺寒者可多吃。

2 糯米飯的升糖指數非常高，遠超過白米飯，糖尿病患者、注重身材者宜少吃。

紅棗糯米粥

對抗自由基＋補血安神

材料：
糯米250克，紅棗8顆，
枸杞15克，冷開水800c.c.

● 熱量 1090.3大卡
● 醣類 246.7克
● 蛋白質 22.7克
● 脂肪 1.4克
● 膳食纖維 6.5克

調味料：
冰糖2大匙

作法：

① 鍋內加入糯米、水，煮30分鐘。

② 加入紅棗、枸杞，煮到紅棗變軟。

③ 最後加冰糖調味即可。

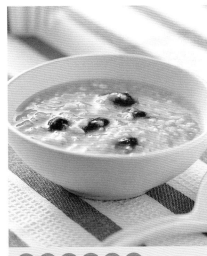

提升免疫功效

糯米含維生素B群和鐵，有助神經系統的運作，提高免疫力。紅棗中的維生素C，有抗氧化之效，能提升人體對抗自由基。

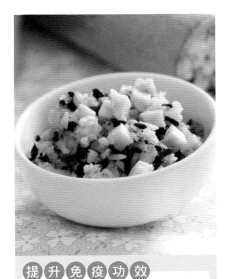

提升免疫功效

紫米和芋頭皆含豐富的膳食纖維、維生素B群和鋅，其中的維生素B群和鋅，對提升人體的免疫力，具有顯著的效果。

飄香竹筒飯

提升免疫＋增強體力

材料：
紫米、芋頭丁各20克，
綠豆仁、白果各10克，
糯米100克，冷開水適量

● 熱量 525.7大卡
● 醣類 106.2克
● 蛋白質 13.6克
● 脂肪 5.2克
● 膳食纖維 3.1克

調味料：
低鹽醬油、蘑菇粉各1/4小匙，
橄欖油1小匙，香油1/2小匙，低鈉鹽1/6小匙

作法：

① 將糯米、紫米和綠豆仁洗淨，泡水3小時。

② 熱油鍋炒香芋頭，和白果、作法①、調味料混合。

③ 竹筒內抹油，放入作法②至7分滿，加水至8分滿，放在蒸鍋內以大火蒸30分鐘，燜15分鐘，再將米糕倒扣出來即可。

紫米 *Black Glutinous Rice*

提升免疫有效成分
蛋白質、花青素
維生素B群

食療功效
減少疲勞感
補血益氣

● **別名**：黑米、血米

● **性味**：性溫，味甘

● **營養成分**：
蛋白質、脂肪、醣類、胺基酸、異黃酮類、維生素B_1、B_2、
花青素、泛酸、葉酸、鈣、鐵、磷、鉀、鎂、鋅、銅、錳、硒

○ **適用者**：一般人、有補血需求的女性　　✗ **不適用者**：便祕上火者

紫米為什麼能提升免疫力？

1 紫米外皮含有花青素，是一種強而有力的抗氧化劑，能保護人體免受自由基的損害，還能增強血管彈性、促進全身血液循環、提升免疫系統功能，以抵禦致癌物質，預防多種和自由基有關的疾病，包括癌症、心臟病和關節炎。

2 紫米性溫、味甘，是一種滋補的穀類，經常食用可增強細胞活性，並對身體各個器官有直接的益處，且能抑制發炎和過敏的症狀。

紫米主要營養成分

1 紫米含有蛋白質、醣類、胺基酸、花青素、異黃酮類、維生素B_1、B_2、B_6、E、菸鹼酸、膳食纖維等營養成分。

2 紫米還含鐵、磷、鈣、鎂、鋅、銅、錳、硒等礦物質。

紫米食療效果

1 紫米富含鐵和維生素B群，女性常吃能穩定情緒，減輕經前症候群的不適感，是冬季手腳冰冷者、產婦坐月子期間的最佳滋補食材。

2 紫米含有色胺酸等人體必需的胺基酸，可幫助提高學習力，使心情平穩愉悅，還能減少疲倦感和失眠的症狀。

3 紫米富含黃酮類活性物質，可增強血管彈性，保護血管內壁，預防動脈硬化，並減少心臟病和中風的發生機率。

紫米食用方法

1 紫米最常製作成甜粥，洗好的紫米在烹煮之前，至少要泡水1小時，這樣煮出來的粥，口感才會好。

2 紫米容易遭蟲蛀，買回來應以密封容器儲存，放在陰涼處，並盡速食用完畢。

3 烹調紫米時要注意，其營養成分大部分在表皮，清洗的時候不宜過度，以免營養流失。

紫米飲食宜忌

1 紫米具有收斂作用，如有便祕、熱性體質或腸胃燥熱而上火者，不宜多食，以免助長火氣上升。

2 紫米不易消化，腸胃不佳者或老年人，最好不要吃太多。

桂圓紅棗紫米粥

2人份

增強抵抗力＋改善貧血

材料：
紫米180克，桂圓25克，
紅棗8顆，冷開水1200c.c.

- 熱量 742.9大卡
- 醣類 149.2克
- 蛋白質 21.1克
- 脂肪 6.8克
- 膳食纖維 8.2克

作法：
❶ 將紫米、桂圓、紅棗清洗乾淨，紫米浸泡於水中2小時。。
❷ 作法①放入鍋中，加水，以大火熬煮至熟軟即可食用。

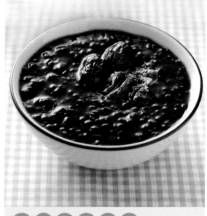

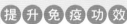
提 升 免 疫 功 效

紫米富含鐵，能補充氣血；黃酮類化合物可提高血紅素含量，有利於改善貧血。紅棗富含維生素C，能增強抵抗力。

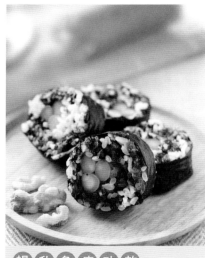

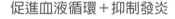
提 升 免 疫 功 效

紫米因種皮含有花青素，故呈黑色，內含豐富的維生素A、B群、C、E、鉀、磷、鐵、鋅等，其中鋅對免疫力提升很有幫助。

紫米蘆筍卷

2人份

促進血液循環＋抑制發炎

材料：
蘆筍100克，熟核桃20克，
紫米、白米各30克，
壽司海苔2張

- 熱量 381.5大卡
- 醣類 51.8克
- 蛋白質 8.3克
- 脂肪 15.7克
- 膳食纖維 4克

調味料：
低脂沙拉醬4小匙，壽司醋1大匙

作法：
❶ 分別將紫米、白米煮熟，再將兩種米混合拌入壽司醋，放涼備用。
❷ 海苔對切；蘆筍汆燙後冰鎮，瀝乾；熟核桃磨成粉。
❸ 將海苔略烤，放入作法①、蘆筍、核桃粉、低脂沙拉醬，捲好後切段即可。

高纖紫米糕

抑菌抗氧化＋增強免疫

(3)人份

材料：
在來米粉150克，
無筋麵粉、太白粉各10克，
熟燕麥、熟紫米各50克，
紅蘿蔔末30克，水750c.c.

- 熱量 833.9大卡
- 醣類 181.2克
- 蛋白質 15.8克
- 脂肪 5.1克
- 膳食纖維 6.4克

調味料：
砂糖1大匙，鹽2小匙

作法：
❶ 在來米粉、無筋麵粉、太白粉、調味料加水230c.c.拌勻，再加汆燙後的紅蘿蔔末混勻。
❷ 鍋中倒入水520c.c.，煮滾後加燕麥和紫米煮滾，熄火，待水溫降至攝氏85～90度時，加入作法①拌勻，再入鍋蒸40分鐘即可。

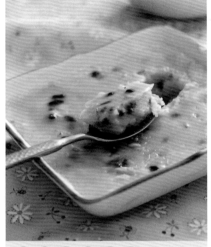

提升免疫功效
燕麥含有 β-葡聚醣，此種纖維具有抗菌和抗氧化的作用，不但可以增強身體的免疫力，還能加速傷口的癒合。

紫米燕麥飲

阻擋病菌入侵＋預防氣喘

(2)人份

材料：
紫米25克，燕麥20克，
冷開水500c.c.

- 熱量 213大卡
- 醣類 42.8克
- 蛋白質 4.2克
- 脂肪 2.8克
- 膳食纖維 3.2克

調味料：
冰糖1大匙

作法：
❶ 紫米和燕麥洗淨，泡水約4小時後，撈起，放入果汁機中，加水250c.c.，打成漿。
❷ 將冷開水250c.c.倒入鍋中煮滾，再加入紫米燕麥漿，拌煮至滾。
❸ 轉小火續煮5分鐘，加入冰糖，拌勻即可。

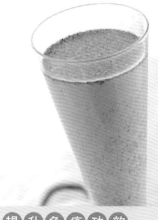

提升免疫功效
紫米和燕麥含維生素B群，能增強免疫細胞活性，使身體不易遭病菌入侵。紫米中的鎂，能鬆弛支氣管平滑肌，避免氣喘發生。

Point 含維生素E，可延緩細胞衰老，促進傷口癒合

糙米 *Brown Rice*

提升免疫有效成分
蛋白質、膳食纖維
維生素B群、E

食療功效
維持腸道健康
降膽固醇

● 別名：玄米、金米

● 性味：性平，味甘

● 營養成分：
蛋白質、醣類、胺基酸、不飽和脂肪酸、米糠醇、菸鹼酸、維生素B群、E、K、泛酸、鈣、鐵、磷、鎂、鉀、膳食纖維

○ 適用者：一般人、經常外食者　　**✗ 不適用者**：消化功能不佳者、3歲以下幼兒

糙米為什麼能提升免疫力？

1 糙米富含維生素B群和鋅、錳、釩等微量元素，可預防腳氣病和神經過敏，並具有促進生長、幫助肝臟解毒之效。

2 糙米含有膳食纖維，可促進腸胃蠕動、消化，排除腸壁的廢物和毒素，提高腸內益菌數量、增強免疫力，並具有抗癌、降膽固醇之效。

糙米主要營養成分

1 糙米含有蛋白質、醣類、胺基酸、不飽和脂肪酸、米糠醇、維生素B_1、B_2、B_6、B_{12}、E、菸鹼酸、泛酸、葉酸、膳食纖維等營養成分。

2 糙米中還含鈣、鐵、磷、鎂、鉀、鋅、銅、錳等礦物質。

3 糙米的食物纖維是白米的8倍，維生素B_1的含量則為白米的4倍。

糙米食療效果

1 糙米中的維生素E，又名生育醇，能提升男女生育能力，可預防孕婦流產，還有防治更年期症候群，減緩細胞衰老，促進傷口癒合、減少疤痕等功效。

2 糙米含維生素K，人體的造骨細胞需要維生素K，以執行調節鈣和蛋白質的作用，協助骨骼發育。且維生素K具有促進血液正常凝固的作用，可防止新生兒出血性疾病，和內出血、生理期大量出血等現象。

3 糙米中的米糠醇，能增進血脂肪和脂蛋白的代謝，具有降低血清總膽固醇、低密度脂蛋白、三酸甘油酯的效果，可預防高血脂症、心臟病、高血壓、脂肪肝等疾病產生。

4 糙米含有大量的維生素B群，可以調整自律神經，有助改善焦慮、失眠、憂鬱等症狀。

糙米食用方法

雖然糙米營養豐富，但有些人不習慣糙米粗糙乾硬的口感，不妨先嘗試和白米混合烹煮，既可改善口感，又能補足白米營養不足之處。

糙米飲食宜忌

糙米不易消化，腸胃虛弱者、3歲以下幼兒，最好不要吃太多。

胚芽米 *Embryo Rice*

提升免疫有效成分
維生素B群、E
硒、鋅

食療功效
降三酸甘油酯
預防動脈硬化

● 別名：玄米、發芽米

● 性味：性平，味甘

● 營養成分：
蛋白質、醣類、胺基酸、不飽和脂肪酸、米糠醇、
維生素B群、E、K、菸鹼酸、泛酸、鈣、鐵、磷、鎂、鉀

○ 適用者：一般人、孕婦、老年人　✗ 不適用者：無

胚芽米為什麼能提升免疫力？

1 胚芽米中含有硒，可抑制癌症的發生、轉移，並防止自由基攻擊正常細胞，進而預防高血壓、動脈硬化、心肌梗塞，並能調節人體免疫功能。

2 胚芽米含鋅，能提高人體抵抗感染和疾病的能力，也有助預防攝護腺肥大。

3 胚芽米中的鋅，也可穩定血液狀態、維持體內酸鹼平衡、促進傷口復原。

胚芽米主要營養成分

1 胚芽米含有蛋白質、醣類、胺基酸、不飽和脂肪酸、米糠醇、維生素B_1、B_2、B_6、B_{12}、E、菸鹼酸、泛酸、葉酸、膳食纖維等營養成分。

2 胚芽米中還含鈣、鐵、磷、鎂、鉀、鋅、銅、錳等礦物質。

胚芽米食療效果

1 胚芽米中的鈣，對嬰兒、成長中青少年的牙齒和骨骼發育很重要，對於預防老年人、更年期女性的骨質疏鬆症也很有幫助。

2 胚芽米中的不飽和脂肪酸，具有預防動脈硬化的作用，能明顯降低血中膽固醇的濃度。

3 胚芽米中的鉻和米糠醇，能幫助血糖新陳代謝，減輕糖尿病的症狀，降低冠狀動脈疾病和中風的機率。

4 胚芽米富含維生素B_1，能促進食慾、幫助消化、減少疲倦感；所含的維生素B_2，能促進兒童發育，防止口角炎或舌炎；所含的維生素B_6，可防止皮膚過敏、皮膚炎。

胚芽米食用方法

1 糙米碾去米糠層，保留住胚芽，就是所謂的「胚芽米」。胚芽米的特性介於糙米和白米之間，烹煮方式和白米相同。

2 胚芽米保留活性的胚芽營養，較白米易腐壞，買回後應裝於密封容器內，置於冷藏庫保存，並盡早食用完畢。

胚芽米飲食宜忌

胚芽米富含不飽和脂肪酸和米糠醇，中高齡、年長者，可多吃胚芽米，以降低三酸甘油酯和總膽固醇。

茭白軟絲粥

③人份

增加抗體＋清除病毒

材料：
茭白筍塊100克，燕麥20克，
軟絲（切花片）80克，
胚芽米30克，紅蘿蔔塊50克，
冷開水500c.c.

- 熱量 345.5大卡
- 醣類 60.2克
- 蛋白質 19.1克
- 脂肪 3.1克
- 膳食纖維 6克

調味料：
低鈉鹽1/2小匙

作法：
❶ 取一鍋加水煮滾，放入胚芽米和燕麥煮軟。
❷ 加入茭白筍塊、紅蘿蔔塊熬煮。
❸ 放入軟絲、鹽，煮熟即可食用。

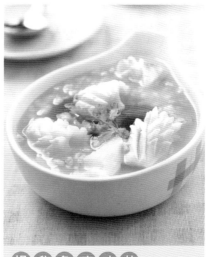

提升免疫功效
茭白筍富含纖維和鉀，為清熱利
水的食材。胚芽米中豐富的維生
素E，能增加抗體，清除濾過性病
毒、細菌，有效提升免疫力。

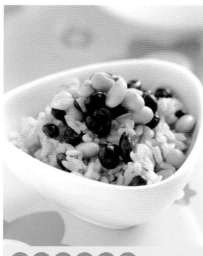

提升免疫功效
胚芽米含醣類、脂肪、蛋白質和
維生素A、B群，其中所含的維生
素B群，是人體免疫細胞的增進
劑，有助免疫力的提升。

雙豆胚芽飯

③人份

提升免疫＋預防癌症

材料：
胚芽米300克，黑豆60克，
黃豆50克，溫開水300c.c.

- 熱量 660.3大卡
- 醣類 101.6克
- 蛋白質 36克
- 脂肪 13.7克
- 膳食纖維 15.6克

調味料：
鹽2克

作法：
❶ 黑豆、黃豆洗淨，瀝乾；胚芽米洗淨。
❷ 熱鍋放入黑豆、黃豆，以小火乾煎約15分
鐘，熄火放涼備用。
❸ 胚芽米加入溫開水，放置2小時。
❹ 將作法②放入作法③中，加鹽混合均勻。
❺ 作法④放入電鍋中煮熟，充分攪拌翻動，再
蓋上鍋蓋燜10分鐘即可。

蕎麥 *Buckwheat*

提升免疫有效成分
黃酮類化合物
鉻、維生素E

食療功效
控制血糖
降膽固醇

● 別名：淨腸草、花蕎

● 性味：性微涼，味甘

● 營養成分：
蛋白質、脂肪、醣類、維生素B群、C、E、菸鹼酸、
鈣、磷、鐵、銅、鋅、硒、硼、碘、鎳、鈷、膳食纖維

○ **適用者**：一般人、高血脂症和糖尿病患者　✗ **不適用者**：腹瀉、過敏體質者

蕎麥為什麼能提升免疫力？

1 蕎麥含大量黃酮類化合物，具有清除自由基的能力，能增強巨噬細胞吞噬能力，有效阻止脂肪氧化引起的細胞損傷，間接達到抗癌、提高抗病力和自癒力的作用。

2 蕎麥含有豐富的維生素E、可溶性膳食纖維，能幫助清理腸道沉積的廢物，維持腸道益菌良好的生長環境，有助於提高人體抵抗力，並能延緩衰老。

蕎麥主要營養成分

1 蕎麥含有蛋白質、脂肪、醣類、維生素 B_1、B_2、B_6、B_{12}、C、E、菸鹼酸、芸香素、黃酮類化合物、有機酸、膳食纖維等營養成分。

2 蕎麥中含鈣、磷、鐵、銅、鋅、硒、硼、碘、鎳、鈷等礦物質。

蕎麥食療效果

1 蕎麥含有檸檬酸、草酸和蘋果酸等有機酸，可幫助消化、消除脹氣、治療痢疾，並有消腫、清熱、祛濕等作用。

2 蕎麥富含維生素P，具有維護血管彈性、防止毛細血管破裂，促進細胞增生和降血脂、擴張冠狀動脈、增強動脈血流量等多種作用，常吃蕎麥可防治視網膜出血、腦溢血、高血壓和相關出血性疾病。

3 蕎麥含有多種優質脂肪酸，其中油酸和亞油酸含量最多，可降低血清總膽固醇、三酸甘油酯，對預防動脈硬化、高血壓、心臟病、高血脂症等有特殊的保健作用。

4 蕎麥中含鉻，能增強胰島素的活性，加速人體的醣類代謝，促進脂肪和蛋白質的分解，可控制糖尿病患者的血糖、尿糖；對於高血脂症患者降低膽固醇、三酸甘油酯也具有效果。

5 蕎麥含類黃酮物質，有助消炎抗菌、止咳祛痰。

6 蕎麥富含膳食纖維，可幫助排便，對腸道具保健功效。

7 根據中醫理論，蕎麥入胃、大腸經，具有開胃寬腸、消食化滯、健脾益氣、除濕下氣等功效。

☀ 蕎麥食用方法

1 蕎麥磨粉後可當作麵粉來使用，通常用來作成麵條、餃子皮、煎餅等麵食。

2 蕎麥去殼後的種仁，可代替白米煮成蕎麥飯，蕎麥的嫩葉亦可作蔬菜食用。

3 蕎麥粉做成的蕎麥麵，除可熱食，也能在煮熟後以冷開水沖涼，調入醬料當成涼麵食用。

4 除煮成蕎麥飯、製成蕎麥麵，蕎麥還可作為麥片和糖果的原料。

✚ 蕎麥飲食宜忌

1 經常腹瀉、體質敏感的人，不可食用太多蕎麥，否則易造成消化不良。

2 蕎麥的某些成分具降低血糖的功效，適合糖尿病患者多吃。

3 蕎麥和海帶不宜搭配食用，海帶中的鐵，會防礙人體對蕎麥中維生素E的吸收，經常如此食用，可能會較容易出現瘀血、靜脈曲張，並缺乏活力。

南瓜蕎麥麵

強化血管＋增強免疫

材料：
南瓜肉300克，
蕎麥麵200克，
菠菜100克，
枸杞10克，
冷開水500c.c.

- 熱量 855.5大卡
- 醣類 178.5克
- 蛋白質 29.1克
- 脂肪 2.8克
- 膳食纖維 10.5克

調味料：
麻油1/2小匙，鹽少許

作法：

1 南瓜肉放入電鍋中蒸熟，取出放涼後磨成泥。

2 菠菜洗淨後切成段。

3 將蕎麥麵汆燙後，沖涼瀝乾備用。

4 將南瓜泥和枸杞放入鍋中，加水，以小火煮滾。

5 在作法④中加入菠菜段、蕎麥麵、調味料，攪拌煮熟即可。

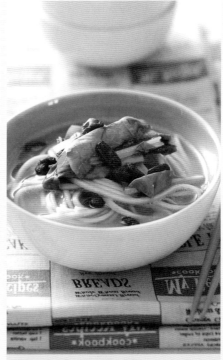

提升免疫功效

蕎麥含多種抗氧化成分，可降低膽固醇、強化血管、預防腦中風。南瓜含β-胡蘿蔔素、鉻和膳食纖維，能穩定體內血糖，強化免疫力。

健康十穀飯

增進免疫＋抑制膽固醇

3 人份

材料：
胚芽米250克，
紅薏仁、蕎麥、燕麥各60克，
小米、紫米各40克，
冷開水500c.c.

- ● 熱量 901.3大卡
- ● 醣類 185.3克
- ● 蛋白質 23.9克
- ● 脂肪 7.2克
- ● 膳食纖維 8.5克

作法：

❶ 所有食材洗淨。

❷ 將紅薏仁和蕎麥浸泡於水中約2小時，撈起後瀝乾備用。

❸ 將所有材料放入電鍋中，加水，煮熟後即可盛起食用。

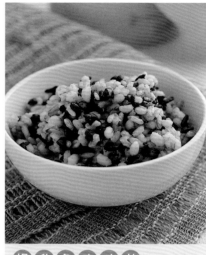

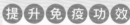
提升免疫功效

紅薏仁萃取物能預防高血壓、高血脂，其薏仁體可增進免疫力、抗過敏。燕麥含 β-葡聚醣，能抑制腸道對膽固醇的吸收。

高纖蕎麥飯

強化微血管＋提高代謝

3 人份

材料：
胚芽米250克，蕎麥120克，
冷開水500c.c.

- ● 熱量 711.5大卡
- ● 醣類 145.3克
- ● 蛋白質 16.3克
- ● 脂肪 5.9克
- ● 膳食纖維 5.7克

作法：

❶ 胚芽米、蕎麥洗淨。

❷ 蕎麥浸泡於水中3小時後撈起。

❸ 將胚芽米、蕎麥、水倒入電鍋中，煮熟後即可食用。

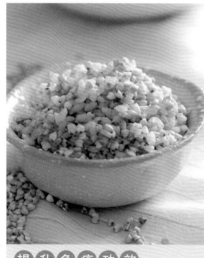

提升免疫功效

蕎麥含芸香素，可強化微血管、防止腦中風；纖維能提升腸道免疫系統功能。胚芽米含維生素B群，可提高新陳代謝率。

Point 富含粗纖維可清腸排毒、活化細胞

小麥 *Wheat*

提升免疫有效成分
類黃酮
維生素B群、E

食療功效
緩解精神壓力
預防腳氣病

● **別名**：麥子、白麥

● **性味**：性涼，味甘

● **營養成分**：
蛋白質、脂肪、醣類、維生素B群、E、菸鹼酸、類黃酮、卵磷脂、膽鹼、鈣、磷、鐵、銅、鋅、鈷、膳食纖維

○ **適用者**：一般人　✗ **不適用者**：對小麥過敏者、1歲以下嬰幼兒

小麥為什麼能提升免疫力？

1 小麥含類黃酮，可抗衰老、防腫瘤，對心血管疾病具有預防的效果。

2 小麥中的粗纖維，可清腸排毒、防治便祕、活化細胞、減緩細胞老化。

3 小麥胚芽含大量的維生素E，是一種強效的抗氧化劑，能清除自由基，促進人體代謝，延緩老化，並具有增加血管彈性、防治高血壓、動脈硬化、心臟病的功效，常吃能延年益壽，提升免疫力。

小麥主要營養成分

1 小麥含蛋白質、脂肪、醣類、維生素B群、C、E、類黃酮、卵磷脂、澱粉酶、蛋白質酶、膳食纖維等營養成分。

2 小麥還含鈣、磷、鐵、銅、鋅、硒、硼、碘、鎳、鈷等礦物質。

小麥食療效果

1 小麥中的脂肪80%是不飽和脂肪酸，亞油酸的含量占60%以上，具有降低血清膽固醇、三酸甘油酯的功效，能降低罹患高血壓、高血脂、冠心病、糖尿病、脂肪肝等疾病的機率。

2 小麥胚芽中的膽鹼含量非常豐富，可以在人體形成乙醯膽鹼，幫助腦部神經傳導，具有提升腦力、集中注意力、預防老人痴呆症的作用。

3 小麥含有豐富的維生素B群，是一種抗憂鬱的食物，對緩解精神壓力、消除緊張、失眠、心悸有一定的功效，並能預防腳氣病、末梢神經炎。

小麥食用方法

1 小麥通常磨成麵粉，作成麵包、麵條、包子、饅頭、餅乾、甜點等麵食，或作為釀酒的原料。

2 小麥大多數的營養保留在麥殼、小麥胚芽中，故應減少只吃精白麵粉製作的食物，多食用全麥製成的淺棕色麵食和麵包，才可以吸收到真正有利於人體的營養成分。

小麥飲食宜忌

1 1歲以下嬰幼兒，腸胃尚未發育完全，應避免吃小麥製品，以免消化不良或引發過敏。

2 小麥中的麥麩蛋白成分，對某些人來說，可能會引發過敏，需慎食。

燕麥 *Oats*

提升免疫有效成分
維生素B群、E
水溶性纖維

食療功效
降低膽固醇
防治便祕

● **別名**：雀麥、野麥

● **性味**：性平，味甘

● **營養成分**：
蛋白質、醣類、脂肪、維生素B群、E、
菸鹼酸、泛酸、鎂、鐵、鉀、鋅、銅、錳、硒、膳食纖維

○ 適用者：一般人、高血脂症患者　　**✗ 不適用者**：對燕麥過敏者

🍎 燕麥為什麼能提升免疫力？

1 燕麥所含的水溶性纖維主要是 β-葡聚醣，可減緩食物消化的速度，幫助控制血糖濃度，並降低血清中的膽固醇。常吃燕麥粥，可預防膽固醇囤積，並降低罹患心臟病、糖尿病、高血壓的風險。

2 和其他穀類相比，燕麥富含更豐富的鐵、鎂、鋅、銅、錳、硒等礦物質，還含有充足的維生素B群、E，可以調節人體免疫功能，幫助抵禦外來的病毒和疾病。經常食用燕麥能延緩老化，提升免疫力。

☀ 燕麥主要營養成分

1 燕麥含膳食纖維、蛋白質、脂肪、澱粉酶、醣類、銅、錳、硒、鎂、鐵、鉀、鋅、亞麻油酸、次亞麻油酸、卵磷脂、膽鹼等營養成分。

2 燕麥還含維生素B_1、B_2、B_6、B_{12}、C、E、葉酸、菸鹼酸、泛酸等營養素。

🍲 燕麥食療效果

1 燕麥富含粗纖維，有助清除腸內毒素、防治便祕，可延緩老化、預防大腸癌。

2 燕麥含有人體必需的脂肪酸，不但不易使人發胖，還具有降低膽固醇、三酸甘油酯的功效。常吃燕麥，可以遠離心血管疾病、腦中風的威脅。

3 燕麥含有大量維生素B群，能預防腳氣病和口角發炎，對於提振工作精神和體力也有幫助。燕麥所含的維生素B_6、B_{12}、葉酸，則可預防貧血。

🏵 燕麥食用方法

1 市售沖泡型的燕麥片或燕麥粉，加熱水或熱牛奶直接沖泡即可；如果是需要煮食的生燕麥片，可加入火腿、玉米等配料，熬煮成鹹的燕麥粥，或加入水果楓糖、蜂蜜，煮成甜的燕麥粥。

2 燕麥可以烘焙成麵包、餅乾等點心。

⚕ 燕麥飲食宜忌

1 燕麥對1歲以下嬰幼兒、某些過敏體質者來說，需慎食，以免誘發過敏。

2 燕麥若攝取過多，不但容易消化不良，還會阻礙鈣、磷、鐵等礦物質的吸收。

燕麥鮮奶茶

2 人份

抑菌抗氧化＋防心血管病

材料：
燕麥片20克，綠茶包2個，
低脂鮮奶、熱水各250c.c.

● 熱量 231.7大卡
● 醣類 34.5克
● 蛋白質 5.4克
● 脂肪 8克
● 膳食纖維 2.4克

調味料：
冰糖5克

作法：

❶ 以熱水（約攝氏80度）沖泡綠茶包，待泡出味道後備用。

❷ 加入低脂鮮奶、燕麥片、冰糖拌勻即可。

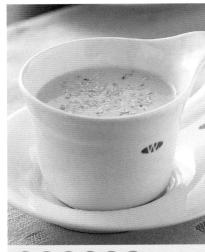

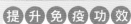
提升免疫功效

燕麥含水溶性纖維 β-葡聚醣，有抗菌和抗氧化的作用，可增強免疫力，且含大量膳食纖維，可預防心血管疾病。

燕麥黑豆漿

1 人份

促腸蠕動＋增強免疫

材料：
熟燕麥20克，
紫米、青豆仁各10克，
黑豆漿200c.c.

● 熱量 205.8大卡
● 醣類 37.4克
● 蛋白質 5.9克
● 脂肪 3.7克
● 膳食纖維 3克

作法：

❶ 將黑豆漿煮滾。

❷ 加入紫米和熟燕麥一起熬煮。

❸ 最後起鍋前加入青豆仁，略煮即可。

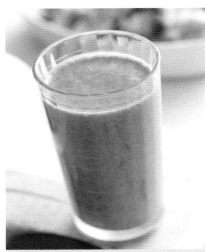

提升免疫功效

紫米、燕麥和青豆仁，均富含膳食纖維，可促進腸胃蠕動，預防便祕。黑豆漿含黃酮類、鈣、維生素A、E，能增加免疫力。

Point 含單元不飽和脂肪酸，可預防心臟病、高血壓

薏仁 *Coix Seed*

提升免疫有效成分
水溶性多醣
不飽和脂肪酸

食療功效
美白肌膚
防治便祕

● **別名**：薏苡仁、苡米

● **性味**：性微寒，味甘

● **營養成分**：
蛋白質、脂肪、醣類、維生素B₁、B₂、C、
菸鹼酸、泛酸、鈣、鐵、磷、鉀、薏仁素、薏仁酯、膳食纖維

○ 適用者：一般人、欲美白肌膚者　　**✗ 不適用者**：體質寒涼者、孕婦

🍎 薏仁為什麼能提升免疫力？

1 薏仁含有豐富的水溶性多醣，具有調節體內血脂的功能，避免人體細胞受到病毒感染，可減緩三酸甘油酯、血糖、膽固醇、低密度脂蛋白膽固醇（LDL）上升的濃度。

2 薏仁含有薏仁素、薏仁酯等成分，可加速新陳代謝、血液循環、抗過敏、提升人體免疫功能。

😊 薏仁主要營養成分

1 薏仁含有維生素B₁、B₂、C、菸鹼酸、泛酸、膽鹼、蛋白質、胺基酸、脂肪、醣類、薏仁素、薏仁酯、膳食纖維等營養成分。

2 薏仁還含鐵、磷、鈣、鉀等礦物質。

🍚 薏仁食療效果

1 薏仁的油脂含較多油酸、亞麻油酸，屬於單元不飽和脂肪酸，可以降低血脂肪、膽固醇、三酸甘油酯，還具減肥之效，並可預防心臟病、高血壓、肝硬化等疾病。

2 薏仁含有水溶性纖維和鉀，能促進體內廢物和水分的新陳代謝，維持血液中電解質的平衡，有利尿、消水腫、幫助排便的作用。

3 薏仁含有大量維生素B群、胺基酸，對於消除皮膚斑點、美白皮膚、改善濕疹症狀，具有一定的療效。

☀ 薏仁食用方法

1 選購薏仁以乾燥、色澤自然、無蟲蛀空洞、顆粒飽滿完整、無粉碎粒者為佳品，且應放置於保鮮盒內，避免濕氣和高溫影響品質。

2 薏仁通常可和紅豆、綠豆煮成甜湯，亦可作為冰品或甜點的配料；四神湯也少不了要加入薏仁。

⚕ 薏仁飲食宜忌

1 薏仁可以利濕，容易拉肚子且糞便呈黏稠狀的人，可以適量食用薏仁，幫助解除症狀。

2 薏仁可能造成子宮收縮，懷孕初期的婦女應避免食用。

排毒雜糧粥

保護肝臟＋代謝毒素

材料：
芡實、薏仁、蓮子、紅棗、
桂圓、白果各8克，
白米250克，
冷開水2000c.c.

● 熱量 828.2大卡
● 醣類 175克
● 蛋白質 19.3克
● 脂肪 5.7克
● 膳食纖維 6.6克

調味料：
冰糖適量

作法：
❶ 將全部材料洗淨，和水一同放入鍋中，以小火熬煮成粥。
❷ 煮好後加入冰糖調味，即可食用。

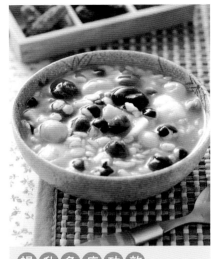

提升免疫功效
此粥品可開胃健脾，因添加紅棗，更具抗病毒的作用，能減輕肝臟負擔，此外還有促進食慾、加速有毒物質代謝的效果。

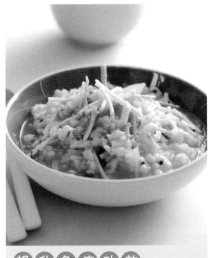

薏仁鮮蔬糙米粥

增進免疫力＋抗過敏

材料：
芋頭300克，薏仁、糙米、
洋蔥、紅蘿蔔各100克，
蘑菇8朵，冷開水1500c.c.

● 熱量 1203.9大卡
● 醣類 239.6克
● 蛋白質 32.3克
● 脂肪 12.9克
● 膳食纖維 17克

調味料：
白胡椒粉、亞麻仁油各少許

作法：
❶ 材料洗淨；芋頭、洋蔥、紅蘿蔔切絲；蘑菇對切備用。
❷ 薏仁先煮半熟後，加入糙米一起煮滾，轉小火後再熬煮半小時。
❸ 接著放入芋頭、洋蔥、紅蘿蔔，再熬煮40分鐘，最後加入蘑菇煮滾，熄火前加入調味料略煮即可。

提升免疫功效
薏仁含豐富的蛋白質、油脂、維生素B1、B2，和鈣、鐵、磷等礦物質；薏仁萃取物具有增進身體免疫力、抗過敏的作用。

Point 可烏髮潤肌，促進腸道蠕動，維持消化道健康

芝麻 *Sesame*

提升免疫有效成分
維生素B群、E
脂肪酸、胺基酸

食療功效
補血養髮
潤腸通便

● 別名：胡麻、芝麻子

● 性味：性平，味甘

● 營養成分：
蛋白質、脂肪、醣類、膳食纖維、維生素B_1、B_2、B_6、E、
菸鹼酸、鈣、鎂、磷、鐵、鋅

○ 適用者：一般人　　**✗ 不適用者**：腸胃虛弱者

芝麻為什麼能提升免疫力？

1 芝麻含有優質的蛋白質，和人體必需的胺基酸，是構成人體細胞的主要原料。

2 芝麻含有豐富的維生素B_1、B_2、B_6、B_{12}、菸鹼酸，人體要維持健康，需要大量的維生素B群，才能進行能量代謝和轉換。維生素B群和免疫功能抗體的構成也有關係，多吃有助於提升人體免疫力。

3 芝麻還含有豐富的維生素E，可增加T細胞的活性，有助於消除自由基、提升免疫細胞的功能。

4 芝麻中富含膳食纖維，可幫助腸道蠕動，減少腸壁上的廢物和脂肪，維持消化道功能的健康，是間接保障人體免疫功能的第一道防線。

芝麻主要營養成分

1 芝麻含膳食纖維、蛋白質、鈣、胺基酸、醣類、脂肪、維生素B_1、B_2、E、菸鹼酸、泛酸、膽鹼等營養成分。

2 芝麻還含鐵、磷、鉀、鈉、銅、鎂、鋅、硒等礦物質。

芝麻食療效果

1 芝麻中的膽鹼和肌醇，能消除肝臟過多的脂肪、預防脂肪肝形成，是脂肪、膽固醇代謝所必備的營養成分，多吃芝麻可以預防高血脂症。

2 芝麻的維生素E含量特別高，維生素E能抗氧化、抗衰老、滋潤皮膚、預防乾燥，還能軟化血管、增強心臟功能。

3 芝麻含鈣量幾乎等於小魚乾，經常食用芝麻，對於兒童、青少年的骨骼和牙齒發育大有益處，對於預防骨質疏鬆也有幫助。

4 芝麻最主要的脂肪酸是亞油酸、亞麻油酸，這種不飽和脂肪酸可抗氧化，降低壞的膽固醇、三酸甘油酯，具有保護心臟血管、預防老化的效果。

5 黑芝麻油是坐月子的最佳補品，含亞麻油酸，有助產婦子宮收縮、排除惡露。

6 芝麻含鐵量高，女性常吃芝麻，可幫助氣血充足，並預防缺鐵性貧血。

7 若有應酬、需要喝酒的場合，可先吃點以芝麻製作的點心來墊胃，幫助吸收酒精、避免酒醉。

8 芝麻具有補血、潤腸、生津、通乳、養髮之效。可治療早生白髮、便祕、口乾舌燥、乳腺不通等症狀。

芝麻食用方法

1 芝麻可以加工製成各種中西式點心，如芝麻糖、芝麻酥餅、芝麻麵包、芝麻布丁，亦可榨油、製成餡料、芝麻醬。

2 黑、白芝麻皆可榨油（香油、白麻油、黑麻油），也可製成芝麻醬，拌菜、拌麵皆宜。

3 生芝麻食用前，可用乾鍋略炒，或以烤箱烤香備用。

4 儲存芝麻製品時宜密封，並放在陰涼處，避免光照和高溫，才不會變質。

芝麻飲食宜忌

1 多吃芝麻有利於降低血脂肪，適合心血管疾病患者食用。

2 芝麻製品如果存放不當，脂肪氧化變質會產生怪味，就不可再食用。

山藥芝麻豆漿

1 人份

保護皮膚＋增強免疫

材料：
山藥100克，
黑芝麻20克，
無糖豆漿120c.c.

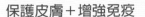

● 熱量 293.6大卡
● 醣類 34.1克
● 蛋白質 8.8克
● 脂肪 13.6克
● 膳食纖維 8克

調味料：
蜂蜜1小匙

作法：
❶ 山藥洗淨去皮，切小塊。

❷ 山藥、黑芝麻、無糖豆漿放入調理機中，攪打均勻。

❸ 將作法❷倒入杯中，加入蜂蜜調味，即可飲用。

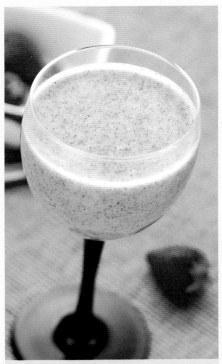

提升免疫功效

芝麻含有芝麻素，能保護皮膚不受紫外線傷害。山藥含有微量元素有機鍺，可促進干擾素生成和增加T細胞數量，增強免疫功能。

黑芝麻海帶湯

排除毒素＋加強抗病力

材料：
海帶150克，黑芝麻50克，
冷開水250c.c.

● 熱量 319.5大卡
● 醣類 14.8克
● 蛋白質 10.5克
● 脂肪 27克
● 膳食纖維 9.1克

調味料：
鹽適量

作法：

❶ 將黑芝麻放入炒鍋中，以小火翻炒。

❷ 將海帶放入水中泡軟，切成大片。

❸ 黑芝麻放入鍋中，加入海帶和水一起煮成
湯，煮好後加鹽調味即可食用。

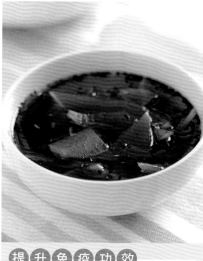

提升免疫功效
芝麻中的芝麻素，能發揮抗氧化
作用，明顯提升巨噬細胞吞噬
癌細胞的能力。海帶富含膠質纖
維，可幫助腸道排出毒素。

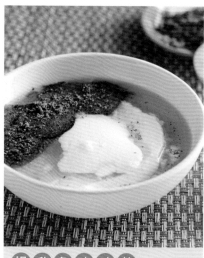

提升免疫功效
芝麻富含鐵，可預防貧血、增強
體力；所含的維生素B_1，可消除
疲勞。黃豆能修復細胞組織，使
人體產生抗體，保護中樞神經。

豆花芝麻糊

產生抗體＋增強體力

材料：
黃豆豆花300克，
黑芝麻粉30克，
在來米粉10克，
冷開水500c.c.

● 熱量 471大卡
● 醣類 67.2克
● 蛋白質 11.8克
● 脂肪 18.6克
● 膳食纖維 6.4克

調味料：
砂糖20克

作法：

❶ 將黑芝麻粉、在來米粉、砂糖放入鍋中，用
小火煮至砂糖溶化，變成泥狀。

❷ 作法①取適量，和黃豆豆花、水盛入碗中即
可食用。

含卵磷脂，可健腦潤肌，增強細胞活性

核桃 *Walnut*

提升免疫有效成分
維生素E
脂肪酸、胺基酸

食療功效
滋潤肌膚
增強腦力

● **別名**：胡桃、羌桃

● **性味**：性溫，味甘

● **營養成分**：
蛋白質、醣類、脂肪、維生素A、B₁、B₂、C、E、葉酸、泛酸、菸鹼酸、鐵、鋅、銅、鎂、磷、膳食纖維

○ 適用者：一般人　　**✗ 不適用者**：體質燥熱者

 核桃為什麼能提升免疫力？

1 核桃含維生素E，可使細胞免受自由基的氧化傷害，是醫學界公認的抗衰防老食物。

2 吃核桃仁可滋養體質，使頭髮烏黑，也可避免心臟衰弱，並維護人體免疫力。

3 核桃仁含有豐富的卵磷脂，是人體細胞構造的主要成分之一，充足的卵磷脂能增強細胞活性，對健腦、促進皮膚新生和傷口癒合、加強免疫力等，都具有良好的作用。

核桃主要營養成分

1 核桃含有豐富的蛋白質、胺基酸、醣類、脂肪（亞麻油酸、次亞麻油酸）、卵磷脂、膳食纖維等營養成分。

2 核桃含維生素A、B₁、B₂、C、E、葉酸、泛酸、菸鹼酸、鈣、鐵、鋅、銅、錳、鎂、磷等營養成分。

核桃食療效果

1 核桃含有豐富的蛋白質、人體必需胺基酸，為大腦組織細胞代謝的重要物質，能滋養腦細胞，增強腦力。

2 核桃仁的脂肪中，富含亞麻油酸、次亞麻油酸，這些不飽和脂肪酸能淨化血液、清除血管壁的雜質、消耗體內囤積的脂肪，有效防止心腦血管疾病，適合動脈硬化、高血壓和冠心病患者食用。

3 核桃仁的油脂中含有胺基酸、鋅，具有收斂、消炎和止癢的作用，可外用於皮膚炎、濕疹等病症的治療。

核桃食用方法

1 以核桃仁磨漿煮成核桃糊，口感香濃，常喝能滋潤肌膚，使人容光煥發。

2 核桃除了直接食用核桃仁之外，還有烤核桃、蜜炙核桃、油炸核桃等吃法。

核桃飲食宜忌

1 核桃因含較多油脂，不易消化，多吃會引起腹瀉。

2 核桃含鞣酸，吃核桃時應少喝濃茶，以免難以消化。

3 核桃性熱，而酒類也屬熱性，兩者同食，容易生痰上火而致病，故吃核桃不可配酒。

Point 含硒，能促進淋巴細胞增生，調節免疫功能

松子 *Pine Nut*

提升免疫有效成分
亞油酸
亞麻油酸、維生素E

食療功效
潤腸通便
止咳潤肺

● **別名**：松子、松仁

● **性味**：性溫，味甘

● **營養成分**：
蛋白質、脂肪、胺基酸、醣類、維生素B₁、B₂、E、
菸鹼酸、泛酸、膽鹼、鈣、鐵、磷、鎂、鋅、硒、膳食纖維

○ **適用者**：一般人、肺部虛弱者　✗ **不適用者**：痰多者、腹瀉者

松子為什麼能提升免疫力？

1. 松子含有鈣、鐵、磷等礦物質，能促進能量轉換，提供人體豐富的營養成分，具有強壯筋骨、消除疲勞、抗氧化、提高耐力、增強人體免疫功能的作用。

2. 現代醫學發現，松子含有硒，能促進淋巴細胞增生、抑制細胞突變，具有預防癌症、調節免疫的功能。

3. 中醫認為，松子性溫味甘，具有潤腸通便、止咳潤肺、滋補健身的作用。

松子主要營養成分

1. 松子含有蛋白質、脂肪、胺基酸、醣類、維生素B₁、B₂、E、菸鹼酸、泛酸、膽鹼、膳食纖維等營養成分。

2. 松子還含鈣、鐵、磷、鉀、鈉、銅、鎂、鋅、硒等礦物質。

松子食療效果

1. 松子富含高量的維生素E，能促進男女生育功能，對保護心臟功能、潤膚美容、延緩衰老、增強記憶力，也具有良好的效果。

2. 松子中所含的脂肪，為不飽和脂肪酸，如亞油酸、亞麻油酸等，能降低血脂，防止膽固醇在血管壁上沉積，形成動脈硬化，有預防心血管疾病之效。

3. 松子的亞油酸、亞麻油酸、微量元素錳，具有增強腦力、維護腦細胞功能和神經功能的作用，青少年常吃能幫助學習、補腦益智。

松子食用方法

1. 松子一般在南北貨店就可以買到，選購松子，以口感香酥、無怪油味者為佳。

2. 松子通常用來作為中式料理的配料，食用前可用乾鍋略炒，或以烤箱烤香。

3. 松子亦可當作糖果、中式糕點的輔料，還可用來榨油。

松子飲食宜忌

1. 松子潤肺、滑腸又補身，適宜體質虛弱、便祕者，和慢性支氣管炎患者適量食用。

2. 松子性溫且含豐富油脂，熱咳痰多、腹瀉者應避免食用。

堅果涼拌蔥絲

抑制細胞突變＋活化T細胞

材料：
腰果15克，松子10克，
蔥10根，辣椒1根，
芫荽2株，大蒜2瓣

● 熱量 293.5大卡
● 醣類 23.2克
● 蛋白質 5.8克
● 脂肪 19.7克
● 膳食纖維 6.2克

調味料：
烏醋、糖各2小匙，
醬油、白醋、芝麻油各1小匙

作法：

❶ 材料洗淨；蔥、辣椒切絲；芫荽切段；大蒜切末。

❷ 調味料混勻，再加蔥、辣椒、芫荽、大蒜攪拌均勻。

❸ 最後撒上搗碎的松子和腰果，即可食用。

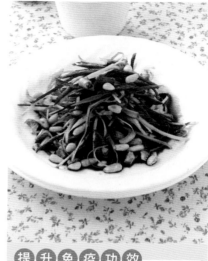

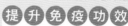

提升免疫功效

松子含硒，能促進淋巴細胞增生，抑制細胞突變。蔥中的含硫化合物，可提升T細胞、巨噬細胞的活性，增強人體抗病能力。

松子雞丁

減少感染＋增加抗體數

材料：
雞胸肉120克，松子30克，
蔥、紅辣椒各1根，雞蛋1顆

● 熱量 476.8大卡
● 醣類 7.4克
● 蛋白質 39.6克
● 脂肪 32.1克
● 膳食纖維 4.7克

調味料：
橄欖油1小匙，太白粉水1大匙，
鹽、米酒各1/2小匙

作法：

❶ 材料洗淨；蔥切末，紅辣椒去籽，切細。

❷ 雞肉切小丁，用蛋白、太白粉水、米酒和鹽醃至入味，再過油，撈起。

❸ 熱油鍋，爆香蔥末，加入雞丁翻炒，再加紅辣椒炒至香氣溢出，起鍋前撒入松子即可。

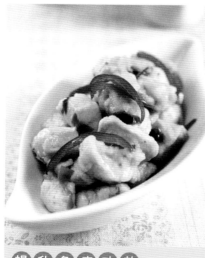

提升免疫功效

松子含維生素E和鋅，可活化T細胞，增加抗體數，幫助對抗病毒入侵，免疫力較差者適量攝取，能降低呼吸道疾病的感染率。

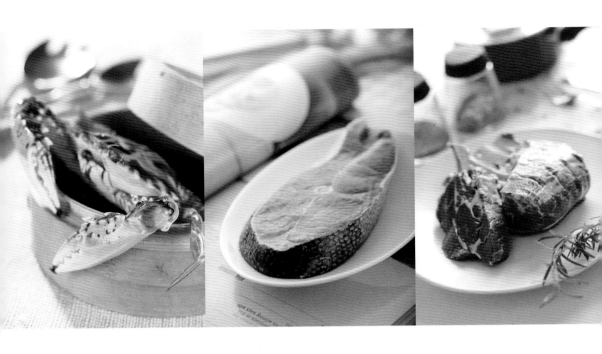

水產、肉類

　　水產、肉類富含蛋白質、胺基酸，能幫助肌肉、骨骼、皮膚生長。

　　本篇介紹的蝦子含蝦紅素，抗氧化效果強，能防止細胞膜氧化，降低腫瘤發生率；螃蟹中的甲殼素有助於減少細胞病變；海參中的黏液多醣體、皂苷，能調節人體免疫力；魚類富含EPA、DHA，可維持細胞膜和血管的彈性，幫助提升學習力和記憶力。

　　肉類中的羊肉含高蛋白質、鐵，可補中益氣、暖腎補肝、幫助改善體質，並增強免疫力。

Point 能維持免疫功能健全，幫助營養物質代謝

蝦子 *Shrimp*

提升免疫有效成分
蝦紅素
牛磺酸、胺基酸

食療功效
消除疲勞
保護肝臟

● **別名**：蝦仁、蝦

● **性味**：性溫，味甘

● **營養成分**：
蛋白質、蝦紅素、牛磺酸、甲殼素、胺基酸、
維生素A、B₁、B₂、C、E、鈣、鐵、磷、鉀、鎂、鋅、硒、碘

○ **適用者**：一般人   ✗ **不適用者**：過敏體質、尿酸偏高者，痛風患者

🍎 蝦子為什麼能提升免疫力？

1 蝦子含有蝦紅素，其抗自由基的效果為維生素E的550倍，能阻斷過氧化自由基的傷害，防止細胞膜上的多元不飽和脂肪酸氧化，抑制腫瘤細胞增生、延緩或降低腫瘤發生率。

2 蝦子含有豐富的牛磺酸，能幫助營養物質代謝，間接維持和改善人體的免疫功能，對兒童、青少年的生長發育、免疫功能的維護，具有舉足輕重的地位。

🌼 蝦子主要營養成分

1 蝦子富含蛋白質、胺基酸、脂肪、蝦紅素、牛磺酸、甲殼素、葉酸、泛酸、菸鹼酸、維生素A、B₁、B₂、C、E等營養成分。

2 蝦子還含鈣、鐵、磷、鉀、鋅、銅、錳、鎂、硒、碘等礦物質。

🦐 蝦子食療效果

1 蝦子的鋅含量相當高，有助提高男性荷爾蒙，增加精子製造能力，男性多吃具有壯陽的效果。

2 蝦子含有豐富的蛋白質、人體必需胺基酸，對身體各個器官組織的形成和維持，能協助肌肉、骨骼、皮膚生長，並能輔助酵素、荷爾蒙的轉換和利用。

3 蝦子含豐富的鎂，能調節心跳、保護心血管系統、防止動脈硬化，同時還能擴張冠狀動脈，有利於預防高血壓、心臟病等疾病。

☀️ 蝦子食用方法

1 新鮮的蝦子，蝦頭、蝦尾和殼應完整、緊密，蝦子呈半透明色，蝦肉緊實有彈性，蝦身清爽不黏滑。

2 蝦背上的腸泥，是蝦子的排泄物，應去掉再烹調。

✚ 蝦子飲食宜忌

1 蝦子對某些人為過敏原，容易皮膚過敏者，鼻炎、支氣管炎、異位性皮膚炎患者，不宜吃太多。

2 蝦子普林含量高，尿酸偏高、痛風患者不宜多吃。

黃瓜嫩筍拌蝦仁

2 人份

保護細胞＋防皮膚癌

● 熱量 164.2大卡	
● 醣類 2.9克	
● 蛋白質 13.6克	
● 脂肪 10.6克	
● 膳食纖維 1.3克	

材料：

蝦仁100克，小黃瓜70克，
竹筍30克，蔥1/2根，薑1片

調味料：

橄欖油2小匙，醬油、米酒各1小匙，
太白粉水1/2小匙

作法：

1. 材料洗淨；小黃瓜、竹筍切塊；蝦仁去腸泥；蔥、薑切末。
2. 熱油鍋，爆香蔥、薑末，放入蝦仁、竹筍和小黃瓜，翻炒至熟。
3. 最後加米酒、醬油、太白粉水拌勻即可。

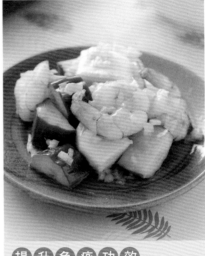

提升免疫功效

蝦仁中的蝦紅素具抗氧化力，能減緩自由基對細胞的傷害，並減少紫外線對組織的傷害，提升免疫功能，降低皮膚癌的罹患率。

髮菜蝦仁粥

2 人份

補充營養＋防止老化

● 熱量 536.8大卡	
● 醣類 114.3克	
● 蛋白質 15.7克	
● 脂肪 1.4克	
● 膳食纖維 4.8克	

材料：

白米135克，蝦仁100克，
髮菜20克，蔥1根，
冷開水1200c.c.

調味料：

鹽1/2小匙，胡椒粉1/4小匙

作法：

1. 髮菜泡水，洗淨，瀝乾；蝦仁洗淨，去腸泥；蔥洗淨，切末。
2. 白米洗淨，泡30分鐘，放入鍋中，加水，大火煮滾後改小火，熬成粥。
3. 加蝦仁續煮5分鐘後，加上髮菜、鹽和胡椒粉調勻，最後撒上蔥末即可。

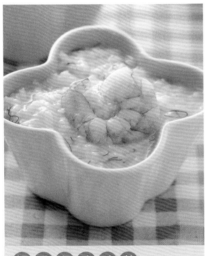

提升免疫功效

髮菜含有多種營養成分。蝦仁中的維生素A和硒，具有高度抗氧化的作用，能有效阻止自由基的侵害，防止身體老化。

甘草椒鹽蝦

抗菌排毒＋消炎止咳

3
人份

材料：

沙蝦400克，
甘草、小辣椒各30克，
蒜片1大匙

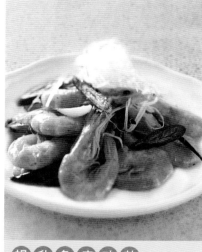

- 熱量 236.4大卡
- 醣類 8克
- 蛋白質 48.4克
- 脂肪 1.2克
- 膳食纖維 0克

調味料：

橄欖油3小匙，米酒1大匙，鹽1/2小匙，
玉米粉、胡椒粉各1小匙，甘草粉20克

作法：

1 沙蝦洗淨、去除腸泥，和切碎的甘草一起以
熱油炸至香脆後撈起，瀝乾油分。

2 小辣椒洗淨、去蒂去籽、切片。

3 油鍋中放入小辣椒片、蒜片、甘草粉、作法
①，和玉米粉、胡椒粉、鹽拌炒一下，再淋
上米酒快速拌炒，即可盛盤。

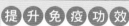
提升免疫功效

甘草有排毒之效，豐富的蛋白質
可增強抗菌力，搭配沙蝦，能舒
緩腸胃和十二指腸潰瘍，改善咳
嗽、支氣管發炎等症狀。

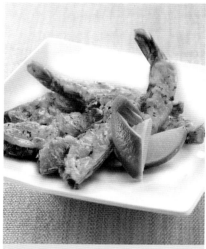

焗烤南瓜蝦

清除自由基＋提升免疫

4
人份

材料：

南瓜100克，明蝦4隻

- 熱量 998.4大卡
- 醣類 62.8克
- 蛋白質 63.8克
- 脂肪 54.7克
- 膳食纖維 1.7克

調味料：

美乃滋2大匙，奶粉120克，
檸檬1顆

作法：

1 明蝦剪去腳和鬚，對半剖開；南瓜以及檸檬
切片。

2 將奶粉和美乃滋調勻，均勻塗在作法①的明
蝦和南瓜上。

3 明蝦和南瓜放入烤盤，移入已預熱的烤箱
中，以攝氏190度烤12～15分鐘至上色，取
出後，擠上檸檬汁即可。

提升免疫功效

明蝦含強大抗氧化力的蝦紅素，
可清除體內自由基，增強免疫
力、預防疾病。南瓜富含維生素
A、C、E，亦能提升免疫能力。

海參 *Sea Cucumber*

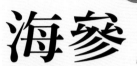

提升免疫有效成分
黏液多醣體
海參皂苷、胺基酸

食療功效
養血潤燥
潤滑關節

● **別名**：沙巽、刺參

● **性味**：性溫，味甘

● **營養成分**：
蛋白質、胺基酸、醣類、牛磺酸、蒸鹼酸、鈣、鐵、磷、鉀、鋅、碘、維生素B₁、B₂、海參皂苷、黏液多醣體、膠質

○ **適用者**：中老年人，肥胖症、心血管疾病患者　✗ **不適用者**：無

海參為什麼能提升免疫力？

1 海參含豐富的蛋白質、胺基酸，可以滋補身體、延緩衰老，促進人體細胞的再生和組織受損後的修復，還能提高人體免疫功能、增強體質。

2 海參含有黏液多醣體、海參皂苷、牛磺酸等活性成分，能調節人體免疫功能，預防疾病感染、細胞病變的發生，並且能改善因使用藥物引起的免疫功能低下症狀。

海參主要營養成分

1 海參含有蛋白質、胺基酸、醣類、牛磺酸、海參皂苷、黏液多醣體、膠質等。

2 海參還含鈣、鐵、磷、鉀、鋅、碘、維生素B₁、B₂等礦物質。

海參食療效果

1 海參含有維生素B₁、B₂，能幫助分解蛋白質和脂肪，並維護神經系統的穩定，減輕憂鬱和煩躁的心情。

2 海參中的礦物質含量相當高，有助提高男女的性功能。

3 中醫認為海參具有補腎益精、壯陽療萎的作用。凡眩暈耳鳴、腰痠乏力、夢遺滑精、四肢無力的患者，都可將海參作為滋補食療之品。

4 海參中富含膠原蛋白，可改善肌膚的彈性和保濕度，並能修補中老年人日漸缺少的關節潤滑液，減緩骨骼的磨損和老化速度，骨刺和骨折患者也很適合食用海參。

海參食用方法

1 海參肉質軟滑膠嫩，富有彈性，選擇海參，以體大、肉厚、無泥沙者為上品。

2 泡發好的海參可馬上烹煮，如不馬上食用，應存放在冰箱的冷凍層，保存期限可達1個月。

海參飲食宜忌

1 海參中富含膠原蛋白和礦物質，關節老化的中老年人、骨刺和骨折患者都很適合多吃。

2 海參不含脂肪卻有高養分，非常適合肥胖症和心血管疾病患者多吃。

牛筋燴海參

穩定血壓＋增強免疫力

材料：
海參片100克，牛筋條80克，
青江菜30克，蔥1根，
冷開水250c.c.

- ● 熱量 270.5大卡
- ● 醣類 6克
- ● 蛋白質 35克
- ● 脂肪 11.8克
- ● 膳食纖維 0.9克

調味料：
橄欖油2小匙，太白粉水1大匙，
蠔油、麻油、米酒、番茄醬、糖各1小匙

作法：
1 蔥洗淨切段；海參和青江菜洗淨入水燙熟。
2 熱油鍋，炒香蔥段，加入蠔油、麻油、米酒、番茄醬、糖略炒，再放入牛筋和水，以小火燜煮1小時。
3 加入海參炒3分鐘，再以太白粉水勾芡，盛盤後再放上青江菜即可。

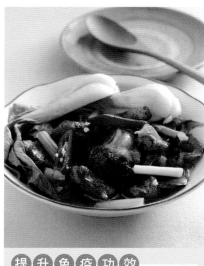

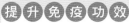

提升免疫功效

海參含特殊多醣分子，能消炎消腫、抗凝血，對降低血液黏稠度、預防動脈硬化、降低血清膽固醇、增強免疫力頗有效果。

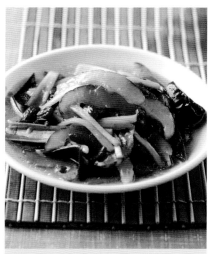

提升免疫功效

海參中的黏液多醣可有效增強免疫力，調節身體功能，在體內和有機鹽結合，還可維持骨質和軟骨的彈性，有益骨骼疾病患者。

竹筍燴海參

抗腫瘤＋維持骨骼彈性

材料：
海參200克，竹筍絲50克，
乾黑木耳10克，枸杞5克，
蔥1根，老薑3片，高湯3大匙

- ● 熱量 244大卡
- ● 醣類 8.7克
- ● 蛋白質 15.7克
- ● 脂肪 15.3克
- ● 膳食纖維 3.8克

調味料：
胡麻油1大匙，米酒、太白粉水各1小匙，
蠔油1/2小匙，鹽1/4小匙

作法：
1 材料洗淨；海參切長條，以滾水汆燙後撈出；乾黑木耳用水泡軟，切片；蔥切段。
2 鍋中倒入胡麻油燒熱，爆香蔥段和薑片，加入海參條、竹筍絲、黑木耳片和枸杞拌炒。
3 倒入高湯、米酒、蠔油、鹽，燜煮10分鐘，最後加入太白粉水勾芡即可。

Point 含甲殼素，可防細胞老化，易過敏者應少吃

螃蟹 *Crab*

提升免疫有效成分
甲殼素
蛋白質、胺基酸

食療功效
強化骨骼
增進性功能

● **別名**：蟹、無腸公子

● **性味**：性寒，味甘

● **營養成分**：
蛋白質、胺基酸、醣類、維生素A、B群、甲殼素、牛磺酸、菸鹼酸、葉酸、鈣、鐵、磷、碘、鎂、鋅、銅、錳

○ 適用者：一般人、男性　　**✗ 不適用者**：高血脂症患者、皮膚容易過敏者

螃蟹為什麼能提升免疫力？

1. 螃蟹的殼含有甲殼素，是一種水溶性且不會被人體吸收的低分子聚合物，可幫助小腸內益菌的生長，達到清潔大腸、防止便祕，提升人體免疫力。

2. 螃蟹中的甲殼素，可強化免疫細胞的作用，有助降低細胞病變機率，防止細胞老化，還可保護肝臟、抑制腫瘤發生和成長，具有提高免疫力的作用。

螃蟹主要營養成分

螃蟹含有蛋白質、胺基酸、醣類、甲殼素、牛磺酸、維生素A、B群、鈣、鐵、磷、鉀、碘、鎂、鋅、銅、錳等。

螃蟹食療效果

1. 中醫認為螃蟹有清熱解毒、養筋活血、通經絡、利肢節的功效，常用於跌打損傷、瘀血腫痛、傷筋斷骨的治療。

2. 螃蟹含有豐富的鈣，可以強化骨骼和牙齒，對於發育中的青少年很有幫助，還能改善骨質疏鬆症。

3. 螃蟹含大量荷爾蒙和鋅，男性吃螃蟹，可增進性能力和生殖能力。

4. 螃蟹的維生素B12含量非常豐富，鐵質含量也不低，很適合貧血、臉色蒼白者食用。

螃蟹食用方法

1. 購買螃蟹時，一定要選擇活螃蟹，唯有這樣才能確保新鮮度。

2. 買回來的螃蟹最好立即烹煮，或放置於攝氏零下15度的冷凍櫃中，因蟹肉腐壞得很快，不新鮮的蟹吃了容易造成食物中毒。

3. 螃蟹性質較寒，體質寒涼者想吃螃蟹，可用一些溫性的辛香料、調味料，以中和螃蟹的寒性，或於品嚐螃蟹後，再來一碗熱薑茶或溫酒。

螃蟹飲食宜忌

1. 螃蟹屬於高膽固醇的食物，尤其是蟹膏和蟹黃含有非常高的膽固醇，罹患心臟病、高血壓、高血脂症的人，應盡量避免食用。

2. 螃蟹為易過敏原，皮膚屬於過敏體質的人，或患有蕁麻疹、慢性氣管炎、哮喘的人，都應少吃螃蟹。

香蔥蟹

防細胞老化＋強化免疫力

材料：
螃蟹2隻，薑3片，蔥2根，
大蒜6瓣，冷開水30c.c.

- 熱量 919.3大卡
- 醣類 39克
- 蛋白質 125.4克
- 脂肪 26.6克
- 膳食纖維 0克

調味料：
橄欖油1小匙，醬油、米酒各1大匙

作法：

1. 材料洗淨；蒜切末；蔥切段。

2. 熱油鍋，爆香薑片和蒜末，加蟹拌炒，倒入米酒和水，加蓋燜煮至蟹熟。

3. 最後加蔥段和醬油，翻炒均勻即可。

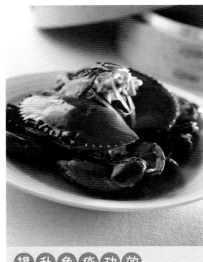

提升免疫功效
螃蟹的甲殼素可強化免疫細胞，有助降低細胞癌化率，還可提高身體免疫力，防止細胞老化、保護肝臟。

蟹肉燴蘿蔔

助益菌生長＋強健腸道

4人份

材料：
紅蘿蔔300克，蒜末10克，
蟹腿肉200克，蔥1根，
冷開水適量

- 熱量 389.4大卡
- 醣類 70.3克
- 蛋白質 22.3克
- 脂肪 2.1克
- 膳食纖維 7.8克

調味料：
橄欖油、米酒各1大匙，
太白粉水、太白粉各1小匙，鹽少許

作法：

1. 紅蘿蔔洗淨，去皮切條；蟹腿肉以米酒、太白粉、鹽醃10分鐘後汆燙；蔥洗淨切段。

2. 熱油鍋，爆香蒜末，加入紅蘿蔔條拌炒，加水蓋過材料，蓋上鍋蓋燜軟紅蘿蔔。

3. 放入蟹腿肉、鹽，再以太白粉水勾芡即可。

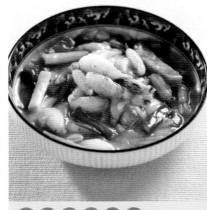

提升免疫功效
螃蟹殼含甲殼素，是一種水溶性膳食纖維，可幫助小腸內益菌生長，防止有毒物質傷害腸道，全面提升腸道免疫系統的功能。

魷魚 *Squid*

提升免疫有效成分
牛磺酸、硒
EPA、DHA

食療功效
保護肝臟
養血通經

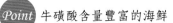

- **別名**：槍烏賊、柔魚
- **性味**：性平，味酸
- **營養成分**：
蛋白質、脂肪、胺基酸、醣類、牛磺酸、DHA、
維生素A、E、菸鹼酸、鈣、鐵、磷、鉀、碘、鎂、鋅、銅、錳、硒

○ 適用者：一般人　　**✗ 不適用者**：高血脂症、痛風患者

🍎 魷魚為什麼能提升免疫力？

1 魷魚含優質蛋白質，能抗老化、消除疲勞，且富含鈣、磷、鐵等礦物質，能幫助骨骼發育、增強造血功能，可改善貧血，增強體力和抵抗力。

2 魷魚不僅口感鮮美，還含有強力的抗癌礦物質「硒」，可強化免疫細胞，有助於抑制腫瘤、減少細胞病變的機率，還能保護肝臟的健康。

魷魚主要營養成分

1 魷魚含有蛋白質、脂肪、胺基酸、醣類、牛磺酸、DHA、維生素A、E、菸鹼酸等營養成分。

2 魷魚還含鈣、鐵、磷、鉀、碘、鎂、鋅、銅、錳、硒等礦物質。

魷魚食療效果

1 魷魚能養肝補血，中醫古籍中記載，魷魚具有養血、通經、安胎、利產、止血、催乳的功效，常用於治療婦女生理期不順，是改善婦女貧血、血虛、閉經的好食材。

2 魷魚含有大量牛磺酸，是重要的消脂物質，可以協助肝臟代謝脂肪，防止脂肪肝的發生。

3 魷魚脂肪含有大量的多元不飽和脂肪酸，如：EPA、DHA，可維持細胞膜、血管的彈性，並具有改善憂鬱的功效。

☀ 魷魚食用方法

1 購買優質魷魚乾，應選擇體型完整堅實，表面光澤呈粉紅色，且略帶白霜、肉肥厚、半透明、有彈性者。

2 魷魚適合烤、煮、炸、燉，或製作成加工食品，如：魷魚片、魷魚絲，皆為美味佳餚。

魷魚飲食宜忌

1 魷魚屬於高膽固醇的食物，高血脂症、動脈硬化症患者，建議少量食用。

2 魷魚普林含量高，尿酸高和痛風患者宜少吃。

3 對海鮮過敏、本身有過敏體質的人，應少吃魷魚。

五味魷魚

強化免疫細胞＋保護肝臟

材料：
魷魚200克，辣椒1/2根，
大蒜5瓣，蔥2根，薑2片

- ● 熱量 374.2大卡
- ● 醣類 48.7克
- ● 蛋白質 31.7克
- ● 脂肪 5.8克
- ● 膳食纖維 0.5克

調味料：
橄欖油、糖、烏醋、白醋各1小匙，
番茄醬4小匙，米酒1/2小匙

作法：
1. 魷魚洗淨、切花，用滾水汆燙至捲起後撈出，盛盤。
2. 大蒜、薑、蔥、辣椒均切末，和烏醋、糖、番茄醬調勻成醬汁。
3. 熱油鍋，加入作法②、白醋、米酒炒勻，淋在魷魚上即可食用。

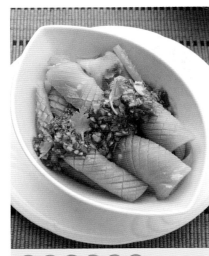

提升免疫功效

魷魚含強力抗癌物質—硒，能強化免疫細胞，有助於抑制腫瘤、減少細胞病變的機率，還可維護肝臟的健康。

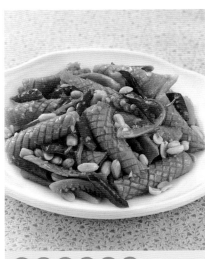

提升免疫功效

魷魚富含EPA、DHA，可提高免疫系統戰勝癌細胞的能力；牛磺酸能減少血管壁的膽固醇，有效預防血管硬化、膽結石。

宮保魷魚

防血管硬化＋戰勝癌細胞

材料：
水發魷魚150克，
花生、乾辣椒各10克，
薑1片，大蒜2瓣

- ● 熱量 344.7大卡
- ● 醣類 35.8克
- ● 蛋白質 26.2克
- ● 脂肪 10.7克
- ● 膳食纖維 1克

調味料：
橄欖油、醬油各1小匙，
糖、麻油、醋、米酒各1/5小匙

作法：
1. 材料洗淨；乾辣椒去籽切段；大蒜切末；魷魚劃交叉刀紋，切塊，用滾水汆燙撈出。
2. 熱油鍋，爆香辣椒、蒜、薑，加魷魚拌炒。
3. 加米酒、糖、麻油、醋和醬油，炒至湯汁收乾，最後加花生炒香即可。

鮪魚 *Tuna*

提升免疫有效成分
蛋白質、牛磺酸
EPA、DHA

食療功效
增強智力
養血護肝

● 別名：金槍魚、吞拿魚

● 性味：性平，味甘

● 營養成分：
蛋白質、脂肪、醣類、胺基酸、牛磺酸、EPA、DHA、
維生素A、B$_1$、B$_2$、E、鈣、鐵、磷、鉀、碘、鎂、鋅、銅、錳、硒

○ 適用者：一般人、年長者、學齡兒童　　**✗ 不適用者**：孕婦不宜常吃

鮪魚為什麼能提升免疫力？

1 鮪魚含有優質的蛋白質和胺基酸，能抗老化、消除疲勞，且鮪魚中的維生素E和硒互相配合，可促進免疫細胞的功能，加強人體免疫力。

2 鮪魚中的牛磺酸含量遠高於其他肉類，有助消除威脅健康的內臟和血管脂肪，調節內分泌系統，還可抗病毒，提升人體免疫力。

鮪魚主要營養成分

1 鮪魚中含有蛋白質、脂肪、醣類、胺基酸、牛磺酸、EPA、DHA、維生素A、B$_1$、B$_2$、E、菸鹼酸等營養成分。

2 鮪魚還含鈣、鐵、磷、鉀、碘、鎂、鋅、銅、錳、硒等礦物質。

鮪魚食療效果

1 鮪魚的維生素E含量相當高，具有抗氧化之效，能保護心臟功能，預防皮膚乾燥老化，並加速人體新陳代謝。

2 鮪魚富含牛磺酸，可減少血液中壞膽固醇、中性脂肪，並防止動脈硬化，還能促進胰島素分泌、平衡血糖值、強化肝臟功能。

3 鮪魚含豐富的鐵和維生素B$_{12}$，有助維持人體造血功能正常，並具有補血養肝、治療貧血的效果。

4 鮪魚脂肪含有EPA、DHA，可幫助預防老年痴呆症，並提升學齡兒童的學習能力、記憶力。

5 鮪魚所含的鉀和胺基酸，能去除體內多餘的鹽分和水分，避免臉部和四肢浮腫，幫助維持身體電解質的平衡。

6 鮪魚含有鈣、鐵、磷、鎂、鋅等礦物質，常吃鮪魚可強健骨骼、脊椎、關節，且有養氣補腎的功效，適合產後或體質虛弱者食用。

7 鮪魚含豐富的Omega-3多元不飽和脂肪酸，可維持體內荷爾蒙、免疫系統的平衡，穩定控制情緒的血清素、褪黑激素的濃度，有助於維持腦細胞的健康，能改善憂鬱症、失眠症、精神官能症、注意力不集中的症狀。

🌞 鮪魚食用方法

1 鮪魚吃法包括生魚片、清蒸、香烤、涼拌、鐵板、三杯等料理方式，但最常被做成生魚片或製成壽司，或加工製成罐頭，用來製作三明治、沙拉等食品。

2 鮪魚必須以攝氏0度冷藏，以保持最佳口感和新鮮度。

3 買回來的冷凍鮪魚肉，宜放入塑膠密封袋，或墊著紙巾的保鮮盒裡，再放入冷藏層緩慢解凍。

⚕️ 鮪魚飲食宜忌

1 鮪魚含有牛磺酸，可降低膽固醇，罹患高血脂、動脈硬化症的人，建議可多食用鮪魚。

2 鮪魚含EPA、DHA，能幫助腦部發育，兒童、青少年適合多吃。

3 懷孕或哺乳的婦女，應減少鮪魚攝取量，因鮪魚體內含汞，吃太多容易影響胎兒發育。

蛋皮鮪魚壽司

3 人份

提高免疫力＋消除疲勞

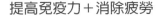

材料：
全麥土司2片，
白飯1碗，海苔1張，
紅蘿蔔40克，
小黃瓜、鮪魚各30克，
蛋液50c.c.

- 熱量 572.4大卡
- 醣類 101.4克
- 蛋白質 17.6克
- 脂肪 10.7克
- 膳食纖維 3克

調味料：
橄欖油1小匙

作法：

❶ 紅蘿蔔、小黃瓜洗淨切條。

❷ 土司壓扁，依序鋪上鮪魚、海苔、白飯、小黃瓜條、紅蘿蔔條後捲起，最後以少許白米粒封口。

❸ 將作法②外層蘸上蛋液。

❹ 熱油鍋，以中小火將作法③煎熟，最後切片即可。

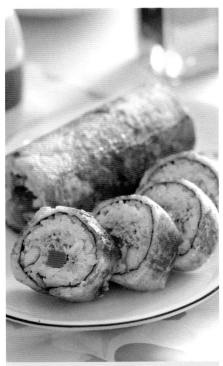

提升免疫功效

全麥土司中的維生素B群，能消除疲勞，提振精神。鮪魚富含維生素A、B6和E，可提高免疫力；硒能防止動脈硬化、抗衰老。

香酥鮪魚塊

增強免疫力＋抗老防衰

材料：
高麗菜150克，鮪魚100克，
紅蘿蔔30克

● 熱量 320大卡
● 醣類 8.9克
● 蛋白質 25.4克
● 脂肪 20.8克
● 膳食纖維 2.8克

調味料：
橄欖油2小匙，鹽1小匙，胡椒少許

作法：

❶ 鮪魚切塊（亦可用鮪魚罐頭）；高麗菜洗淨切成細條狀；紅蘿蔔洗淨切絲備用。

❷ 熱油鍋，加入紅蘿蔔、高麗菜拌炒，再加鮪魚翻炒。

❸ 最後加鹽、胡椒調味即可。

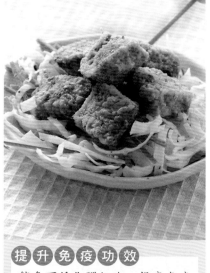

提升免疫功效

鮪魚可活化腦細胞，提高免疫力，有抗衰老、抗癌的功用。高麗菜能抑制肺部、前胃、乳腺等部位癌細胞的形成。

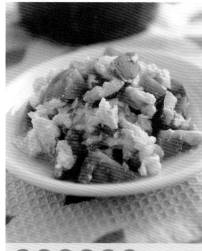

紅茄鮪魚炒蛋

預防腸癌＋強化免疫系統

材料：
罐頭鮪魚100克，洋蔥50克，
番茄、雞蛋各2顆

● 熱量 302大卡
● 醣類 4.8克
● 蛋白質 35.9克
● 脂肪 15.2克
● 膳食纖維 0.8克

調味料：
橄欖油2小匙，鹽適量

作法：

❶ 洋蔥洗淨後切小丁；番茄洗淨切丁備用。

❷ 雞蛋打入大碗中，和洋蔥丁、鮪魚、番茄丁和鹽攪拌均勻。

❸ 熱油鍋，用中小火將作法②炒至蛋汁收乾，即可起鍋。

提升免疫功效

鮪魚富含不飽和脂肪酸EPA、DHA，可促使免疫系統破壞癌細胞。洋蔥中的槲皮素和山奈酚，可降低大腸癌的發生率。

Point 改善營養不良，維持造血功能正常

烏魚 *Mullet*

提升免疫有效成分
維生素B群
胺基酸、蛋白質

食療功效
養血益肝
清熱止血

- **別名**：烏鯔、鯔魚
- **性味**：性平，味甘
- **營養成分**：
蛋白質、脂肪、胺基酸、卵磷脂、菸鹼酸、
維生素A、B群、E、鈣、鐵、磷、鉀、碘、鎂、鋅、銅、錳、硒

○ **適用者**：一般人　　✗ **不適用者**：無

烏魚為什麼能提升免疫力？

1 中醫認為烏魚有健脾益氣、消食導滯的功能，對消化不良、體弱脾虛、增強免疫力有一定功效。

2 烏魚含有豐富的蛋白質，和維生素A、B群、E等營養成分，可改善身體虛弱、營養不良，常吃可調節體質，增強抵抗力。

烏魚主要營養成分

烏魚含有蛋白質、脂肪、胺基酸、卵磷脂、菸鹼酸、維生素A、B群、E、鈣、鐵、磷、鉀、碘、鎂、鋅、銅、錳、硒等營養成分。

烏魚食療效果

1 烏魚含優質蛋白質和胺基酸，產後婦女食用烏魚，不只能幫助產後傷口癒合，還能促進乳汁分泌。

2 烏魚含有鈣，是構成身體骨骼、牙齒的重要成分，可以幫助血液凝固、維持心臟正常收縮，並能改善失眠的症狀。

3 烏魚中的維生素B_{12}含量很高，且含微量的鐵、鈷、砷等礦物質，有助造血功能正常，具養肝、治療貧血的效果。

4 烏魚含豐富的鉀離子，可防治低血鉀，增加肌肉強度，對於平衡體液、降血壓亦有助益。

烏魚食用方法

1 烏魚肉質清淡，可在煎煮後，選擇添加蔥、薑、蒜、糖、醋、豆豉、酒、中藥材等佐料，以增添其風味。

2 烏魚子在烹調前先用米酒塗抹，再靜置1～2分鐘，讓米酒滲透至烏魚子內部，如此不僅可以去除腥味，亦可增加烏魚子的風味。

烏魚飲食宜忌

1 烏魚子屬於高膽固醇食物，100克烏魚子中，膽固醇含量就有600多毫克，建議高血脂患者要少吃。

2 烏魚富含蛋白質，且肉質較軟嫩，容易為人體吸收，非常適合咀嚼功能較差的老人和幼兒食用。

鮭魚 *Salmon*

提升免疫有效成分
維生素E、蛋白質
Omega-3脂肪酸

食療功效
增強腦力
降膽固醇

● **別名**：鮭、三文魚

● **性味**：性平，味鹹

● **營養成分**：
蛋白質、脂肪、Omega-3脂肪酸、胺基酸、卵磷脂、菸鹼酸、EPA、DHA、維生素A、B6、B12、D、E、鈣、鐵、磷

○ **適用者**：一般人、學齡兒童、更年期婦女　✗ **不適用者**：無

🍎 鮭魚為什麼能提升免疫力？

1 鮭魚含豐富的Omega-3脂肪酸，有幫助保持血管彈性、降低血壓、穩定心跳等作用。

2 鮭魚中所含的Omega-3脂肪酸，還具有抗發炎之效，有助減輕免疫系統疾病，如：紅斑性狼瘡、風濕性關節炎、僵直性脊椎炎的症狀。

3 鮭魚中富含維生素E，能穩定心臟功能，還具有促進血液循環、抗氧化的作用，能延緩老化和預防癌症。

😊 鮭魚主要營養成分

1 鮭魚含有蛋白質、脂肪、胺基酸、卵磷脂、菸鹼酸、EPA、DHA、維生素A、B6、B12、D、E等營養成分。

2 鮭魚還含鈣、鐵、磷、鉀、碘、鎂、鋅、銅、錳、硒等礦物質。

🍖 鮭魚食療效果

1 鮭魚富含蛋白質，和人體必需的多種胺基酸，能幫助青少年成長發育，並維持肌膚彈性和體態窈窕。

2 鮭魚含有較多的維生素D、鈣、磷、鐵等，可維持心臟正常收縮，也具強化骨質作用，有助於預防更年期婦女、年長者的骨質疏鬆症。

3 鮭魚的脂肪含有極豐富的多元不飽和脂肪酸，可幫助腦部發展、維護視力健康、預防腦部老化，同時還有助於降低血中三酸甘油酯、膽固醇的濃度。

☀️ 鮭魚食用方法

1 買回的鮭魚若不馬上吃，可洗淨瀝乾，放入保鮮袋，再放進冷凍室保存。

2 鮭魚適合煮、烤、蒸、紅燒、油炸、乾煎，或做成生魚片，魚骨則可以熬湯。

✚ 鮭魚飲食宜忌

1 鮭魚含有EPA、DHA，對於腦部健康很有幫助，適合學齡兒童和用腦過度的人食用。

2 鮭魚富含蛋白質，容易腐敗變質，誤食可能會引起食物中毒的現象。購買時要挑選色澤橘紅有光澤，肉質有彈性的鮭魚，才不致危害健康。

豆腐蒸鮭魚

產生抗體＋強化抗敏力

材料：

鮭魚200克，豆腐100克，
蔥1根，薑少許，
水500c.c.

調味料：

鹽1/3小匙

- 熱量 276大卡
- 醣類 6克
- 蛋白質 55.1克
- 脂肪 3.6克
- 膳食纖維 0.6克

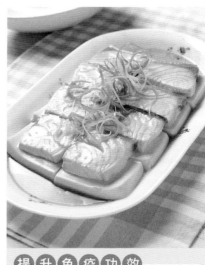

作法：

① 材料洗淨；豆腐切好，擺放於盤中。

② 鮭魚剔除魚骨、魚刺後，斜切約1公分厚片狀，排列於豆腐上。

③ 蔥和薑都切成細絲，和鹽一起撒在魚片上。

④ 蒸鍋內加水煮滾後，再放入排好盤的豆腐鮭魚，用大火蒸煮至熟即可。

提升免疫功效

鮭魚富含優質蛋白質，可保護心、肝、腎，還能增進皮膚抗過敏能力，活絡神經傳導。豆腐有助產生抗體，促進腦力。

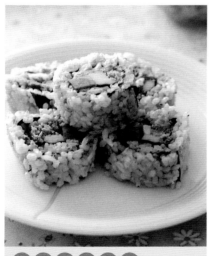

提升免疫功效

鮭魚含有豐富的蛋白質、硒、維生素B群，是增強身體免疫力的優質食物。核桃的熱量極高，必須注意食用量。

時蔬鮭魚壽司

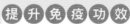

增強免疫＋抗氧化護心

材料：

胚芽米100克，
水煮鮭魚50克，玉米粒40克，
熟核桃碎10克，海苔1張，
小黃瓜條、紅蘿蔔條、
筍條各30克，

- 熱量 709.7大卡
- 醣類 106.7克
- 蛋白質 26.4克
- 脂肪 19.7克
- 膳食纖維 3.5克

調味料：

壽司醋1杯

作法：

① 蒸熟胚芽米，將壽司醋慢慢淋入飯中拌勻，用電風扇吹涼。

② 取一些作法①平鋪於海苔上，鋪上保鮮膜後翻面，再鋪上一些作法①，最後將其餘材料擺上後捲起即可。

鯖魚 *Mackerel*

提升免疫有效成分
維生素E、蛋白質
Omega-3脂肪酸

食療功效
保護眼睛
防止血栓

- **別名**：花飛、青花魚
- **性味**：性平，味甘鹹
- **營養成分**：
蛋白質、脂肪、胺基酸、菸鹼酸、EPA、DHA、維生素A、B群、D、E、鈣、鐵、磷、鉀、碘、鎂、鋅、硒

○ 適用者：心臟病、高血壓、動脈硬化患者　　**✗ 不適用者**：無

🍎 鯖魚為什麼能提升免疫力？

1 鯖魚含Omega-3脂肪酸，有助於增強心臟血管功能，且能減輕身體發炎的現象，增加免疫力。

2 鯖魚含有礦物質鋅，鋅和免疫細胞（T細胞）的生成有關，具有促進傷口癒合、預防癌症、抗老化、提升免疫力的作用。

3 鯖魚含有豐富的維生素A，可促進生長、保護眼睛、維持皮膚黏膜組織功能正常，同時還具有抗氧化之效，能延緩老化或疾病的產生。

😊 鯖魚主要營養成分

1 鯖魚含有蛋白質、脂肪、Omega-3脂肪酸、EPA、DHA、胺基酸、菸鹼酸等營養成分。

2 鯖魚還含有維生素A、B_1、B_2、B_6、B_{12}、D、E、鈣、鐵、磷、鉀、碘、鎂、鋅、硒等營養成分。

🍳 鯖魚食療效果

1 鯖魚富含鐵、鈣、磷、維生素B群，具改善貧血的功用，女性常吃可以補血。

2 鯖魚含有豐富的不飽和脂肪酸DHA、EPA，能幫助血管擴張、防止血栓形成，具有降膽固醇、降血壓、預防心血管疾病等功能，有助於降低中風的發生率，還能減輕過敏現象。

3 鯖魚價格平實，是一種非常優質的蛋白質來源，能供應青少年和兒童的發育需求，且鯖魚含有大量的鈣質，對於骨質疏鬆症也有良好的預防效果。

☀ 鯖魚食用方法

1 鯖魚蛋白質含量高，容易腐敗，以致產生組織胺，引起食物中毒。購買時，選擇眼睛明亮，背部呈青綠色，並有鮮明光澤的斑紋，肉質具彈性者才新鮮。

2 鯖魚具特殊的腥味，不宜生食，較適合鹽烤、香炸、焗烤、油煎等烹調方式。此外，鯖魚還常被人製成罐頭食用。

🧑‍⚕ 鯖魚飲食宜忌

罹患心臟病、高血壓、動脈硬化的三高患者，建議可多吃含有Omega-3脂肪酸的鯖魚，以清除體內的血脂肪和三酸甘油酯。

鯖魚辣炒萵苣

稳定血壓＋提高免疫力

材料：
新鮮鯖魚100克，
萵苣50克，
玉米粒、辣椒各20克

- 熱量 483大卡
- 醣類 5.1克
- 蛋白質 15.1克
- 脂肪 44.7克
- 膳食纖維 0.7克

調味料：
橄欖油1小匙，鹽1/4小匙

作法：

1 材料洗淨；鯖魚、萵苣切條，辣椒切片。

2 熱油鍋，爆香辣椒片。

3 加入鯖魚條、萵苣、玉米粒拌炒。

4 起鍋前，加鹽略炒即可。

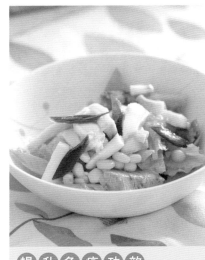

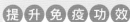 提升免疫功效

鯖魚富含魚油，能鬆弛血管平滑肌，穩定血壓。萵苣含維生素B_1、B_2、C和微量元素，可提高免疫力，降低自由基的傷害。

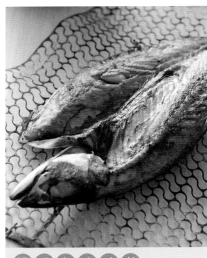

提升免疫功效

鯖魚含豐富的Omega-3脂肪酸，能增強免疫力、對抗流感病毒；亦富含EPA和DHA，可降低膽固醇、三酸甘油酯和血壓。

鹽烤鯖魚

對抗流感＋降膽固醇

材料：
鯖魚1條（約375克），
薑4片

- 熱量 1239大卡
- 醣類 0.6克
- 蛋白質 43.2克
- 脂肪 118.2克
- 膳食纖維 0克

調味料：
醬油3大匙，糖1大匙，檸檬汁5c.c.

作法：

1 將鯖魚先去頭尾、內臟和中骨，剖下魚肉，洗淨。

2 醬油和糖拌勻成醃汁，放入作法①、薑片醃漬20分鐘。

3 將鯖魚放入攝氏450度的烤箱中，烤20分鐘左右後即可。

4 食用前擠數滴檸檬汁，可增添風味。

213

白帶魚 *Hairtail*

提升免疫有效成分
蛋白質
鎂、鋅、硒

食療功效
幫助骨骼發育
預防動脈硬化

● **別名**：油帶、刀魚

● **性味**：性平，味甘鹹

● **營養成分**：
蛋白質、脂肪、不飽和脂肪酸、多種胺基酸、菸鹼酸、
維生素A、B群、D、鈣、鐵、磷、鉀、鈉、鎂、鋅、銅、錳、硒

○ 適用者：一般人　　**✗ 不適用者**：痛風患者、皮膚易過敏者

白帶魚為什麼能提升免疫力？

1 白帶魚含有優質蛋白質，能幫助人體合成抗體，並加強代謝作用，可增進淋巴細胞的數量，提高免疫功能的運作，使人體維持健康。

2 白帶魚含有和免疫功能有關的鎂、鋅、銅、錳、硒等礦物質，能增加白血球吞噬病毒的能力，亦可提高人體血液中干擾素的含量，進而強化抵抗力。

白帶魚主要營養成分

白帶魚含有蛋白質、脂肪、不飽和脂肪酸、多種胺基酸、菸鹼酸、維生素A、B_1、B_2、B_6、D、鈣、鐵、磷、鉀、鈉、鎂、鋅、銅、錳、硒等營養素。

白帶魚食療效果

1 白帶魚中含有鎂，能維持肌肉和神經功能正常運作，幫助骨骼發育，提高新陳代謝，並安定神經、幫助入眠。

2 白帶魚富含維生素D，可促進鈣質吸收，預防軟骨症。

3 白帶魚含豐富的菸鹼酸，有助於維持神經系統和大腦的功能正常，並可消除疲勞和精神壓力。

4 白帶魚油脂豐富，並含有多種不飽和脂肪酸，具有降低血脂肪、預防動脈硬化、腦溢血的作用，常吃還有助於頭髮生長、肌膚光滑。

白帶魚食用方法

1 由於白帶魚內臟大多有寄生蟲，不宜生食，最好的烹調方式是乾煎、紅燒、鹽烤或煮湯。

2 白帶魚肉質細膩，魚刺很大、好清除，除去魚刺後，很適合老人、幼兒食用，方便又營養。

白帶魚飲食宜忌

1 白帶魚的普林含量非常高，尿酸高或痛風患者最好少吃。

2 白帶魚屬於易過敏原，濕疹、皮膚炎、皮膚容易過敏者不適合多吃，以免引起不適。

香煎帶魚

對抗發炎＋增加淋巴細胞

材料：
白帶魚240克，
低筋麵粉適量

- 熱量 367大卡
- 醣類 4克
- 蛋白質 47克
- 脂肪 15.1克
- 膳食纖維 0克

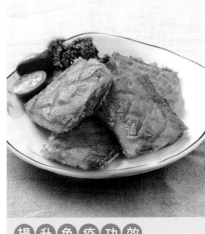

調味料：
橄欖油2小匙，鹽1/2小匙，胡椒粉適量

作法：

❶ 白帶魚表面撒滿鹽、胡椒粉，靜置10分鐘。

❷ 用紙巾吸收魚身水分後，將魚身包裹一層薄薄的低筋麵粉。

❸ 熱油鍋，以中火將白帶魚煎熟即可。

提升免疫功效

白帶魚富含Omega-3脂肪酸，其抗發炎的特性，可緩和並減輕免疫系統疾病的症狀，例如：紅斑性狼瘡、類風濕性關節炎等。

香檸青蔥燴帶魚

強化免疫力＋預防癌症

材料：
白帶魚200克，蔥1根，薑4片

- 熱量 271大卡
- 醣類 0.8克
- 蛋白質 39.4克
- 脂肪 12.3克
- 膳食纖維 0.3克

調味料：
橄欖油2小匙，
鹽、醬油、檸檬汁各1小匙

作法：

❶ 材料洗淨；白帶魚洗淨，切塊，用刀在魚身劃數刀，用鹽醃5分鐘；蔥切段。

❷ 熱油鍋，放入白帶魚煎熟，取出備用。

❸ 餘油爆香蔥段和薑片，加入作法②、醬油和檸檬汁，煮滾後轉小火，續煮5分鐘即可。

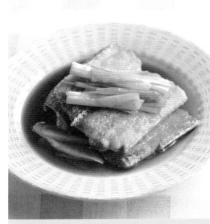

提升免疫功效

白帶魚所含的Omega-3脂肪酸，是人體必需的營養成分之一，能強化免疫力，預防癌症，但普林含量較高，需特別注意。

鱸魚 *Perch*

提升免疫有效成分
蛋白質
牛磺酸、硒

食療功效
補血安胎
促進傷口癒合

- **別名：**花鱸、寨花
- **性味：**性平，味甘
- **營養成分：**
蛋白質、脂肪、不飽和脂肪酸、胺基酸、菸鹼酸、牛磺酸、維生素A、B群、D、鈣、鐵、磷、鉀、鈉、鎂、鋅、銅、硒

○ 適用者：一般人、孕婦、兒童　　**✗ 不適用者：**對魚肉過敏者

🍎 鱸魚為什麼能提升免疫力？

1 鱸魚含豐富的優質蛋白質，和黃耆、枸杞等中藥材一同燉煮，可增進人體免疫力，並促進病後虛弱體質的復原。

2 鱸魚含維生素A，有助於增加人體對疾病的抵抗力，可預防感冒和抗癌。鱸魚還含有牛磺酸，能降低血壓、血糖和血脂，具有延年益壽的功效。

😊 鱸魚主要營養成分

1 鱸魚含有蛋白質、脂肪、不飽和脂肪酸、胺基酸、菸鹼酸、牛磺酸、維生素A、B群、D等營養成分。

2 鱸魚亦含鈣、鐵、磷、鉀、鈉、鎂、鋅、銅、硒等多種礦物質。

🥩 鱸魚食療效果

1 鱸魚中的蛋白質可安胎，並促進產婦分泌乳汁，對剖腹產手術後的傷口癒合有幫助，不論是懷孕期間或產後坐月子，都很適合吃鱸魚補身。

2 鱸魚富含蛋白質、維生素和礦物質，具有益脾胃、化痰止咳之效，對肝腎虛弱的人，也有很好的補益作用。

3 鱸魚中含銅，可加速能量代謝，有助維持神經系統的正常運作。

4 鱸魚中所含的牛磺酸，是一種游離的含硫胺基酸，具有調節體內水分、降膽固醇、降血糖、降血脂，和消除疲勞、明目的作用。

☀ 鱸魚食用方法

1 鱸魚肉呈白色，刺少，肉質爽滑，沒有腥味，最好的烹調方式是乾煎、清蒸或煮湯。

2 將魚去鱗、剖腹洗淨後，塗上一些酒，就能夠去除魚腥味，並且能使魚的滋味鮮美。

🩺 鱸魚飲食宜忌

1 鱸魚富含蛋白質，有助於產後、手術後身體的復原，是既健康又營養的魚類。

2 鱸魚補血祛濕，適宜貧血頭暈、孕婦妊娠水腫或懷孕期間安胎食用。

3 鱸魚肉質細膩，且魚刺易清除，適合老人和幼兒食用，方便又營養。

4 鱸魚屬於易過敏原，皮膚過敏或瘡腫發作期間忌食。

木瓜鱸魚湯

抑制腫瘤＋誘癌細胞死亡

材料：

鱸魚500克，木瓜450克，
金華火腿100克，薑4片，
冷開水2000c.c.

● 熱量 791.3大卡
● 醣類 73.9克
● 蛋白質 109.6克
● 脂肪 6.4克
● 膳食纖維 7.8克

調味料：

橄欖油1小匙，鹽少許

作法：

❶ 鱸魚去內臟後，洗淨下油鍋，加入薑片，將
鱸魚煎至金黃色。

❷ 木瓜去皮、去籽洗淨，切塊狀；火腿切片，
加薑片爆炒5分鐘。

❸ 鍋內加水煮滾後，再加木瓜塊、鱸魚和火腿
片，煮滾後用小火燉2小時，加鹽調味。

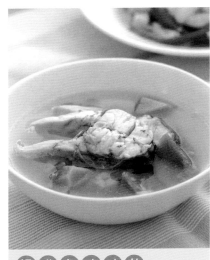

提升免疫功效

鱸魚含優質易吸收的蛋白質，可
提升免疫力的微量元素──硒，能
協助免疫系統發揮功效，抑制腫
瘤形成、誘導癌細胞死亡。

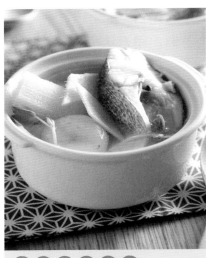

提升免疫功效

鱸魚含優質蛋白質，能增強免疫
系統功能。芋薈中的寡醣，能促
進腸道中的益菌繁殖，維持腸道
菌叢平衡，降低腸癌的發生率。

蔗香燉鱸魚

增強免疫＋預防腸癌

材料：

鱸魚1/2尾（約200克），
芋薈6顆，甘蔗60克，
薑片15克，冷開水600c.c.

● 熱量 224大卡
● 醣類 17.8克
● 蛋白質 36.8克
● 脂肪 0.8克
● 膳食纖維 1.6克

調味料：

鹽、米酒各1小匙

作法：

❶ 材料洗淨；鱸魚切塊汆燙；甘蔗切小段；芋
薈削皮後泡冷水備用。

❷ 將甘蔗、芋薈、薑片、鱸魚、米酒加水，放
入電鍋蒸煮，電鍋開關跳起後，再燜10分鐘
左右，即可加鹽調味。

Point 補鐵造血，提升細胞活性

羊肉 *Mutton*

提升免疫有效成分
維生素A、B群
蛋白質、鐵

食療功效
補中益氣
溫胃助陽

- **別名：**膻肉、膻食

- **性味：**性溫，味鹹

- **營養成分：**
蛋白質、脂肪、胺基酸、菸鹼酸、牛磺酸、
維生素A、B_1、B_2、D、E、鈣、鐵、磷、鉀、銅、鎂、鋅、硒

○ 適用者：一般人、體質虛寒者　　**✗ 不適用者：**發燒、傷口紅腫、牙痛者

🍎 羊肉為什麼能提升免疫力？

1 羊肉是一種高蛋白食物，含鐵和多種維生素，可改善血液循環、補中益氣、暖腎補肝、提升細胞活性，有助改善體質，增強抵抗力。

2 體質偏寒者冬天怕冷，易感冒咳嗽，也常感覺體力疲乏、精神不振，平時可以多吃羊肉，增強免疫力。

😊 羊肉主要營養成分

1 羊肉含有蛋白質、脂肪、胺基酸、菸鹼酸、牛磺酸、維生素A、B_1、B_2、D、E等營養成分。

2 羊肉還含鈣、鐵、磷、鉀、銅、鎂、鋅、硒等礦物質。

🥩 羊肉食療效果

1 羊肉性溫滋補，對於久病體虛、產後體弱、氣血虧損，或陽氣不足而畏寒怕冷、頻尿夜尿、陽萎早洩、月經失調、不孕冷感者均有療效。

2 羊骨含大量磷酸鈣，能補腎、強筋骨；適用於腎臟虛冷、腰膝痠軟等病症，中老年人常吃可以預防骨質疏鬆。

3 羊肉鐵含量是豬肉的6倍，對補鐵造血有明顯的功效，能促進血液循環，是女性生理期後的最佳補品。

4 羊肉富含維生素B_1、B_2、菸鹼酸，能調節生理功能，加速新陳代謝，還可預防腳氣病、口角炎和皮膚炎。

☀ 羊肉食用方法

1 羊肉吃法非常多，不論是燒、滷、醬、燉、炒、涮皆美味。西式作法多為煎、烤羊排或燉，搭配百里香、迷迭香等香草植物，能去除腥味。

2 台灣的羊肉爐和清燉羊肉湯，是屬於羊肉的湯品作法。在寒冷的冬天喝碗羊肉湯，能祛寒暖胃，加入獨特中藥材的湯頭，去腥羶味外，更能帶出鮮甜味。

🍽 羊肉飲食宜忌

1 羊肉較牛肉的肉質細嫩，容易消化，且相較於豬肉和牛肉的脂肪含量較低，屬於高蛋白、低脂肪，膽固醇含量較少的肉類，適合一般大眾食用。

2 羊肉性溫，有發燒、傷口紅腫、牙痛等上火症狀者，不宜多吃羊肉。

艾草羊肉湯

益氣補虛＋預防乳癌

材料：
羊肉150克，艾草葉15克，
紅棗10顆，薑3片，
冷開水500c.c.

● 熱量 375大卡
● 醣類 18.4克
● 蛋白質 29.1克
● 脂肪 19.5克
● 膳食纖維 2.4克

調味料：
米酒1½大匙，鹽1/4小匙

作法：
❶ 材料洗淨；艾草切段；羊肉切塊，汆燙。
❷ 電鍋內鍋加水，放入所有材料和調味料，外鍋加水2杯，蒸煮至開關跳起即可。

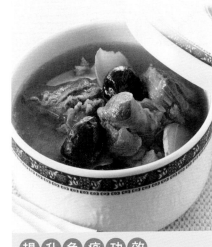

提升免疫功效

就中醫觀點，羊肉可益氣補虛，促進血液循環，增強禦寒能力，還可提升免疫力。艾草具有抗消化道腫瘤和乳癌的功效。

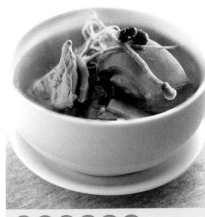

提升免疫功效

羊肉中豐富的蛋白質，有助身體維持良好的免疫功能，還能暖中補虛、利肺助氣，體質和呼吸道較弱者，可多吃此道湯品。

枸杞羊肉湯

利肺助氣＋強化免疫

材料：
羊肉500克，枸杞15克，
薑10克，蔥1根，
大蒜1瓣，冷開水1000c.c.

● 熱量 1058.7大卡
● 醣類 21.6克
● 蛋白質 96.5克
● 脂肪 65.2克
● 膳食纖維 2.9克

調味料：
米酒1大匙，鹽1小匙

作法：
❶ 羊肉汆燙後洗淨切塊；薑切片；蔥洗淨切段；大蒜去皮切片。
❷ 熱油鍋，倒入羊肉、薑片、蒜片翻炒至熟，放入砂鍋中，加枸杞、水，以大火煮滾後轉小火。
❸ 燉至羊肉熟爛後，加蔥和調味料拌勻即可。

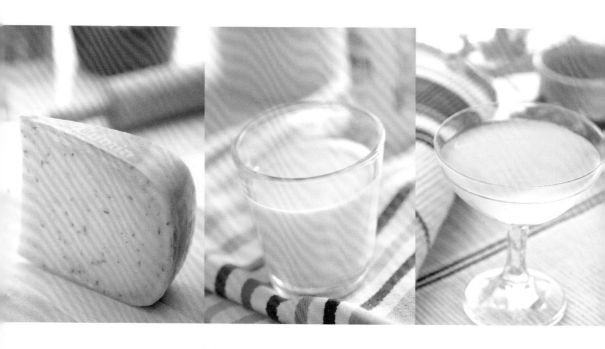

健康食品類

　　本篇介紹的健康食品包括芝士、乳酪和醋。芝士含免疫蛋白，能有效增強抗病力和抗癌力；具解毒功能，可減少毒物對人體的侵害，是極佳的營養補充品，也是鈣質的良好來源。

　　乳酪含多種對人體有益的乳酸菌，可掃除腸道壞菌，幫助排除宿便和毒素，使病菌不易在腸道和黏膜生存，增加人體抵抗力。

　　醋有很強的殺菌力，可清除腸道中細菌，提高人體對病菌的抵抗力，且為鹼性食物，可使血液和體液保持正常酸鹼值，讓人不易生病。

Point 含乳酸菌，有助調節胃酸，抑制壞菌生長

芝士 *Cheese*

提升免疫有效成分
免疫蛋白
維生素A、B群

食療功效
鎮靜安神
延緩衰老

● **別名**：乾酪、起司

● **性味**：性平，味鹹

● **營養成分**：
蛋白質、脂肪、胺基酸、菸鹼酸、
維生素A、B群、D、E、鈣、磷、鎂、鉀、鈉、硫、硒、鋅、錳

○ **適用者**：一般人　✗ **不適用者**：對乳製品過敏者

芝士為什麼能提升免疫力？

1 芝士營養豐富，是成長中兒童、青少年、懷孕婦女良好的營養補充品

2 芝士中的多種免疫蛋白，能有效增強人體的抗病能力和抗癌能力。

3 芝士所含的蛋白質，具有解毒功能，可減少胃腸對毒物的吸收，降低毒物對人體的侵害。

芝士主要營養成分

1 芝士含有優質蛋白質、脂肪、多種人體必需的胺基酸、菸鹼酸、維生素A、B群、D、E等營養成分。

2 芝士還含鈣、磷、鎂、鉀、鈉、硫、硒、鋅、錳等礦物質。

芝士食療效果

1 芝士中的鈣以酪蛋白鈣的形式存在，且含維生素D，有助鈣的吸收，可預防老年人的骨質疏鬆和兒童的佝僂病。

2 芝士中的蛋白質比牛奶更易消化，可被人體完整吸收，促進兒童生長發育。

3 芝士對消化性潰瘍有良好的輔助治療作用，芝士中豐富的蛋白質，可有效保護潰瘍面，減少胃酸的刺激。

4 天然芝士中的乳酸菌有助於調節胃酸，可促進胃腸蠕動和消化腺分泌，還能增加鈣的吸收，幫助抑制壞菌生長，調節腸道菌叢，也有整腸、通便的作用。

芝士食用方法

1 芝士通常是以牛奶或羊奶為原料製作，購買芝士時，應慎選信譽和口碑俱佳的生產廠商，並注意包裝上的保存期限。

2 大部分芝士的保存期限約60天左右。買回家後，建議最好擺入密封保存盒中，再放入冰箱的保鮮室裡。

3 芝士最常用來作為三文治、芝士蛋糕、西點和意大利麵、薄餅的主材料。

芝士飲食宜忌

1 高脂肪的芝士，多吃容易發胖，如果想要獲得芝士的鈣質和營養，可選擇吃脫脂牛奶作成的低脂芝士。

2 芝士是高鹽分、高膽固醇的食物，高血壓、心臟病患者最好不要多吃。

乳酪 *Yogurt*

提升免疫有效成分
免疫蛋白
乳酸菌、維生素B群

食療功效
潤腸通便
減少過敏

● **別名**：酸奶、發酵乳

● **性味**：性平，味甘

● **營養成分**：
蛋白質、醣類、多種胺基酸、脂肪、乳酸菌、乳糖、β-胡蘿蔔素、維生素B群、C、鈣、鐵、磷、鉀、鈉、鎂、鋅、銅、錳

○ 適用者：一般人、更年期婦女、年長者　　**✗ 不適用者**：正服用抗生素者

乳酪為什麼能提升免疫力？

1 乳酪含有多種對人體有益的乳酸菌，可掃除腸道壞菌，幫助排除宿便和毒素，並和壞菌競爭產生排擠的作用，使病菌不易在腸道、人體黏膜生存，增加人體的抵抗力。

2 乳酪含有多種免疫蛋白，能提升體內免疫調節系統，有效增強人體的抗病能力和抗癌能力。

乳酪主要營養成分

1 乳酪含有優質蛋白質、多種胺基酸、脂肪、乳糖、乳酸菌、菸鹼酸、維生素A、B群、C、D、E、β-胡蘿蔔素等。

2 乳酪還含鈣、鐵、磷、鉀、鈉、鎂、鋅、銅、錳、硒等礦物質。

乳酪食療效果

1 乳酪中的鈣，較牛奶易被人體吸收，可促進兒童生長、預防骨質疏鬆症。

2 乳酪中的膽鹼含量高，經常食用乳酪，可降低血中膽固醇，減少高血脂症、動脈硬化的發生機率。

3 乳酪含優質蛋白質、多種胺基酸，可改變免疫系統平衡，減少過敏發炎反應，改善鼻子過敏、異位性皮膚炎等。

4 乳酪可提供維生素B群、葉酸、磷酸和鈣，是孕婦、胎兒良好的營養來源。

乳酪食用方法

1 乳酪不宜空腹飲用，因為會使乳酪中的乳酸菌，來不及在腸胃道停留，無法發揮整腸的作用。

2 喝乳酪適合搭配含有豐富膳食纖維的蔬菜水果，因膳食纖維含有寡醣（Oligo），可幫助乳酸菌的生長，增加體內乳酸菌的數量和活性。

3 乳酸菌不耐高溫，容易氧化，故乳酪必須保存在低溫的冷藏環境中，且開瓶後要盡快喝完。

乳酪飲食宜忌

1 乳酪含有乳糖分解酵素，比牛奶更易被人體接受，適合乳糖不耐症患者。

2 乳酪不宜和抗生素藥物同時飲用，因抗生素會消滅乳酪中的益菌，服藥後應間隔4～6小時再喝乳酪。

番茄乳酪

刺激免疫系統＋預防癌症

材料：
番茄1顆，原味乳酪180c.c.

調味料：
蜂蜜1小匙

- ● 熱量 220.4大卡
- ● 醣類 34.6克
- ● 蛋白質 7.7克
- ● 脂肪 6.2克
- ● 膳食纖維 1.8克

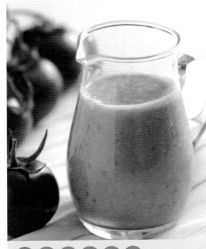

作法：
1. 將番茄洗淨後去蒂，切塊，放入果汁機中打成汁備用。
2. 在番茄汁中倒入乳酪拌勻。
3. 最後加入蜂蜜調味即可食用。

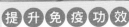

提升免疫功效

乳酪中的益生菌，能刺激免疫系統攻擊癌細胞，並阻止致癌化學物質轉化為癌症。番茄中的茄紅素，可避免癌細胞形成。

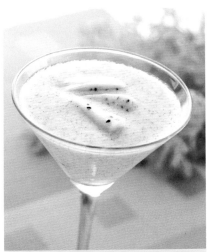

提升免疫功效

乳酪中的益生菌，可減少壞菌對腸道的傷害，增強免疫力。搭配能排除有毒物質的蘋果纖維，可有效提升免疫力。

雙果乳酪

高纖清腸＋提升免疫力

材料：
蘋果1/4顆，
白肉火龍果50克，
乳酪1/2杯

- ● 熱量 143.7大卡
- ● 醣類 27.9克
- ● 蛋白質 4.1克
- ● 脂肪 1.8克
- ● 膳食纖維 1.5克

作法：
1. 水果洗淨，火龍果去皮，切塊；蘋果去皮和籽，切小塊。
2. 將所有材料放入果汁機中，打勻成汁。
3. 作法②再倒入杯中，即可飲用。

醋 *Vinegar*

提升免疫有效成分
醋酸、有機酸類
維生素B群

食療功效
消食開胃
殺菌解毒

● **別名**：酢、醯

● **性味**：性平，味酸

● **營養成分**：
醋酸、蛋白質、多種胺基酸、脂肪、有機酸類、酵素、菸鹼酸、維生素B群、C、鈣、鐵、磷、鉀、鈉

○ 適用者：一般人　**✗ 不適用者**：消化道潰瘍患者

醋為什麼能提升免疫力？

1 醋的口感雖是酸性，進入人體卻會轉變成鹼性，可使血液和體液保持正常的酸鹼值，使血液中的抗體增加，增強淋巴細胞的吞噬能力，提高身體抗病能力，讓人不容易生病。

2 醋含醋酸，具很強的殺菌能力，可抑制腸道中的金黃色葡萄球菌、大腸桿菌、痢疾桿菌等，能提高人體對於病菌的抵抗力。

醋主要營養成分

醋含有醋酸、蛋白質、多種胺基酸、脂肪、有機酸類、酵素、菸鹼酸、維生素B群、C、鈣、鐵、磷、鉀、鈉等營養成分。

醋食療效果

1 醋有助食物中鈣的釋出和吸收，對強健骨骼、安定神經、安眠均有幫助。

2 釀造醋中的胺基酸，可幫助血液循環，並能使血管保持彈性，使養分易於輸送到身體各部位，有利於降低血壓，防止心血管疾病的發生。

3 醋含胺基酸、乳酸等多種有機酸，能改善和調節人體的新陳代謝，具有抗衰老、抑制自由基傷害人體細胞的功能。

4 醋可有效減少肝臟內的中性脂肪，且能促進好膽固醇生成，並減少壞膽固醇堆積，避免血管硬化。

醋食用方法

1 煮魚湯或排骨湯時添加少許醋，有助於骨頭裡的鈣質釋出，讓人體更易吸收到鈣質，且可使魚肉或排骨更柔軟可口。

2 煮白煮蛋前，先在水中加些醋，煮好後很容易就能剝掉蛋殼。

3 夏天吃涼拌菜時，放點醋既能增強食慾，幫助消化，又可有效預防腸道疾病發生。

醋飲食宜忌

1 胃口不好的人和味覺退化的老年人，在餐食中添加一些醋，可以增進食慾，幫助營養吸收。

2 罹患消化道潰瘍者，應避免空腹喝醋，以免過度刺激，引起胃痛。

抗癌青梅醋

平衡免疫系統＋調整體質

6人份

材料：

青梅600克，陳年醋600c.c.

調味料：

冰糖600克

● 熱量 22.9大卡
● 醣類 5克
● 蛋白質 0.5克
● 脂肪 0.1克
● 膳食纖維 0.1克

作法：

❶ 青梅洗淨、擦乾，以一層梅子、一層冰糖的順序疊放，置於容器內，加入陳年醋，密封置於陰涼處，每週搖晃1次，大約3～4週後即可開封。

❷ 醃梅可以食用，梅醋汁也可以開水稀釋4～5倍飲用。

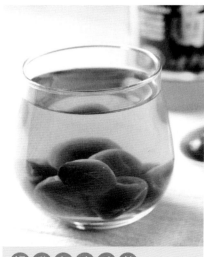

提升免疫功效

醋為鹼性物質，可調整易致癌的酸性體質，減少癌細胞形成，並維持免疫系統正常。青梅中的胺基酸，也能協助形成免疫蛋白。

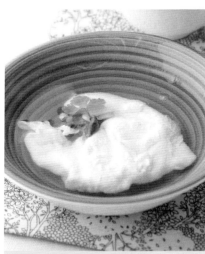

健康醋蛋

增強免疫力＋清除自由基

1人份

材料：

雞蛋1顆，陳米醋120c.c.

調味料：

鹽1/6小匙

● 熱量 11大卡
● 醣類 1.1克
● 蛋白質 1.6克
● 脂肪 0克
● 膳食纖維 0克

作法：

❶ 醋倒入鍋中，以小火煮滾。

❷ 雞蛋取蛋白，加入作法①中，以小火煮約3分鐘至熟。

❸ 加鹽調味即可。

提升免疫功效

蛋白中的「白蛋白」能清除自由基，增強人體免疫力；「白蛋白」經消化酵素分解後，會產生溶解酶，可提高免疫力。

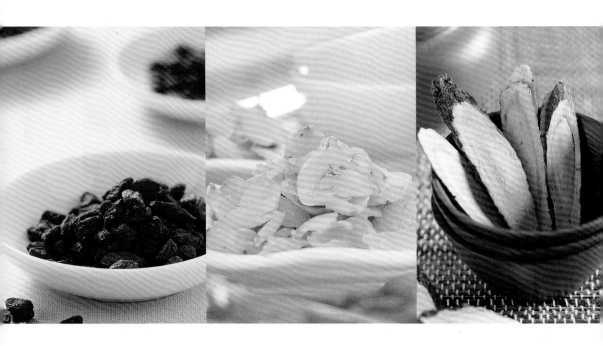

養生中藥材

　　中國傳統中草藥藥性溫和，改善病症的同時，也能增強人體免疫力。

　　本篇介紹的金銀花，對腸病毒等細菌性疾病有防治作用；板藍根能有效抑制病毒和細菌生長；黃耆含黏液多醣體、皂苷類物質，可刺激免疫系統功能；枸杞含多種胺基酸，能降血壓、血糖、增加血管彈性；靈芝多醣體能激發巨噬細胞、T淋巴細胞，進而預防癌症，這些都是中藥能有效提升免疫力的絕佳例證！

Point 清熱抗菌，預防感冒、腸病毒

金銀花 *Honeysuckle*

提升免疫有效成分
綠原酸、木犀草素
黃酮類物質

食療功效
清熱解毒
止癢抗病毒

● **別名**：忍冬、雙花

● **性味**：性寒，味微甘

● **營養成分**：
蛋白質、醣類、有機酸、胺基酸、綠原酸、異綠原酸、
維生素A、C、環己六醇、黃酮類、木犀草素、肌醇、皂苷

〇 適用者：一般人、體質燥熱者　　**✗ 不適用者**：體質虛寒者、生理期婦女

金銀花為什麼能提升免疫力？

1 金銀花是強有力的抗生素，可使人體的抗體增加，增強免疫細胞的作用，最常用於治療感冒或消炎、殺菌。

2 金銀花具有抗菌作用，對金黃色葡萄球菌、痢疾桿菌、綠膿桿菌、傷寒桿菌等病菌有抑制作用，對腸病毒、流感病毒等細菌性疾病也有防治作用，能提高人體抗病能力。

3 在中醫來說，金銀花這味中藥方，能提升免疫力，降低生病機率。

金銀花主要營養成分

金銀花含有蛋白質、醣類、有機酸、胺基酸、綠原酸、異綠原酸、維生素A、C、環己六醇、黃酮類物質、木犀草素、肌醇、皂苷、鞣酸、花青素等營養成分。

金銀花食療效果

1 金銀花具有清熱解毒的功效，熬煮成茶飲，對濕疹和異位性皮膚炎，具有舒緩的作用。

2 若皮膚有乾燥、長水泡和搔癢的症狀，用金銀花水濕敷，可以舒緩皮疹帶來的不適。

3 金銀花能促進腎上腺皮質激素的釋放，對發炎症狀有明顯的抑制作用，並能緩解關節紅腫熱痛。

4 金銀花含有綠原酸（CGA），具有抗氧化、抗病毒、保護肝臟的功能，可抑制自由基等過氧化物的傷害。

5 夏季服用金銀花茶，既能防暑降溫、消除脂肪，又能清熱解毒，是日常保健和防止熱感冒的絕佳茶飲。

金銀花食用方法

1 晒乾的金銀花用來煮茶，有清熱、解毒、退火的功效，可解中暑、咽喉腫痛、熱毒瘡癤。

2 將金銀花乾品用滾水沖泡，加蓋燜5分鐘，再加入蜂蜜，即可製成金銀花茶。

金銀花飲食宜忌

金銀花屬性偏寒，脾胃虛寒、手腳易冰冷者，和生理期婦女不宜服用。

板藍根 *Isatidis Radix*

提升免疫有效成分
三萜類、胺基酸
黃酮類物質

食療功效
涼血利咽
抑制病毒

● **別名**：藍根、板藍

● **性味**：性寒，味苦

● **營養成分**：
蛋白質、醣類、靛藍素、β-谷甾醇、
蒽醌類、黃酮類、三萜類、胺基酸、皂苷、鞣酸

○ **適用者**：一般人　✕ **不適用者**：體質虛寒者、6歲以下孩童

板藍根為什麼能提升免疫力？

1 現代藥理研究發現，板藍根中的成分具有抗病毒的作用，能有效抑制溶血性鏈球菌、白喉桿菌、大腸桿菌等細菌滋生，具有維護人體抵抗力的功效。

2 板藍根可以增強人體的抵抗力，偶爾服用兩、三帖，即可預防感冒、流行性感冒或季節交替的好發病症。

板藍根主要營養成分

1 板藍根含有多種胺基酸（精胺酸、脯胺酸、麩胺酸、酪胺酸、γ-胺基丁酸、纈胺酸、白胺酸）、植物纖維、草酸、皂苷、鞣酸等成分。

2 板藍根還含蛋白質、醣類、靛藍素、β-谷甾醇、蒽醌類、黃酮類、三萜類等成分。

板藍根食療效果

1 板藍根具有清熱解毒、涼血利咽的作用，中醫常用於治療流行性感冒、扁桃腺發炎、腮腺炎、肺炎、肝炎、丹毒等病症。

2 板藍根含有抑菌物質，對革蘭氏陽性菌、革蘭氏陰性菌、某些流感病毒均有抑制作用，可有效增強人體免疫細胞的功能。

3 板藍根中的活性植物成分，能幫助排除人體內的毒素和自由基，減少發炎、發熱的現象，具有退燒消腫的作用。

板藍根食用方法

1 板藍根作為中藥材，是採用根部，除去雜質晒乾後使用。藥材以修長、粗細均勻者為佳。

2 板藍根除了作為中藥材，一般也適合煲湯，或作成板藍根藥膳，嫩葉還可清炒、煮湯。

板藍根飲食宜忌

1 板藍根藥性寒，味苦，長期或過量服用會傷脾胃，容易出現胃痛、噁心、嘔吐、腹瀉等症狀。特別是體質偏虛寒的人，不宜常服用板藍根。

2 6歲以下小孩，因脾胃功能尚未健全，不宜服用板藍根。

清香益氣湯

改善體質＋抑菌解毒

材料：
板藍根、沙參、
忍冬各11.25克，
枸杞、薄荷、菊花各7.5克，
冷開水1500c.c.

- 熱量 27.6大卡
- 醣類 4.8克
- 蛋白質 2.1克
- 脂肪 0克
- 膳食纖維 1.7克

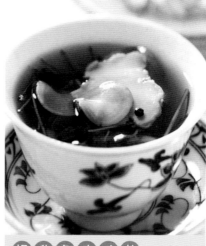

作法：

❶ 取鍋加入水、沙參、板藍根、忍冬、枸杞，
以大火煮滾。

❷ 改以小火續煮約10～15分鐘，放入薄荷和菊
花，攪拌至香味溢出即可熄火。

提升免疫功效
板藍根、忍冬可清熱解毒，調節
身體功能，強化免疫力。薄荷有
宣散風熱、清心醒腦的功效。此
道茶飲具有抑菌解毒的功效。

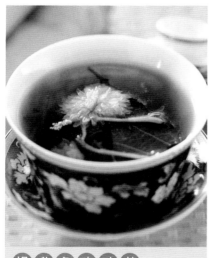

清心雙花飲

排毒消炎＋提升免疫功能

材料：
杭菊、麥門冬各10克，
桔梗、忍冬各15克，
板藍根20克，甘草3克，
茶葉6克，滾水1000c.c.

- 熱量 47.2大卡
- 醣類 10.5克
- 蛋白質 1.3克
- 脂肪 0克
- 膳食纖維 0.1克

調味料：
冰糖適量

作法：

❶ 藥材磨成粗粒狀，再以紗布袋分裝成3包。

❷ 先將1包紗布袋放入鍋中，沖入滾水，蓋上
鍋蓋，以小火煮10～15分鐘；或燜10～15分
鐘，飲用前加入冰糖調味。

❸ 其他2包亦以同樣方式泡製，日飲一包。

提升免疫功效
板藍根中的活性植物成分，能幫
助排除人體內的毒素、自由基，
減少發炎並提升免疫。桔梗能祛
痰鎮咳，降低癌症的罹患率。

黃耆 *Astragali Radix*

提升免疫有效成分
黏液多醣體
皂苷、膽鹼

食療功效
補中益氣
固表止汗

● 別名：黃芪、芰草

● 性味：性平，味甘

● 營養成分：
蛋白質、胺基酸、葡萄糖、醣醛酸、黏液多醣體、苦味素、膽鹼、甜菜鹼、葉酸、黃酮類、三萜類、皂苷、鞣酸

○ 適用者：一般人、化療和放射性治療患者　✗ 不適用者：無

黃耆為什麼能提升免疫力？

1 根據中醫藥理研究顯示，黃耆含有黏液多醣體、皂苷類活性物質，可以刺激免疫系統的功能，增加身體的抵抗力。

2 黃耆含皂苷，具降血壓、維持細胞膜健康、提高免疫球蛋白含量、增強免疫功能、促進肝臟功能的作用。

黃耆主要營養成分

黃耆含有蛋白質、胺基酸、葡萄糖、醣醛酸、黏液多醣體、苦味素、膽鹼、甜菜鹼、葉酸、黃酮類、三萜類、皂苷、鞣酸等成分。

黃耆食療效果

1 黃耆是中醫補氣重要的中藥材，常用於病後虛弱、消瘦氣虛等各種症狀，和急性、慢性腎炎，或治療內熱盜汗、表虛自汗等病症。

2 黃耆能補肺氣，對於喉嚨發炎、預防感冒有助益，且黃耆能利尿消腫，幫助排除體內多餘的水分，間接降低血壓，增強心肌收縮力。

3 美國醫學研究發現，黃耆的萃取液，能幫助免疫系統失調的病患，恢復正常的免疫系統功能，且能預防癌細胞生長。

4 黃耆多醣體，具有提高免疫功能、調節血糖、保護心血管的作用。

5 醫學臨床實驗顯示，黃耆還可加速接受化療和放射性治療患者體力的復原。

黃耆食用方法

1 黃耆藥材以乾燥硬挺，粗條外皮少皺，質硬粉性足，味甜且無黑心以及空心者為佳。

2 黃耆有甜味，容易生蟲，也怕受潮後霉爛、發黑，故以貯存於乾燥、通風處較為適宜。

3 黃耆除了作為中藥材使用，還常用於一般藥膳，如藥燉排骨、藥燉羊肉。

黃耆飲食宜忌

1 黃耆配當歸、枸杞、紅棗，最適合手術後患者作為補血、補氣之用。

2 手腳冰冷、生理期後的女性，最適宜吃含有黃耆的藥膳。

黃耆紅棗湯

預防癌症＋抗病毒補身

2人份

材料：

黃耆30克，
紅棗40克，
冷開水500c.c.

- ● 熱量 41.7大卡
- ● 醣類 6.8克
- ● 蛋白質 2.5克
- ● 脂肪 0.5克
- ● 膳食纖維 0克

作法：

❶ 藥材洗淨；黃耆、紅棗加水煮滾。

❷ 改以小火煎煮1小時以上即可。

❸ 每天服用1次，每1次為2人份，體虛者可
早、晚各1次，連續飲用15天為1個療程。

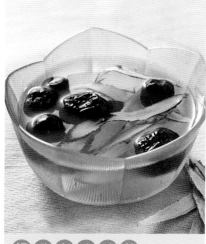

提 升 免 疫 功 效

研究發現，此湯確實可調節免疫
力，黃耆和紅棗有抗病毒、抑制
癌細胞增殖之效，可作為預防癌
症，或調養病體時飲用。

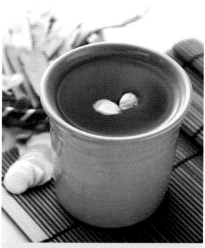

養生黃耆茶

促進代謝＋提高免疫功能

2人份

材料：

黃耆15克，枸杞10克，
當歸5克，紅棗5顆，
冷開水700c.c.

- ● 熱量 85大卡
- ● 醣類 19.2克
- ● 蛋白質 1.8克
- ● 脂肪 0.2克
- ● 膳食纖維 2.9克

作法：

❶ 所有藥材洗淨；紅棗用刀劃開備用。

❷ 湯鍋加水煮滾，再加入所有藥材，以大火煮
滾後，改用小火燜煮25分鐘。

❸ 過濾藥材後即可飲用。

提 升 免 疫 功 效

黃耆可調節免疫功能的運作。此
飲品能補養氣血、改善呼吸系
統、提高免疫功能，使人體自動
過濾所有毒素，促進代謝能力。

枸杞 *Matrimony Vine*

提升免疫有效成分
枸杞多醣、胺基酸
胡蘿蔔素

食療功效
養肝明目
潤肺滋陰

● **別名**：甘杞、卻老子

● **性味**：性平，味甘

● **營養成分**：
蛋白質、胺基酸、醣類、不飽和脂肪酸、皂苷、類胡蘿蔔素、維生素A、B群、C、葉黃素、甜菜鹼、菸鹼酸、葉酸、鈣

○ 適用者：一般人、化療和放射性治療患者　**✗ 不適用者**：無

枸杞為什麼能提升免疫力？

1 中醫藥理研究證實，枸杞萃取物可促進細胞免疫功能，具有增強淋巴細胞增殖、抗腫瘤生成的作用。

2 枸杞的多醣類物質，可維護細胞正常發育，提高受損細胞修復能力，還能增強人體抗病能力。

3 枸杞含多種維生素，和10多種人體必需的胺基酸，具有降血壓、降血糖、降膽固醇、增加血管彈性、保護肝臟、提高人體免疫功能等作用。

枸杞主要營養成分

1 枸杞含有蛋白質、多種維生素、胺基酸、醣類、不飽和脂肪酸、胡蘿蔔素、枸杞多醣、葉黃素、甜菜鹼、鈣、鐵、磷、皂苷等成分。

2 枸杞含有18種人體必需的胺基酸，其中β-胡蘿蔔素含量比紅蘿蔔還要高，維生素C含量也比柳橙高，鐵含量則不亞於同重量的牛肉。

3 枸杞中含有鈣、磷、鐵，和一定數量的有機鍺，其中類胡蘿蔔素、β-胡蘿蔔素、玉米黃質的含量，超過所有蔬菜。

枸杞食療效果

1 枸杞含有甜菜鹼，可抑制脂肪在肝內沉積，可防止肝硬化和脂肪肝，對保護肝細胞有良好的作用。

2 枸杞富含胡蘿蔔素、葉黃素、維生素A等保健眼睛的營養成分。搭配菊花作為茶飲，坊間一般認為具有良好的明目養肝功效。

3 枸杞以中醫觀點來說，具滋補肝腎、強壯筋骨、養血明目之效。可用於肝腎陰虛所致的頭昏目眩、視力減退、陽萎早洩、遺精、白帶過多、糖尿病等病症，尤其適合老年人服用。

4 歷代醫家治療肝血不足、腎陰虧虛引起的視物昏花和夜盲症，常常使用枸杞，坊間也常用枸杞治療慢性眼疾，枸杞蒸蛋就是一道簡便有效的食療方。

5 枸杞味甘、性平，歸肝、腎、肺經，適宜用眼過度、眼睛疲勞、常使用電腦工作者食用。

6 取枸杞30克，陳皮、玉竹各5克，和白米、麥片熬成粥食用，具有消除水腫的功效。

🌞 枸杞食用方法

1 枸杞嫩葉可作菜蔬，果實名枸杞子，味甜，可供藥用。其根名地骨皮，可煮成清涼飲料飲用。

2 枸杞不但是坊間常見的傳統中藥材，又可作為零嘴食用。春天枸杞的嫩莖、嫩葉可作為一種蔬菜，加大蒜清炒，即是一道營養豐富的菜餚。

3 枸杞具有滋陰補血、益精明目的作用，挑選枸杞，以粒大、色紅、肉厚、籽少、味甜者為佳。

4 煮雞肉、羊肉、排骨煲湯時，放入一些枸杞，不僅能使湯的味道更加鮮美，而且有益身體健康。

👩‍⚕️ 枸杞飲食宜忌

1 枸杞雖然具有很好的滋補和治療作用，但正在感冒發燒或身體發炎、腹瀉的人最好暫時別吃。

2 血脂過高、高血壓等慢性病患者和年長者，最適合食用枸杞補身。

枸杞鮮蝦豆腐

促進血液循環＋加速代謝

材料：

豆腐1盒，蝦仁200克，
干貝40克，枸杞10克，
雞蛋（取蛋白）1顆

● 熱量 349.9大卡
● 醣類 25.5克
● 蛋白質 53.7克
● 脂肪 3.7克
● 膳食纖維 2.2克

調味料：

Ⓐ 米酒1大匙

Ⓑ 太白粉1大匙，鹽1小匙，麻油1/2小匙

Ⓒ 醬油75c.c.，蠔油1/2大匙，糖2小匙，冷開水120c.c.

作法：

❶ 枸杞先以調味料Ⓐ浸泡20分鐘，再放入鍋內略煮，撈起；豆腐切塊備用。

❷ 蝦仁洗淨，擦乾水分，和枸杞、干貝一起用刀拍碎，加入蛋白和調味料Ⓑ，攪拌至有黏性，鑲在豆腐上。

❸ 將作法❷移入蒸鍋中，以大火蒸約7分鐘後取出，淋上煮滾的調味料Ⓒ即可。

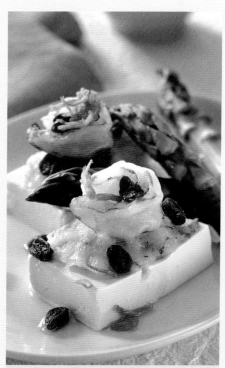

提升免疫功效

枸杞具有降血糖、降膽固醇的功效，並可促進血液循環和強化造血功能，防止動脈硬化，同時也能加速體內新陳代謝，提升免疫功能。

當歸枸杞雞

3人份

修復細胞＋增強免疫力

材料：
帶骨雞塊600克，當歸2片，
大蒜3～4瓣，枸杞1大匙，
冷開水1000c.c.

調味料：
鹽、米酒各少許

- 熱量 402.4大卡
- 醣類 16.9克
- 蛋白質 70.6克
- 脂肪 5.8克
- 膳食纖維 2.2克

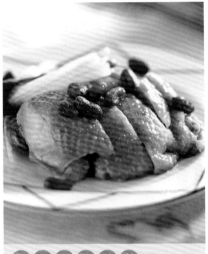

作法：
1. 將帶骨雞塊洗淨；大蒜拍碎。
2. 鍋內放入作法①、水、當歸、枸杞，用大火煮滾後，轉成小火繼續燉煮30分鐘。
3. 作法②加入米酒，再繼續煮30分鐘，然後加鹽調味，熄火後燜10分鐘，即可食用。

提升免疫功效
當歸有補氣血、養身的作用。雞肉富含不飽和脂肪酸、膠質、蛋白質等，能修補細胞，使代謝循環良好，增強免疫力。

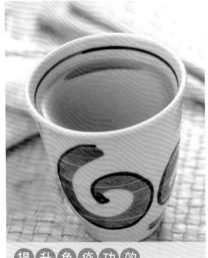

參耆益氣茶

1人份

補氣養肺＋改善體質

材料：
西洋參（東洋參或黨參亦可）
15克，冷開水1000c.c.，
黃耆、枸杞各11.25克

- 熱量 34.8大卡
- 醣類 7.5克
- 蛋白質 1.2克
- 脂肪 0克
- 膳食纖維 2.8克

作法：
1. 西洋參、黃耆、枸杞用清水過濾。
2. 將作法①的中藥材放入陶鍋中，加水，以大火煮滾。
3. 轉小火，繼續熬煮15分鐘即可。

提升免疫功效
此道茶飲能改善體質，增強抵抗力，適合肺氣虛的患者。但感冒或有急性發炎的情況時，不宜服用，高血壓患者也要謹慎飲用。

Point 調節免疫功能，抗過敏，有助改善心血管疾病

靈芝 *Glossy Ganoderma*

提升免疫有效成分
靈芝多醣體
胺基酸、鍺、硒

食療功效
養肝明目
補氣養血

● 別名：靈芝草、神草

● 性味：性平，味甘

● 營養成分：
多醣體、蛋白質、腺苷酸、甘露醇、麥角甾醇、胺基酸、三萜類、酵素、鈣、鐵、磷、鉀、鈉、鎂、鋅、銅、錳

○ 適用者： 一般人、心血管疾病患者　　**✗ 不適用者：** 內出血者、凝血不易者

靈芝為什麼能提升免疫力？

1 靈芝含有7種人體必需的胺基酸，能幫助人體新陳代謝，提高自身免疫能力。

2 靈芝所含的高分子多醣體，能促進人體免疫功能，激發巨噬細胞、T淋巴細胞產生大量和抗腫瘤有關的干擾素。

3 靈芝的活性物質，可阻止自由基對人體正常細胞的傷害，並能延緩衰老。

靈芝主要營養成分

1 靈芝含有鈣、鐵、磷、鉀、鈉、鎂、鋅、銅、錳、鍺、硒、維生素A、B群、C、E等營養成分。

2 靈芝含有高分子多醣體、小分子蛋白質、腺苷酸、甘露醇、麥角甾醇、多種胺基酸、三萜類、酵素等成分。

靈芝食療效果

1 靈芝所含的蛋白質、三萜類成分，和人體的免疫球蛋白類似，可抑制組織胺的釋放，產生類似人體免疫功能的功效，具有免疫調節和抗過敏的能力。

2 靈芝具擴張血管作用，能讓血管的流量順暢，有助於預防、改善心血管疾病。

3 靈芝含腺苷酸、甘露醇、麥角甾醇等活性成分，可調節中性脂肪、降低高血脂症、動脈硬化、心臟病發生的機率。

4 靈芝中具有抑制凝血作用的成分，可防止血栓、預防中風。

5 靈芝可調節中樞神經系統，能產生鎮靜安神的功效，對於神經衰弱和失眠者有助益。

靈芝食用方法

1 靈芝自古以來就是珍貴的中藥材，現代的科學技術，可將靈芝以萃取濃縮的方式，製成錠片、膠囊、粉劑、糖漿等。

2 靈芝切片煮水可當茶飲，常喝有益健康，亦可用來燉雞、燉排骨。

3 將靈芝泡成藥酒，也是常見的作法。

靈芝飲食宜忌

1 靈芝有抑制血小板凝集的作用，有內出血、凝血不易的患者，不宜使用。

2 少數人第一次吃靈芝，可能產生頭暈、口乾舌燥、噁心等症狀，此時應暫停服用或減少用量。

Point *滋陰保健，增強免疫功能*

百合 *Lily Bulb*

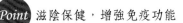

提升免疫有效成分
植物鹼
胺基酸、硒

食療功效
潤肺止咳
清心安神

● **別名**：蒜腦薯、山蒜頭

● **性味**：性平，味甘微苦

● **營養成分**：
蛋白質、醣類、脂肪、澱粉、維生素B群、C、E、胡蘿蔔素、葉酸、泛酸、鈣、鐵、磷、硒、鎂、鋅、鈉、鉀、銅、纖維

○ **適用者**：一般人、口臭和牙齦出血者　　✗ **不適用者**：體質虛寒者

百合為什麼能提升免疫力？

1 現代中醫研究發現，百合含有多種微量元素、植物鹼性成分，可提高淋巴細胞轉化率，增加自體免疫功能的活性。

2 百合含礦物質硒，能提升免疫力，抑制癌細胞分裂和增殖，降低癌症發生率。

百合主要營養成分

1 百合含有蛋白質、醣類、脂肪、澱粉、胡蘿蔔素、葉酸、泛酸、鈣、鐵、磷、硒、鎂、鋅、鈉、鉀、銅、膳食纖維、秋水仙鹼等營養成分。

2 百合含維生素B_1、B_2、B_6、C、E、H。

百合食療效果

1 中醫認為百合具有養陰清熱、潤燥清咽的藥理功效，坊間則喜愛將蓮子、百合一起烹煮，夏天食用，有消暑、止咳潤肺和增補元氣的功能。

2 百合是滋補保健、藥食同源的名貴中藥，可清心安神，有助治療老年人精神恍惚、神經衰弱、失眠多夢等症狀。

3 百合能滋陰清熱，對於常吃速食、油炸食物所引起的火氣大、體質燥熱，頗有療效，可改善口苦、口臭、牙齦出血、嘴破、喉痛等症狀。

百合食用方法

1 百合入藥的部位是地下鱗莖，肥厚的鱗莖狀似蓮花，色澤略呈淡黃色，味道十分鮮嫩爽口，經常被拿來熬粥、炒菜、煮湯。

2 將百合除去雜質，在清水中反覆漂洗幾次，放入鍋內用小火煮爛，加入適量冰糖後冷卻食用，可清熱、潤肺，對於長期咳嗽、支氣管炎患者有幫助。

百合飲食宜忌

1 百合的主要功能在潤肺止咳，尤其適合肺部和支氣管弱的人食用。

2 受寒型咳嗽、腹瀉、脾胃虛寒者，不適合用百合補身。

3 百合鉀含量較高，腎臟功能不佳者，需注意攝取量。

百合西芹炒雞柳

抑制癌細胞＋促進代謝

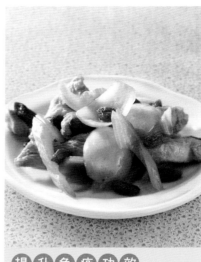

材料：
雞肉條200克，百合75克，
西芹片150克，枸杞10克，
大蒜（切末）1瓣，水45c.c.

● 熱量 109.7大卡
● 醣類 16.2克
● 蛋白質 6.3克
● 脂肪 2.2克
● 膳食纖維 2.9克

調味料：

Ⓐ 太白粉1大匙

Ⓑ 米酒2½大匙，鹽1小匙，糖、蠔油各1/2小匙

Ⓒ 太白粉水1小匙

作法：

❶ 雞肉用調味料Ⓐ略醃；枸杞泡熱水5分鐘。

❷ 熱鍋爆香蒜末，加西芹、枸杞、雞肉略炒。

❸ 湯鍋加水煮滾，加雞肉、百合、調味料Ⓑ略
煮，再加其餘材料，用調味料Ⓒ勾芡。

提升免疫功效

百合能調節免疫功能，抑制癌細
胞分裂和增生，還可養陰潤肺、
清心安神、平喘消痰。雞肉可促
進身體代謝，強化免疫力。

百合燉烏雞

增加抵抗力＋低脂強身

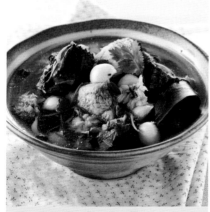

提升免疫功效

烏骨雞含黑色素Melanin，可增強
免疫力，且脂肪含量和熱量遠較
一般肉雞低，蛋白質和礦物質含
量則高於肉雞。

材料：
烏骨雞1/2隻，排骨150克，
板藍根50克，百合35克，
金銀花30克，杭菊20克，
薑片數片，冷開水2000c.c.

● 熱量 697.5大卡
● 醣類 7.7克
● 蛋白質 85.1克
● 脂肪 36.3克
● 膳食纖維 0.8克

調味料：

米酒2大匙，鹽1/2小匙

作法：

❶ 排骨汆燙3分鐘後撈出、洗淨，放回鍋中，
加水、薑片、板藍根、金銀花、杭菊，以大
火煮滾，轉小火燉1小時，濾出渣滓取湯。

❷ 烏骨雞汆燙後洗淨、切小塊。

❸ 在作法①中，加入米酒、烏骨雞、百合，以
小火蒸2小時後取出，加鹽調味即可。

菊花 *Chrysanthemum*

提升免疫有效成分
黏液多醣
胺基酸、黃酮類

食療功效
清涼消炎
明目平肝

● 別名：杭菊、甘菊

● 性味：性寒，味甘

● 營養成分：
蛋白質、醣類、黃酮類、酯類、醇類、維生素B_1、B_2、B_6、C、胡蘿蔔素、菸鹼酸、泛酸、鈣、鐵、磷、木犀草素、菊苷

○ 適用者： 一般人皆可　　**✗ 不適用者：** 腹瀉體虛者

菊花為什麼能提升免疫力？

1 菊花鮮品含菊醇、菊酮、樟烯、菊花酯、菊花素、菊苷、木犀草素等揮發油成分，對金黃色葡萄球菌、大腸桿菌、痢疾桿菌等具有抑制作用，且能防止微生物滋生，減少人體感染疾病的機率。

2 菊花含有人體不能自行合成的植物黃酮類化合物，在人體中扮演著超級抗氧化劑的角色，可抗病毒、抗致癌物、抗毒素和過敏物質，也能幫助產生抗自由基的酵素。

菊花主要營養成分

1 菊花含蛋白質、醣類、黏液多醣、葡萄糖、揮發油、黃酮類、酯類、醇類、胡蘿蔔素、木犀草素、芹菜素、菊苷等。

2 菊花還含維生素B_1、B_2、B_6、C、菸鹼酸、泛酸、鈣、鐵、磷等營養成分。

菊花食療效果

1 菊花對治療眼睛疲勞、視力模糊有很好的效果，上班族、學生族時常泡菊花茶來喝，能使眼睛疲勞的症狀消退，對恢復視力也有幫助。

2 菊花含有對心臟血管有益的活性成分，常喝菊花茶，能擴張血管，減輕心肌缺血狀態，幫助保健心血管系統。

3 菊花含多種人體必需的胺基酸，可養肝明目、生津止渴、清心健腦、潤腸消脂，是一般人夏季最佳的保健飲品。

4 菊花具散風清熱、平肝明目的作用，中醫常用於治療風熱感冒、頭痛眩暈、濕熱黃疸、水腫少尿等病症。

菊花食用方法

1 挑選乾品菊花，以有花萼，帶有清香且顏色偏綠的菊花為上品；顏色發暗、發霉長蟲的菊花不要購買，這種菊花可能存放過久，食用可能會危害健康。

2 沖泡菊花茶時，每次放入4、5顆，用滾水沖泡2～3分鐘即可飲用。

3 菊花茶加入適量蜂蜜具有排毒的作用，可幫助清除體內積存的有害物質。

菊花飲食宜忌

1 胃寒、臉色蒼白的人不宜多服。

2 菊花茶性涼，勿長期飲用，飲用後若有腹瀉、手腳冰冷等症狀，需立即停喝。

金銀菊花茶

散風清熱＋提升免疫力

材料：
桑葉20克，
金銀花、菊花各15克，
薄荷、甘草各3克，
冷開水500c.c.

- 熱量 20.8大卡
- 醣類 5.2克
- 蛋白質 0克
- 脂肪 0克
- 膳食纖維 0.1克

作法：
❶ 所有中藥材用清水過濾。
❷ 將作法①放入鍋中，加水燜煮10～15分鐘，即可飲用。

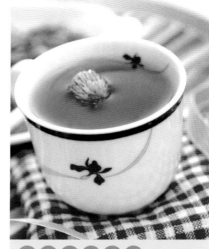

提升免疫功效
菊花能散風清熱，常用於治療風熱感冒、頭痛眩暈，可提升人體免疫能力；所含的木犀草素，能抑制不正常細胞的生長和擴散。

桑葉菊花飲

控制血糖＋預防過敏

材料：
菊花30克，
桑葉10克，
冷開水250c.c.

- 熱量 6.8大卡
- 醣類 1.3克
- 蛋白質 0.4克
- 脂肪 0克
- 膳食纖維 0克

作法：
❶ 將桑葉和菊花洗乾淨。
❷ 所有材料放入陶鍋中，加水，以大火煮滾後轉小火，再煮10分鐘。
❸ 濾取藥汁即可飲用。

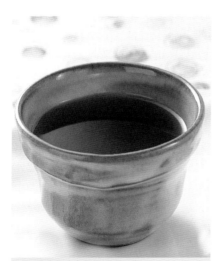

提升免疫功效
菊花含木犀草素，能降低因免疫系統異常引發的過敏症狀。桑葉中的水溶性纖維，可和 α-葡萄糖苷酶結合，有效控制血糖。

防風 *Sileris Radix*

提升免疫有效成分
多醣類、揮發油
黃酮類

食療功效
祛風解表
鎮痛抗炎

● **別名**：東防風、銅芸

● **性味**：性溫，味甘辛

● **營養成分**：
蛋白質、醣類、醣類、黃酮類、防風醇、多酚類、防風酯、
辛醛、β-穀甾醇、β-D葡萄糖苷、甘露醇、香草酸

○ **適用者**：一般人　✗ **不適用者**：腹瀉體虛者

防風為什麼能提升免疫力？

1 防風具有解熱、抗菌、鎮痛等作用，其揮發油和植物活性成分，能增強人體巨噬細胞對於病菌的吞噬功能，進而強化人體免疫力、抗過敏能力。

2 防風對肺炎鏈球菌和金黃色葡萄球菌具有明顯的抗菌作用，也可抑制痢疾桿菌、溶血性鏈球菌，有效降低人體受到病菌感染的機率。

防風主要營養成分

1 防風含有蛋白質、醣類、維生素B群、C、胡蘿蔔素、菸鹼酸、泛酸、鈣、鐵、磷等成分。

2 防風亦含有黃酮類、防風醇、多酚類、防風酯、辛醛、β-穀甾醇、β-D葡萄糖苷、甘露醇、香草酸、揮發油等特殊成分。

防風食療效果

1 防風常被中醫用來治療受外邪感染引起的頭痛、偏頭痛、風濕痛、破傷風和過敏性鼻炎、慢性鼻炎等病症。

2 坊間相傳防風可解砒霜之毒，亦有偏方是以防風配綠豆、紅糖，用於解食物中毒、農藥中毒等症狀。

3 防風不但能鎮痛、解熱，且可幫助調節免疫系統，具有抑制組織胺分泌、減少過敏症狀的功效，對於治療過敏性體質引起的腫脹不適有助益。

4 防風有預防感冒的功效，常用於外感風寒或風熱感冒，對於流行性感冒亦有預防作用。

防風食用方法

1 挑選防風乾品，以條枝粗壯、斷面外皮色澤淺棕、木質部分色澤淺黃者為佳。

2 防風存放時，應置於乾燥、陰涼之處，以防止發霉、蟲蛀。

防風飲食宜忌

1 防風屬性溫熱，燥熱體質、虛火上升者不宜常服。

2 流行性感冒病毒肆虐的季節，可用防風搭配適合自身體質的中藥材，來作為日常保健之用。

玉屏風茶

1 人份

補中益氣＋增強免疫力

材料：
黃耆22.5克，
防風、白朮各7.5克，
冷開水1000c.c.

- ● 熱量 31.2大卡
- ● 醣類 6.7克
- ● 蛋白質 1.1克
- ● 脂肪 0克
- ● 膳食纖維 0.1克

作法：
❶ 所有材料放入鍋中，加水以大火煮滾。
❷ 轉小火續煮約20分鐘。
❸ 濾渣取汁，即可飲用。

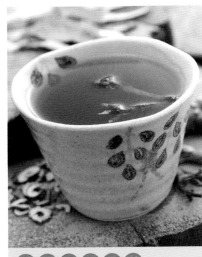

提升免疫功效

黃耆含黃酮類、多醣體和多種胺基酸，可促進細胞內部合成抗體，增強免疫力。經常飲用還可降血糖，防心肌梗塞和感冒。

滋補養生粥

2 人份

補脾益胃＋調整體質

材料：
白米90克，黃耆40克，
白朮20克，防風10克，
蔥1根，冷開水1200c.c.

- ● 熱量 284大卡
- ● 醣類 61.7克
- ● 蛋白質 6克
- ● 脂肪 0.7克
- ● 膳食纖維 0.2克

作法：
❶ 所有材料均洗淨；蔥切末。
❷ 鍋內放入黃耆、白朮、防風和水600c.c.，熬煮成200c.c.藥湯。
❸ 加入白米、水600c.c.，煮滾後轉小火煮至稠粥狀，撒上蔥末略煮即可。

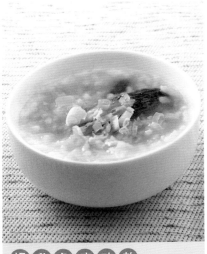

提升免疫功效

黃耆可增強免疫力。白朮具補脾、益胃的作用。防風能止痛，對抗病毒。此粥品有助於促進身體代謝的能力，提升免疫功能。

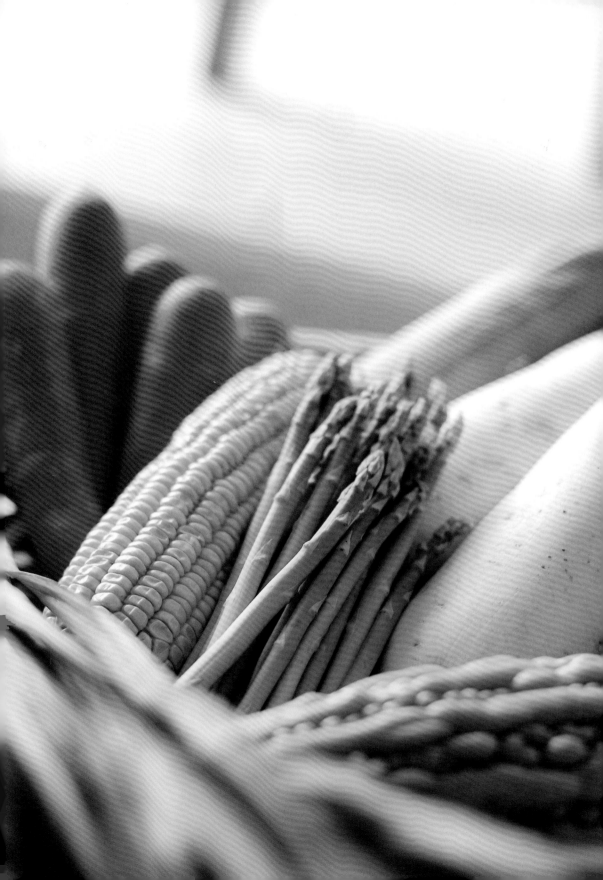

Chapter 3
免疫力創新高

您真的了解「免疫力」是什麼？

價格不菲的保健食品，到底是傷身還是養生？

生病還能服用保健食品來提升免疫力嗎？

就讓專業醫師一一為您解答。

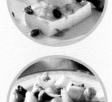
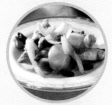
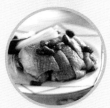
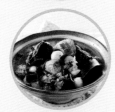
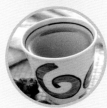

作者：林孝義 醫師

現職：台北榮民總醫院內科部過敏免疫風濕科主任

國立陽明大學內科臨床教授

中華民國風濕病醫學會常務理事

財團法人台灣藥物經濟暨效果研究學會常務理事

衛生福利部爭議審議委員、國科會審查委員

學歷：台北醫學院醫學士、美國匹茲堡器官移植中心進修

美國密西根大學風濕免疫科／臨床醫學中心

經歷：美國密西根大學研究員

台北榮民總醫院醫教奉獻獎、內科總醫師

中華民國風濕病基金會執行長

台北市醫師公會第一屆杏林獎

中醫審訂：陳世峰 中醫師

現職：明師中醫聯合診所主治醫師

學歷：中國醫藥大學學士後中醫系畢業、台灣大學植物研究所碩士

經歷：台灣中醫家庭醫學會理事、台灣中醫家庭醫學科專科醫師

中醫皮膚科臨床學術研討會講師

為恭紀念醫院中醫科主治醫師

免疫力、自體免疫疾病和過敏

同屬「免疫反應」，作用是保護身體，在特殊情況下，才會危害人體

近年來，「免疫力」這個議題被重視，但很多似是而非的錯誤觀念如：「多吃提升免疫力的保健食品，就不會生病」、「免疫力不好，是因為罹患『自體免疫性疾病』」也紛紛出現。

♥ 免疫力差 ≠ 自體免疫性疾病

「免疫力」是人體對抗流行性感冒病毒的利器。當感冒病毒入侵時，免疫系統裡的巨噬細胞、自然殺手細胞便會攻擊，並將其分解、消化；接著巨噬細胞會將發動攻擊的訊息，傳達給B型和T型淋巴球，B型淋巴球就會製造抗體摧毀病毒，此時T型淋巴球也會進入戰鬥位置，分泌淋巴激素和介白質，活化其他免疫細胞。這一連串的連鎖反應，就是人體的免疫力。

「免疫力差」在醫學上來說，其實是一個很籠統的名詞，除非有明顯的免疫球蛋白濃度過低—罹患先天或後天「免疫不全症候群」（AIDS），不然一般常說的「免疫力不好」，大概只是身體健康狀況失衡，免疫系統活躍性下降而已。想改善這種情形，只要調整生活習慣即可。

♥ 何謂「自體免疫性疾病」？

「自體免疫性疾病」是免疫系統紊亂造成的。當患者的免疫系統發生紊亂，無法分辨是自身細胞或外來物，以至於遇到自身正常的細胞組織，卻誤認為是外來的入侵物，而發動攻擊，結果本身的組織細胞被免疫系統攻擊而發炎，嚴重者甚至達到壞死的程度，就稱為「自體免疫性疾病」。

引發自體免疫疾病的原因很多且複雜，大部分的患者，在早期並不知道自己有這方面的問題，都是當免疫系統發生紊亂，無法分辨是自己本身的細胞或外來物質，導致嚴重狀況發生時，才意識到自己可能罹患自體免疫疾病。

常見的自體免疫性疾病

自體免疫性疾病一旦產生，就很難根治。以下是最為人知的3種自體免疫性疾病：

1 紅斑性狼瘡
2 類風濕性關節炎
3 僵直性脊椎炎

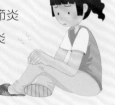

💙 過敏反應面面觀

另一個同屬免疫問題者就是「過敏」。所謂「過敏」，就是身體會對某些抗原產生過度免疫反應，造成過敏性鼻炎、氣喘、食物過敏、蕁麻疹、全身性過敏反應、異位性皮膚炎等病症。

常見的過敏途徑有4種，分別是：吸入性過敏（塵蟎、花粉等）、接觸性過敏（香料、昆蟲等）、食入性過敏（牛奶、花生等）和藥物性過敏（抗生素、阿斯匹靈等）。若懷疑自己是「過敏」體質，可尋求醫師的專業協助，進行過敏原檢測。

特別提醒，曾對藥物過敏者，要特別將造成過敏藥物的規格、濃度、過敏症狀等資訊記下，並和重要證件放一起，這樣萬一碰到急救狀況，醫護人員才不會因此錯用藥物，反而對生命造成更大的威脅。

💙 自體免疫、過敏都屬免疫失常

自體免疫性疾病、過敏同屬「免疫反應」。在正常的情形下，免疫反應對身體是有利的，只有在特殊情形下，如自體免疫、過敏反應，免疫反應才會危害身體。

「過敏反應」、「自體免疫疾病」在大多數情形下，是對身體有害的反應。由於這些反應的機轉非常複雜，很容易被誤解和誤用，所以在碰到此類疑問時，建議請教醫護人員較合適。

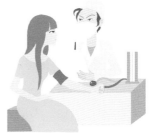

4種常見過敏途徑

過敏途徑	過敏原
吸入性過敏	塵埃、塵蟎、羽毛、動物皮脂屑垢、排泄物、黴菌、花粉、油煙、二手菸、香水等
接觸性過敏	● 合成纖維質、皮革、橡膠、衣物染料 ● 化妝用品的香料、染料 ● 兒童玩具上的塗料、黏土、蠟筆 ● 尿布或尿液成分 ● 昆蟲螫刺的毒素
食入性過敏	麥粉、堅果、番茄、帶殼海鮮、巧克力、香料、牛奶、蛋、高蛋白食物、蜂膠、花粉、人工添加物
藥物性過敏	青黴素、抗生素、磺胺藥物、阿斯匹靈、水楊酸製劑、荷爾蒙劑等

提升免疫力從「運動」開始

太高強度的密集運動，有損免疫力，1週3次有氧運動已足夠

醫學專家指出，對抗病毒，「提升免疫力」是關鍵，只要做到改善生活作息、持續運動、飲食均衡和保持好心情，就能輕鬆提升免疫力，遠離病毒入侵人體。

♥ 規律運動對器官的幫助

「規律運動」對人體器官功能有什麼幫助？在長期參與健康體能活動後，個人身心會產生變化，這些變化對人體健康有相當大的助益。

心臟

長期規律的體能活動，會增強左心室收縮的力量，末梢微血管密度增加，並減低末梢的血流阻力，有利於血液循環作用。平時心跳頻率降低，每次心跳的輸出量增加，使氧氣供應更有效率。

藉由運動，可改變冠狀動脈血管結構、改善血流動力控制、增進氧氣輸送的生物化學路徑，增加冠狀動脈血流，促進微血管和心肌細胞的氧氣交換。

此外，運動訓練透過增加心臟反應力，和減少周邊阻力，降低心肌氧氣需求，進而減輕心臟工作的負荷。

呼吸系統

透過長期參與運動訓練，或健康體能活動，可強化肋間肌和橫膈膜，使其不易因長期呼吸作用而疲勞，並且增進每分鐘最大換氣量，使氣體在體內輸送更有效率。

骨骼、肌肉系統

骨骼：受到重力或肌肉收縮張力的骨頭部分，其骨質會增加，促成受力部位的骨質形成。形成速度和施力循環次數、受力大小有關。

肌肉：從事阻力型運動，可使肌肉纖維質橫斷面積擴大，促使肌肉肥大，增加瘦肉組織。參與有氧性運動項目，可增加肌肉細胞內的粒線體體積，增進有氧代謝能力。

內分泌系統、新陳代謝

運動對內分泌系統、新陳代謝有許多正向作用，如長期規律的運動，可增加胰島素的敏感度，改善葡萄糖耐受性，有助於血糖的調整。

長期進行健康體能活動，生長激素也會明顯提升，且會隨著每次運動出現高峰。研究指出，運動可使體內對「促生長激素釋放激素」反應增加5倍。

規律運動增強自體免疫力

根據研究顯示，長期參與健康體能活動，免疫白血球的增殖能力會增強，白血球分泌細胞激素調節免疫作用的能力、淋巴球分泌免疫蛋白以合成抗體的能力都會大為增進，自然殺手細胞活性增強33%，周邊單核細胞溶解活力增強55%。

養成固定運動的習慣，如每週3次進行有氧運動，能提高免疫力，協助人體對抗病毒或細菌的感染。

密集高強度運動傷免疫力

運動對身體雖然有諸多好處，但是要注意的是，根據研究人員表示，太高強度與密集的運動，如一週5次或更多的有氧運動，反而會讓免疫力下降。

研究中發現，對於19～29歲，平常不太運動或無運動習慣的人，讓他們分別每週進行3～5次，40分鐘的有氧運動，持續12週。12週之後可經由血液檢查中發現，每週運動3次的人，CD16殺手細胞增加27%，但每週運動5次的人，卻只提高21%；還發現每週運動5次的人，免疫細胞數量竟減少33%，每週運動3次的人卻沒有任何改變。

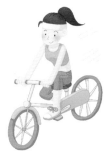

適度運動才正確

雖然運動能減肥、增強心肺功能，是預防心臟老化的最佳方法，但過度運動對身體沒有幫助，所以只要1週3次，每次約30分鐘，持之以恆地運動，就能達到健康的效果。

運動的形式因人而異，沒有所謂的最佳運動，瑜伽、游泳、騎腳踏車、打太極拳都可以，但30歲以上的人較不建議慢跑，因國人大多有骨質密度偏低的問題，跑步易引起骨骼病變。

運動紓壓、降低感染風險

運動除了可增強體能、改善心肺功能、增強免疫力，對紓解情緒也很有用，而情緒的舒緩，又對免疫力的提升有很大的助益。

科學研究證實，悲觀的人免疫球蛋白較低，受到感染的機會較高，透過運動，可舒緩壓力、調整心情，進而增強免疫力。當自體免疫功能改善後，就算不小心受到病毒的攻擊和感染，也可將身體的傷害降至最低。

運動過度的傷害

運動過度，除了有損免疫力之外，對大腦功能也有不良影響，因為過度激烈運動後消耗大量能量，身體會出現保護性抑制的反應，不但使身體疲累無力，大腦的反應也會減慢，如果長期的過量運動，大腦功能易受損。

保健食品和免疫力的關係

服用前先了解保健食品，以免過度刺激免疫反應，補身不成反傷身

現代人崇尚養生，保健食品（包括維生素、礦物質、營養補充劑、草藥和健康食品）幾乎成為每日必需品，根據衛生福利部統計，國內有超過半數以上的人，有攝取維生素的保健食品。

💙 保健品真能增強免疫力？

坊間保健食品琳瑯滿目，多以增強免疫力為號召，藉此吸引消費者購買。不過，這些食品是否就真能增強免疫力，到目前為止，都沒有足夠的證據與研究可以證實，因此有沒有療效？會不會傷身？醫師普遍採取較保留的態度。

基本上專家學者都同意，營養素最好的來源就是天然食物，但如果消費者把保健食品當成維持生命的要素，不吃覺得不放心，專家也不反對適量補充，只是保健食品怎麼吃才適當是門學問，建議食用前最好先和醫師討論。

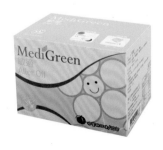

💙 過量攝取保健食品損健康

現代人愛用保健食品，以為來自天然很安全，常有混合食用或過量使用的現象。過量攝取兒茶素、蜂膠，導致尿毒升高；鈣片吃太多造成高鈣血症；老人家喝牛奶加鈣片，引起鈣中毒，這些看起來很誇張荒謬的描述，卻是許多醫院千真萬確的常見案例。

醫師認為，民眾應該要慎用保健食品。近年已有不少大型研究指出，維生素和營養食品補充過量反而有礙健康。

💙 不隨意用保健品提升免疫

免疫系統可抵抗病魔入侵，然一旦有問題時，也可能危害自身的健康，前面所提到的「自體免疫疾病」，就是免疫反應危害身體的例子。

值得注意的是，這些疾病不是因為患者免疫力不夠，且正好相反，是因為免疫力太強，才會導致器官受損。正確治療的方式，是抑制或調節免疫力，使其回歸均衡的狀態，而不是服用增強免疫力的保健食品，讓狀況越來越嚴重。

♥ 不需額外補充營養素

目前有關保健食品的研究結果常常相互矛盾，一下可以治病，一下又會致命，身為消費者的你，到底該怎麼辦？哪些保健食品比較安全，怎麼吃才可以讓人安心？

❶ 維生素A危害居冠

分析多年來的研究報告，維生素A、β-胡蘿蔔素攝取過量，對身體造成的危害，高居所有維生素之首。

維生素A屬脂溶性，易沉積於體內，造成肝臟產生毒性，而國人飲食中，並不缺維生素A、β-胡蘿蔔素，從木瓜、地瓜、紅蘿蔔、青江菜、彩椒、龍鬚菜、香菇、黃豆等天然食物中，皆可輕鬆獲得，因此不需額外從保健食品中補充維生素A。

❷ 抗氧化劑小心使用

抗氧化劑和免疫類保健食品，也要小心使用。抗氧化物可清除體內的自由基，達到預防疾病的效果。但近期研究發現，如果體內抗氧化物過量，反而會加速身體氧化，讓自由基增加。只要多吃蔬果，就可以攝取足夠的抗氧化物。

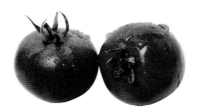

♥ 保健品和藥物的交互作用

維生素和保健食品，經常會和一般用藥（西藥）發生交互作用，食用保健食品時要格外小心，尤其建議心、肝、腎有問題的人，使用前最好先跟醫療人員討論。

常見的藥物交互作用：魚油、大蒜、銀杏和阿斯匹靈並用，會產生出血危險；減肥藥「羅氏纖」會影響身體吸收脂溶性維生素，建議在吃藥後3～4小時，再補充1顆維生素。

如果已經在服用某種保健食品和西藥，建議兩者都不要停掉，並和醫師討論如何調整，以免影響藥物療效。有些醫師在看診時發現，不少慢性病人情況都控制得不是很好，原來是保健食品有時吃，有時不吃，影響藥物濃度所致。

慢性病患如何服用保健食品？

建議慢性病患者在服用保健食品前，先跟醫師、藥師討論，並隨時觀察自己有無下列異常現象：

❶ **皮膚發癢**：可能是藥物過敏。

❷ 心血管病人若發現早上刷牙會流血，或身上有瘀青，表示有出血現象，最好回醫院診治。

❸ 保肝類保健食品（如菇蕈類），會啟動身體的「解藥基因」，讓藥物失效，最好和西藥間隔3～4小時再服用。

「營養均衡」免疫力自然提升

從天然食材攝取均衡、全面的營養，是免疫功能良好的祕訣

💜 不偏食，強化免疫關鍵

營養不均衡的人，整體免疫系統會變得衰弱，肺和消化道黏膜會變薄，抗體減少，不但容易感冒，腹瀉的情形也會增加，而這種情形又會加重營養不良的情況，甚至更嚴重的還會引發感染（如敗血症等）。

良好的免疫能力，是決定個人健康與否的關鍵，而營養攝取的均衡完整，則是維持免疫力的重點。

缺乏蛋白質，就沒有足夠抗體

「蛋白質」為維持免疫功能最重要的主角，是構成白血球和抗體的主要成分。蛋白質嚴重缺乏者，無法生成足夠的白血球和抗體，免疫功能就會下降。

各種維生素、礦物質阻絕病原體

維生素A（和β-胡蘿蔔素）：上皮和黏膜細胞，是阻絕病原體入侵的第一道防線，維生素A可使其健全，還參與捕捉破壞細胞的自由基。

維生素B群：和細胞正常的新陳代謝、生長分裂有關，缺乏維生素B群家族的任一員，都會使細胞活性下降。

維生素C：能保護細胞，增強白血球和抗體活性，更能刺激身體製造干擾素，破壞病毒，減少白血球的損失。

維生素E：努力捕捉自由基，保護細胞膜完整，同時增加抗體數量。

微量礦物質：和免疫功能有關的微量礦物質有鋅、硒、銅、錳等。現代人的飲食文化日趨精緻，微量礦物質一不小心就會攝取不足，免疫功能就會間接受到影響。

脂肪攝取過量，加速營養消耗

過量的不飽和脂肪酸會增加自由基、減弱免疫細胞功能；精緻甜品、咖啡因會加速營養素消耗；酒精會抑制營養素的吸收，因此油炸食品、零食、汽水、可樂等，都可列入降低免疫力的黑名單內。

💜 多吃天然食物有益健康

飲食均衡、不偏食，從天然食物攝取充足的營養，就是維持免疫功能良好的祕訣。要提升免疫力，攝取乳酪、十字花科蔬菜（如芥蘭菜、油菜）、大蒜等食物即可達到保健效果。

從中醫看免疫問題

傳統醫學使用自然療法，針對不同體質，使用適合的中藥材溫和食補

❤ 正確飲食，適當保養

從中醫的臟腑理論來看，肝、心、脾、肺、腎等臟腑，都和免疫系統有關，需要適時保養，即所謂「聖人不治已病治未病」、「預防重於治療」。

在保養方面，中醫首重自然療法，強調讓器官保持正常運作，就能維持良好的免疫力，除非器官受到暫時性的損傷，才需要以修補的方式調理。

中醫認為，酸傷肝、鹹傷腎、苦傷心、甘傷脾、辣傷肺。吃太過油膩、重口味的食物後，會加重體內臟腑的負擔，長期累積，免疫系統就會失衡。

正確飲食很重要，睡眠充足，和情緒保持穩定，就能維護身體健康，百毒不侵。

❤ 了解自身體質是保養重點

想透過藥補保健免疫系統，首先要確定自己是屬於寒、熱、虛、實哪種體質，才能使用適當的藥材，有效又快速地強化免疫力。

透過簡易的「比較法」，可概略判斷出自己的體質，對照本頁下方表格，將本身常出現的症狀圈出，圈選最多者，就較接近自己的體質。

各種體質常見症狀&常用藥材

體質辨證	常見症狀	常用中藥材
寒性體質	❶ 不易口渴、喜歡喝熱飲 ❷ 身體功能容易萎縮、衰退、無力	肉桂、桂枝、附子、乾薑等
熱性體質	❶ 易口渴、喜歡喝冷飲 ❷ 易緊張、興奮、發炎，有便祕傾向	梔子、薄荷草、魚腥草等
虛性體質	身體較虛弱無力、容易腹瀉、體力較差	黨參、白朮、茯苓等
實性體質	體力充沛、肌肉結實、口臭、易長青春痘、有便祕傾向	大黃、槐角

芳香療法增強免疫力

芳香精油可殺菌、提振情緒，在身心保健上有良好的功效

🖤 來自大自然的神奇禮物

純淨的芳香精油，被認為有抗菌、活化細胞、促進細胞再生、幫助新陳代謝、舒緩情緒、紓解壓力等功能，對於生理和心理層面，皆有正面幫助。

我們都知道，身體器官運作正常，免疫力自然增強，科學研究也證實，情緒的舒緩對於免疫力十分有幫助，因此一般認為，透過芳香療法，身體的免疫力將獲得改善。

🖤 芳香精油功效多

精油種類眾多，每種精油療效互異，尤加利樹精油可預防輕微感冒，薄荷精油能提神醒腦、改善鼻竇炎症狀，茉莉精油有助調整皮膚敏感、激發乳汁分泌；迷迭香精油可活化腦細胞；萊姆精油能抑制呼吸道細菌滋生、抗濾過性病毒；伊蘭精油具催情、抗菌作用，手柑精油可治療濕疹。

大家可根據自身的需求，透過薰香、塗抹、嗅聞、泡澡、擦拭、噴灑等多種方式，讓精油發揮其功效，幫助改善身體健康；另一方面，也可為生活增添情趣、提升居家品味。

🖤 用天然殺菌劑常保健康

現代人免疫力容易失衡，而環境中的毒素、細菌卻無所不在，一個不小心身體就會受到感染，因此具強烈殺菌效果的精油，特別受到人們的喜愛和關注。哪些精油熱門？該如何使用更有效果呢？

常用精油❶ 茶樹精油

從樹葉和樹枝中，以蒸餾法提煉出的茶樹精油，氣味清新，略帶辛辣味，殺菌力強，可對抗皮癬菌、白色念珠菌和葡萄球菌等頑強菌種，尤其對抗黴菌更有效，對於增強免疫力極有幫助。

由於茶樹精油氣味較辛辣，適合作為薰香或噴灑之用，可將2～3c.c.的洋甘菊或薰衣草精油混合使用，使氣味較和緩。

保健功效

對抗黴菌、皮癬菌、白色念珠菌等頑強菌種

注意事項

氣味較辛辣，適合作為薰香或噴灑之用。

常用精油❷ 丁香精油

丁香是很好的抗菌、消毒、消炎劑，也是絕佳的驅蟲劑。以丁香精油作為抗菌劑的歷史由來已久，特別是用來預防傳染性疾病。

丁香精油還可淨化空氣，具有絕佳的殺菌效果，不僅可預防呼吸道疾病，還能預防冬、夏季傳染病。

有一點要特別注意，少量使用丁香精油可醒腦、清潔、淨化空氣，但久薰或過量皆不宜。另外，丁香具有刺激性，孕婦建議避免使用。

保健功效

抗菌、消毒、消炎、驅蟲、預防呼吸道疾病和冬、夏季的傳染病

注意事項

不宜久薰或過量，孕婦不宜使用。

常用精油❸ 百里香精油

百里香的主要作用是對抗細菌、微生物、風濕、感染、痙攣，也可排毒、促進食慾、鎮咳、強心、強化神經系統、刺激腦細胞活化、增強記憶力，對於情緒低落也有改善的效果。

百里香略微辛辣，有發熱效果，可祛痰，同時也可提升免疫力，但孕婦和高血壓患者不建議使用。

保健功效

防腐、抗菌、鎮咳、強化神經系統、刺激腦細胞活化

注意事項

孕婦和高血壓患者不建議使用。

常見精油應用方法

使用方式	精油使用說明
薰香	❶ **工具**：宜選購市售薰香燈，或精油薰香專用瓶 ❷ **方法**：可點燃薰香燈底部的蠟燭，即可薰香殺菌，淨化室內空氣 ❸ **注意事項**：選購精油時，應盡量使用天然質純者，以免劣質精油吸入呼吸道中，影響腦神經
泡浴	在浴盆中，放入約2/3的水量，滴入精油，在香氛中浸泡至少5分鐘以上即可
按摩	❶ **方法**：將適合的精油滴於手掌心，以掌心揉搓加熱，在手指和腳後跟輕輕按摩3～5分鐘 ❷ **功效**：促進血液循環，強化免疫系統
噴霧消毒	❶ **方法**：將茶樹精油加入藥用酒精、水，充分混勻，噴灑在居家環境或常用物品上 ❷ **功效**：殺菌、防蟲 ❸ **注意事項**：噴灑時應避開眼睛，以免引起眼睛不適

病患如何提升免疫力？

偏方、營養補充品，可能會刺激免疫反應，使病情惡化

想要疾病迅速痊癒，是人之常情，所以很多患者在正規的中、西醫療法外，還會嘗試使用或服用許多偏方，但若不小心，可能適得其反。

事實上，不管生病與否，都不應使用或食用來路不明的藥物、營養品，若生病了，遵循醫囑、全力配合治療，才是痊癒的關鍵。

♥ 偏方讓乾癬患者免疫爆發

根據報導，有一名乾癬患者誤信偏方，食用大量金針菇頭，刺激自體免疫大爆發，不僅全身皮膚紅腫，血液還淤積於雙腿，導致腿腫而無法站立，需住院治療。

皮膚科醫師解答：「乾癬」是自體免疫系統異常產生的疾病。患者的免疫失調，因此造成身體異常，並不是單純「免疫力不足」的狀況。大量食用金針菇頭，反而讓已經失衡的免疫功能更加失控。

♥ 偏方讓癌症患者病情惡化

癌症治療過程中免疫力會受影響，許多患者為求擺脫病魔而尋求偏方。

專家解答：有些偏方在提升免疫力的同時，也會刺激癌細胞生長，初期看似有效，但病情卻在短期內急速惡化。

除了偏方，在癌症治療時期，營養補充品也不可亂吃。放射性治療或化學藥物治療，常會引發貧血，有不少患者為了補血就拚命攝取鐵劑，造成嚴重便祕，而攝取過多的鐵，也會讓腸胃道壞菌叢生，影響免疫力。

♥ 偏方讓B肝患者免疫反撲

B型肝炎患者吃進非醫師處方的西藥、中藥或藥草等補品，期待能增強免疫力、拯救自己的肝臟，結果反而引發猛爆性肝炎，病情急速加劇。

醫師解答：B型肝炎帶原者出現猛爆性肝炎，大多和亂服用藥物有關。免疫力一增強，反而刺激自體免疫系統反撲，引發猛爆性肝炎。

為了不再讓肝病惡化，「遵守醫囑，定期監測病況，不亂服偏方藥物」才是肝病患者面對疾病時，應該有的正確態度。

「生機飲食」能增強免疫力？

應配合個人體質、生活習慣，且部分族群不宜採用生機飲食

♥ 什麼是「生機飲食」？

生機飲食大多強調食用無添加物、化學肥料、農藥的天然食材，其依進食方式又可分為「完全生機飲食」、「部分生機飲食」，和「中庸式生機飲食」3種。

❶ 完全生機飲食：食用50％生食，而且吃全素，不吃蛋、乳類以及乳製品。

❷ 部分生機飲食：依照完全生機飲食的精神，但是不刻意強調生食。

❸ 中庸式生機飲食：強調素食，但是以清蒸、水煮或是涼拌的方式調理食物。

♥ 生機飲食非人人適用

並非所有的人都適合生機飲食，不適合採用生機飲食者如下：

❶ 慢性腎臟衰竭患者

精力湯、蔬果汁含大量水分和鉀，對慢性腎臟衰竭、因腎功能衰竭需透析（洗腎）的治療者而言，會讓水分滯留體內，並影響透析的治療效果，甚至造成心律不整而危及生命。

腎臟衰竭患者需服用鈣片，來降低對食物中磷的吸收，而全穀類食物、堅果、豆類和酵母含磷量高，易造成患者皮膚搔癢，或惡化為腎性骨病變。

❷ 貧血、骨鬆患者、服用礦物質補充劑者

過量的纖維質會干擾食物中鈣、鐵等礦物質的吸收，因此貧血、骨質疏鬆，和正服用鈣片等礦物質補充劑的人，不宜食用大量纖維質。

❸ 剛動完腸胃道手術、腸胃功能不佳者

生機飲食纖維質含量高，纖維質在腸道中會吸水膨脹，剛動完腸胃道手術，或腸胃功能不佳的人，可能因此出現腹脹、脹氣的現象。

❹ 紅斑性狼瘡患者

苜蓿芽含「左旋刀豆胺基酸」（L-canavanine），會使淋巴細胞活化，誘發自體免疫現象，加重紅斑性狼瘡患者自體免疫的潛在問題。

要提升免疫力，需廣泛攝取多樣、無污染的食物，並以簡單方式烹調。食用生機飲食與否不是重點，重點在應該了解自身的體質，選擇合適的食物。

本書功能依個人體質、病史、年齡、用量、季節、性別而有所不同，若你有不適，仍應遵照專業醫師個別之建議與診斷為宜。

這樣吃提升免疫力 就能抗病毒

作　　者	林孝義
營養審訂	陳彥甫
中醫審訂	陳世峰
出版統籌	鄭如玲
責任編輯	呂芝怡　盧炘儀
文字編輯	陳台華　林雅婷　朱妍曦　鍾家華
編輯協力	許可欣　鮑玉琦　陳小瑋　楊蕙芩　呂芝萍
美術設計	張承霖　呂柔慧
食譜示範	曹茂珍
插畫繪製	夢想國工作室
編製企劃	康鑑文化創意團隊

發 行 人	桂台華
投資出版	人類智庫數位科技股份有限公司
發行代理	人類文化事業股份有限公司
公司地址	新北市新店區民權路115號5樓
公司電話	(02)8667-2555
公司傳真	(02)2218-7222

香港總代理	萬里機構出版有限公司
地　　址	香港北角英皇道499號北角工業大廈20樓
電　　話	2564-7511
傳　　真	2565-5539
發 行 者	香港聯合書刊物流有限公司
地　　址	新界大埔汀麗路36號中華商務印刷大廈3字樓
電　　話	2150-2100
傳　　真	2407-3062
電郵地址	info@suplogistics.com.hk
出版日期	2020年3月　第一次印刷
定　　價	港幣108元
	ISBN 978-962-14-7209-0